高职高专"十一五"规划教材

药物化学实验与实训

金学平　武莹浣　主编

化学工业出版社

·北京·

本教材在内容上既考虑课程教学的需要，又兼顾高职高专院校自身特点，注重综合性、系统性、广泛性和通用性。主要内容包括药物化学实验实训基本知识、药物化学基础性实验、药物化学综合性实训、药物设计性合成实训等。可以满足单元合成实验、专业综合实训及毕业专题实验实训的要求，书后附录部分收录了药物化学实验中常用的资料，并附有药品中英文名、异名对照，常用化学试剂的配制、性质与制备纯化方法等。

本书主要作为高职高专院校制药技术类、药品营销类、食品药品管理类和药学等相关专业药物化学课程的实验实训教材，也可作为专业综合实验实训及毕业专题实验实训的指导书使用，还可作为医药企业员工培训教材，对于化工类、生物类等相关专业的学生和原料药生产厂技术人员、科研单位科研人员可将其作为常备参考书。

图书在版编目（CIP）数据

药物化学实验与实训/金学平，武莹浣主编. —北京：化学工业出版社，2010.3

高职高专“十一五”规划教材

ISBN 978-7-122-07578-9

Ⅰ. 药… Ⅱ. ①金…②武… Ⅲ. 药物化学-化学实验-高等学校：技术学院-教材 Ⅳ. R914-33

中国版本图书馆 CIP 数据核字（2010）第 004436 号

责任编辑：陈有华　旷英姿　　　文字编辑：刘志茹

责任校对：徐贞珍　　　装帧设计：于　兵

出版发行：化学工业出版社（北京市东城区青年湖南街 13 号　邮政编码 100011）

印　　刷：北京市振南印刷有限责任公司

装　　订：三河市宇新装订厂

787mm×1092mm　1/16　印张 12¼　字数 301 千字　　2010 年 2 月北京第 1 版第 1 次印刷

购书咨询：010-64518888（传真：010-64519686）　　售后服务：010-64518899

网　　址：http://www.cip.com.cn

凡购买本书，如有缺损质量问题，本社销售中心负责调换。

定　　价：22.00 元

前　　言

进入21世纪以来，为适应我国国民经济的发展对高等技术应用型制药专业人才的迫切需要，培养有敏锐的思路、更强的获取知识与信息的能力以及分析和解决问题的能力的综合型制药专业人才成为教育的核心，越来越多的高职高专院校开设了制药类专业。药物化学是制药类各专业重要的专业基础课程，也是一门实验性较强的课程。药物化学的实验实训将化学和生命科学知识有机结合起来，对学生知识结构的形成起着承上启下的作用，既是理论联系实际的重要环节，又是培养学生创新意识、创新能力的重要途径。

药物化学实验实训是在掌握了化学基础课的基本知识、实验技能和技巧的基础上，在药物化学方面的进一步应用。需要学生了解药物的药理作用、药代动力学过程，通过手脑并用、反复训练，在巩固验证所学理论和药物性能的基础上掌握实验实训的基本操作方法和技能，学会驾驭理论与技能的思维方法，培养学生独立思考和工作的能力，养成认真观察、仔细思考、记录准确等良好的工作作风。

由于各院校的专业方向差异较大，使用的教材都偏重于各院校的专业方向，内容不够全面。因此，需要编写一本综合性较强、应用范围较广的实验实训教材。

根据21世纪我国制药专业人才培养的需要，力求体现当代高职高专院校“教学做”一体的教育理念，强调药物化学实验实训技术综合应用能力的培养，达到举一反三的效果。根据以往药物化学实验实训的教学实践和今后面临的任务，本实验实训教材在内容的取舍上既考虑课程教学的需要，又兼顾高职高专院校自身特点，注重综合性、系统性、广泛性和通用性。教材主要分为药物化学实验实训基本知识、药物化学基础性实验、药物化学综合性实训和药物设计性合成实训和附录等。可以满足单元合成实验、专业综合实训及毕业专题实验实训的要求，各个项目的难易程度不同，各院校可根据教学情况加以选择。

教材所涉及的实验药物，是理论教材各章中的代表性药物。第一章药物化学实验实训基本知识，为实验操作步骤的规范提供了良好的平台。第二章药物化学基础性实验旨在加深对所学基本理论知识的理解和掌握，熟悉引起反应的药物的基本结构特征。第三章药物化学综合性实训部分依照理论教材中各类药物的章节内容，安排了经典的验证性药物合成项目和相应的性质实验，涵盖了常用合成反应的类型和基本单元操作，旨在对实验的过程和要点有初步认识。实验及合成原理有详尽的文字说明，对实验所涉及药物的特性与用途作了介绍，并提出学生预习时应该掌握的内容，以便更好地了解药物的合成路线、工艺及制备中可能产生的中间产物和杂质，从而进一步巩固药物合成和纯化精制的基本步骤和操作技术。对有些药物归纳了多种常见的合成方法，可以让学校依据条件加以对比选择。同一药物出现在不同实验项目中时，指出了前后的关联，可以设计成一个从药物合成到性质及鉴别的系统实训项目。第四章药物设计性合成实训包括合成提出方案（从文献资料的收集、筛选开始，经分析、比较和综合，最后确定方案），组织实践（根据条件进行预实验，由结果确定，修改原方案），中间物的提纯与鉴定及最终产品鉴定（包括产率计算、质量评定，化合物结构确证）等，使学生从狭隘的单向学习转到多向的、综合能力的训练之中，使知识得以综合运用，提高和增强解决实际问题的能力，培养创新能力，坚持规范化、标准化、经济性、安全性等意识的培养，为将来从事药物产品的研究、开发和生产奠定坚实的基础。附录部分收录了药物化学实验中常用的资料，并附有药品中英文名、异名对照，常用化学试剂的配制、性质与制备纯化方法等。

本书主要作为高职高专院校制药技术类、药品营销类、食品药品管理类和药学等相关专业药物化学课程的实验实训教材，也可作为专业综合实验实训及毕业专题实验实训的指导书使用，还可作为医药企业员工培训教材，对于化工类、生物类等相关专业的学生和原料药生产厂技术人员、科研单位科研人员可将其作为常备参考书。

本书由金学平、武莹浣主编。第一章、第三章第四节和第四章由武莹浣编写，第二章第二节、第三章第七～九节由汤军编写，第三章第五、六节及附录由陈秋实编写，第二章第一节、第三章第一、二、三节由赵艳霞编写，全书由金学平、武莹浣负责统稿。

由于时间仓促，不妥之处，敬请批评指教，以使本教材日益完善。

编　者

2009 年 11 月

目　录

第一章　药物化学实验实训基本知识

第一节　药物化学实验实训须知

一、药物化学实验实训室守则

（一）实验实训前

1. 必须阅读实验实训教材，了解危险化学药品使用与保存的一般知识，了解实验实训室的安全守则及一些常用仪器设备、所用药品和试剂的毒性和相关性质。熟悉水、电、煤气阀门和消防器材的位置和使用方法。

2. 必须备有实验实训记录报告本，要充分预习教材，查阅有关手册和参考资料，记录各种原料和产品的物性数据，明确实验的目的、任务及有关原理、主要操作步骤及注意事项，做到心中有数，并写出预习报告。

（二）实验实训中

1. 遵守实验实训室的一切规章制度，穿好工作服方可进入。遵守课堂纪律，不得旷课、迟到和私自窜课。服从指导，有事先请假，不得无故擅自离开实验实训室。

2. 操作开始前，检查仪器种类与数量是否与需要相符，仪器是否完好无损、干净或干燥。

3. 操作中，集中注意力，严格遵守操作程序并注意关键控制点，使用不熟悉性能的仪器和药品之前，应查阅有关书籍（或讲义）或请教指导教师。用于药物合成的仪器安置有序，正确加入反应原料，以免损坏仪器、浪费试剂，使实验失败。更重要的是预防安全事故。如发生意外事故，要镇静，及时采取应急措施，并立即报告指导教师。

4. 保持安静，严禁互相打闹和大声喧哗，不得擅自离开岗位，经常注意仪器有无碎裂、漏气、反应进行是否正常，不允许在实验实训室听耳机、打电话，不得将书报、体育用品等与实验实训无关的物品带入，严禁在实验实训室中吸烟或吃食物。

5. 在实验实训过程中应养成细心观察、积极思考和及时记录的良好习惯，凡与所用物料的质量、体积以及观察到的现象和温度等有关数据，应及时而如实地在记录本上记录，以便对现象做出分析和解释。养成随做随记的良好习惯，切不可结束后凭回忆补写记录。

6. 爱护公物，节约药品，养成良好的实验习惯。节约使用水、电、煤气及消耗性药品。严格按照规定称量或量取药品，使用药品不得乱拿乱放，用完后应盖好瓶盖放回原处，以免试剂被污染或挥发。公用设备和材料使用后，应及时放回原处。对于特殊设备，应在指导教师示范后方可使用。实验所得产品应该回收。损坏仪器、设备应如实说明情况。

7. 保持实验实训室整洁，实验实训时做到台面、地面、水槽和仪器干净。每次应拿出本次实验要用的仪器，放在实验台上，整齐有序，以免损坏，使用过的仪器应及时洗净。所有废弃的火柴梗、固体和滤纸等应丢入废物桶内，绝不能丢入水槽，以免堵塞。

（三）实验实训结束

1. 实验实训完毕，应及时将仪器洗净，放回指定位置，整理实验台面。打扫、整理实验实训室。整理公共器材，清理掉废弃物桶，检查并关好水、电、煤气和门窗。

2. 实验实训结束后对所得结果和数据，按实际情况及时进行整理、计算和分析，重视总结实验实训中的经验教训，认真写好实验实训报告，按时交给指导老师审阅。

二、药物化学实验实训室安全环保守则

（一）安全守则

1. 进入实验实训室应穿实验服或工作服，严禁赤脚或穿镂空的鞋子（如凉鞋或拖鞋）进入实验实训室。在进行有毒、有刺激性、有腐蚀性的实验时，必须戴上防护眼镜、口罩、耐酸手套或面罩。

2. 当化学药品溅入眼睛时，立即用自来水冲洗；被酸、碱或化学药品灼伤后，立即用大量的冷水冲洗受伤部位。如果被烫伤，但并不严重，立即用冷水或冰水浸皮肤，减小对皮肤表皮的危害。对于烧、烫伤严重者，立即就医。

3. 开启装有腐蚀性物质（如硫酸、硝酸等）的瓶塞时，不能面对瓶口，以免液体溅出或腐蚀性烟雾逸出造成伤害，也不能用力过猛或敲打，以免瓶子破裂；搬运盛有浓酸的容器时，严禁用一只手握住细瓶颈搬动，防止瓶底裂开脱落；取用有毒和易挥发药品时（如硝酸、盐酸、二氯甲烷、苯等），应在良好通风的通风橱内进行，以免中毒。有中毒症状者，应立即移到室外通风处。取用易燃易爆物品时（如汽油、乙醚、丙酮等），周围绝不能有明火，应在通风橱内进行，避免易燃物蒸气浓度增大时，发生爆炸燃烧事故。

4. 使用电器时，应防止人体与电器导电部分直接接触，不能用湿的手或手握湿物接触电插头。为了防止触电，装置和设备金属外壳等都应接地线。实验实训后应切断电源，拔下插头。

5. 绝对禁止在实验实训室内吸烟，要熟悉水阀、电源总开关、灭火器、沙箱或其他消防器材的位置，并会正确使用。一旦发生火灾，不要惊慌失措，应立即采取相应措施。首先要切断电源，立即熄灭附近所有的火源，并移开附近的易燃物。少量溶剂着火，可任其烧完。反应容器内着火，小火时可用湿布或黄沙盖住瓶口灭火，火大时可根据具体情况选用适当的灭火器材。

（二）环保守则

1. 实验实训室所有药品、中间产品、集中收集的废物等，必须贴上标签，注明名称，防止误用和因情况不明而处理不当造成环境事故。严防水银及毒物流失污染，破损温度计及发生意外事故要及时向指导教师报告并采取必要的措施。

2. 所用药品不得随意散失、遗弃，以免污染环境，影响身体健康。废液应根据种类及性质的不同分别收集在废液桶内，并贴上标签，必须集中处理。向下水道排放废水必须符合排放标准，严禁把易燃、易爆和容易产生有毒气体的物质倒入下水道。严禁乱扔固体废弃物，要将其分类收集分别处理。接触过有毒物质的器皿、滤纸、容器等要分类收集后集中处理。

3. 严格控制废气的排放，必要时要对废气吸收处理。处理有毒性、挥发性或带刺激性物质时，必须在通风橱内进行，防止散逸到室内，排到室外的气体必须符合排放标准。积极采取隔声、减声和消声措施，控制噪声。一旦发生环境污染事件，应及时处理及上报。

第二节　药物化学实验实训基本程序

药物化学实验实训是通过学生手脑并用、反复训练，掌握药物化学实验实训的基本操作方法和技能，并通过实验实训获得有关药物的相关知识。在巩固验证所学理论和药物性能的基础上学会药物化学实验实训的基本研究方法，学会驾驭理论与技能的思维方法，培养学生独立思考和独立工作的能力，养成仔细观察、认真思考、准确无误的记录等良好习惯。通过药物化学实验实训的严格训练，使学生掌握药物化学实验实训的基本操作技巧和基本研究方法，包括合成方案的提出，组织实践，中间物的提纯、鉴定及最终产品鉴定等。

一、实验实训预习和记录

（一）实验实训预习要求

实验实训预习应达到下列要求：仔细阅读实验实训内容，明确目的；了解实验实训操作方法及注意事项；按规定设计实验方案，回答思考问题与讨论中所提及的问题，写出预习报告。

（二）实验实训预习报告

写好预习报告，应先看（看实验实训教材）、再查（查文献）、后写。报告应包括以下内容：实验实训目的和要求，原理和反应式，可能发生的副反应、反应机制，实验实训操作的原理和方法，主要仪器装置、名称和性能，产物提纯的原理和方法，注意事项及可能出现的危险及处置办法，应给出详细的报告。

同时还要了解反应中化学试剂的用量，对化学试剂和溶剂的理化常数等要记录在案，以便查询。溶液浓度和配制方法，编写简明的实验步骤，绘制流程图，列出问题与讨论。

（三）实验实训时的记录

实验实训的记录应记在专门的记录本上，记录本应有连续页码。实验实训时应认真操作、仔细观察、积极思索，并且应不断地将观察到的现象、时间、原始数据、操作和后处理方法、步骤均及时、准确、详细地记录在记录本上，必须按其所获得的时间顺序记录，必须注明日期，保证实验实训记录的完整性、连续性和原始性。记录必须简明扼要、字迹整洁，用永久性墨水书写，有差错的记录只能打叉而不能涂掉。将实验情况记录在便条纸、餐巾纸、纸巾等容易失落或损失的地方的做法都是错误的。

二、实验实训报告

实验实训报告是总结实验进行的情况、分析实验中出现的问题和整理归纳实验结果必不可少的基本环节，是把直接的感性认识提高到理性思维阶段的必要一步。同时，通过实验实训报告也反映出每个同学的水平，是评分的重要依据。实验实训报告具有原始性、纪实性、试验性的特点。报告中应填入所有的原始数据和观察到的现象。报告具体内容如下。

（一）性质实验报告

实验名称：指实验题目。

实验人员：写明实验者姓名、专业、班级及同组实验者姓名等。

实验目的：写出本实验所要达到的教学目的。

实验原理：主要用反应方程式表达。

实验步骤：尽量采用表格、框图、符号等形式清晰明了地表示，不应照抄书上的实验步骤，而应对自己实际所做的内容作概要描述。

实验现象和数据记录：实验现象要表达正确，数据记录要完整，绝不允许主观臆造。

实验结果：根据现象作出简明解释，写出主要反应方程式，并分题目作出小结或给出结论；若有数据计算务必将所依据的公式和主要数据表达清楚。

问题与讨论：针对本实验中遇到的疑难问题或补充实验，提出自己的见解或体会；可对实验方法、教学方法、实验内容等提出自己的意见；对书中列出的思考题给予解答等。

（二）合成实训报告

实训名称：指实训题目。

实训人员：写明实验者姓名、专业、班级及同组实验者姓名等。

实训目的：写出本实训所要达到的教学目的。

实训原理：实训的理论依据与实训采用的方法及反应式，反应式应包括主反应和副反应方程式。

主要试剂及产物：实训药品的数量、级别，试剂、中间物和产物物理常数。

实训装置：写出实训所用仪器、设备的规格和数量，同时要画出实验装置图。

实训步骤：详细写出实验步骤和操作过程、分析方法，同时指出操作特点及注意事项。

实训记录：以表格或其他格式记录原始数据、现象等，如产品外观、质量。

实训结果：计算产率，分析结果，以表格、方程或图示等形式表达。

问题与讨论：指出存在的问题及改进方法，最后作分析总结。对书中思考与问答给予解答。

三、设计性合成实训项目主要程序

药物化学设计性合成实训是学生在教师指导下，根据所选题目，通过文献查阅，寻找合成路线，对合成路线进行优化处理，包括对中间体及最终产物进行提纯和鉴定方法的选择，获得最佳工艺路线等过程。进行实施方案的操作，最后写出报告。设计性实训项目从确定项目到组织实施并完成的主要程序，包括六个环节，如图 1-1 所示。

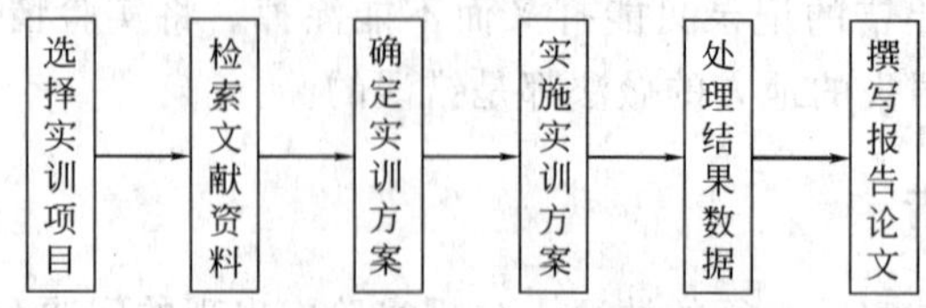

图 1-1　药物化学设计性实训项目主要程序

根据工作需要和学生的具体情况选择题目；向学生介绍文献资料概况，查到需要的文献时，摘录有关该化合物的制备方法及物理常数；提出初步的方案，与教师一起讨论，确定最后的合成路线与步骤；独立地进行实验；实验结果达到或接近文献产率，且能提出改进意见；在条件许可时可再进行实验；写出报告或论文，在小组内进行汇报交流，扩大知识面。

四、设计性合成实训项目选择

可以结合科学研究的需要合成某些原料，结合生产实际合成一些有实用价值的化合物或中间体，或运用已学习过的典型反应及制备方法合成药物。设计性实训项目的选题必须遵守以下几项原则：具有科学根据、研究价值、一定的新颖性和现实可行性。试验条件相对温和，易于实现。符合培养目标的要求，通过努力，能在规定的时间内完成，注意应用性。符合学生实际及实验条件实际，分析检测可以方便地实现。相关资料齐全，或比较容易检索到相关资料。原料来源丰富、价格低廉、工艺步骤少；原料的利用率高、副产物少。相对安全，排放的废物少或能够综合利用。

五、文献资料的检索

查阅药物化学合成方面的参考书、手册和国内外某些有代表性的期刊、杂志。获得实验原理、原辅材料特性、技术、仪器仪表等信息。由于原始文献中记载的实验步骤和条件，往往彼此间有所不同，有时也没有讲义那么详细，所以有关仪器的装置、操作条件的选择、产物的鉴定，都需要灵活而正确地运用所获得的知识和技能，同时，原料的纯化、试剂的配制也需自行处理，为确定方案打下基础。文献查阅能进一步培养和锻炼学生的独立工作能力，也为学生以后参加实际工作打下良好的基础。

（一）相关文献资料的查阅方法

查阅方法可分为系统查阅法和追索查阅法。

（1）系统法　指直接利用检索工具（系统）检索文献信息的方法，是最常用的一种方法。它又分为顺查法、倒查法和抽查法。顺查法是指按照时间的顺序，由远及近地利用检索系统进行文献信息检索的方法。倒查法是由近及远，从新到旧，逆着时间的顺序利用检索工具进行文献检索的方法。抽查法是指针对课题的特点，选择有关该课题的文献信息最可能出现或最多出现的时间段。

（2）追溯法　指不利用一般的检索工具，而利用已经掌握的文献末尾所列的参考文献，进行逐一地追溯查找“引文”的一种简便的扩大情报来源的方法。

（3）综合法　是把上述两种方法加以综合运用，又称为循环法。兼有系统法和追溯法的优点，可以查得较全面而准确的文献，是实际中采用较多的方法。

（二）文献资料查阅的途径

1. 通过大型文摘，化学大全、药物合成手册、年鉴、词典，如化工词典，英汉化学化工词汇，药物化学品技术手册（上、下卷），英汉药物化学缩略语辞典，有机合成事典，兰氏化学手册，溶剂手册；分析化学手册，有机化合物结构鉴定与有机波谱学；美国化学文摘（Chemical Abstracts，简称 CA）；美国工程索引（The Engineering Index，简称 EI）；Dictionary of organic compounds 有机化合物词典；Organic Synthesis，有机合成；R. C. Weast：Hand book of Chemistry and Physics，化学及物理手册；P. G. Stecher：The Merck Index，默克索引；A. I. Vogel：A Textbook of Practical Organic Chemistry 实用有机化学手册；Standard Spectra Collection 等。

2. 三大网络检索工具：Beilstein 的 CrossFire；ISI 的 Web of Science；CA 的 web 检索 Scifinder，最常用的是 Scifinder 和 Beilstein，最强大的可能是 Scifinder。通常用 Scifinder 来查化合物具体的合成路线设计。用 Beilstein 查化合物的理化性质和具体的图谱数据。

3. 文献的全文可以查阅一些大型的数据库，如：中国期刊网（http://www.cnki.net），万方数据库（http://www.wanfangdata.com.cn），中国生物医药文献数据库（http://www.imicams.ac.cn），中国药学文献数据（http://www.cpi.gov.cn/demo/index.html）。

4. 一些化学网站，如国内的 CHIN 网站（http://chin.icm.ac.cn），chemweb 网站（http://www.chemweb.com），用来查找化合物基本性质。如 cschemfinder web server 网站（http://chemfinder.camsoft.com）。有关新药研究及药物制备工艺网站，如报道 FDA 批准药物资源的（http://www.reutershealth.com）。国外的著名化学及科技网站，如美国化学学会全文数据库（http://pubs.acs.org，Science Direct）。英国皇家化学学会（http://www.rsc.org）。

5. 专利里面也有很多有用的文献，如国家知识产权局（http://www.sipo.gov.cn）；美国专利（http://www.uspto.gov/）；欧盟专利（http://www.european-patent-office.org）；世界专利组织（http://www.wipo.int）；其他的专利组织（http://www.sipo.gov.cn/sipo/xglj/gwzscqwz/default.htm）等。

6. 一些大型的搜索网站如搜狐、新浪等。

六、确定设计性合成项目方案

（一）合成路线选择原则

即使是同一种药物，通过文献查阅可能找到多条合成路线，各自有相应的特点和优缺点，应深入细致地进行综合比较，结合实验条件制定出具体的研究方案，最终确定最优的合成路线。一般应从技术的先进性、经济上的合理性以及可操作性、安全性等几个方面考虑。

1. 合成步骤少、操作简单，效率高：药物合成除了得到最终产物以外，还要尽可能地使产率高，副反应少，产品纯度高，易处理。为了达到这个目的，选择的合成路线应尽可能的反应步骤少，操作简便，且要求每一步的效率都高，因为总反应的产率是各步反应产率的乘积，反应步骤越多，可能导致最终反应产率越低。

2. 原料易得，反应条件简单：在工艺路线选择时，除了考虑产率因素外，还要原料的来源容易，价格合理；同时考虑技术条件和设备的要求，有些反应需在高温、高压、低温条件下或者在高真空、高腐蚀条件下进行，需要特殊设备，特殊条件，如暂时缺乏条件，应尽量避开，另行设计或寻找其他路线，但可能会带来步骤多、总产率低等问题。

3. 污染少：许多合成药物中，经常遇到易燃、易爆和有毒的溶剂、原料和中间体，也经常会产生污染环境，危害健康的废气、废液和废渣。在工艺路线选择时，不但要考虑技术先进，经济合理，更应注意安全生产和“三废”防治。

（二）优化药物合成路线

实验装置与工艺流程的选择应遵循科学性、实用性、经济性、安全性、先进性和预见性的原则，做到因地制宜。所选装置应该便于操作、易于调节控制，能使用简单装置就不用复杂的装置。在先进性方面，应作总体上权衡，不能脱离实训项目的目标而片面追求装置的先进性。

经过对各条工艺路线的多种条件进行比较后，应选定某一条合成路线，对于此合成路线的各步反应条件还要进一步进行最优化处理。最优化的方法很多，可根据具体情况分别采用下述方法：单因素体系用 0.618 法、分数法等，双因素体系可采用等离子线法、单纯形法等；如果影响因素为超过两个的多因素体系可采用正交法来设计处理。具体做法可参见相应参考书。合成路线的优化，应根据具体情况，从客观实际出发，抓住主要矛盾，认真选取影响因素设计实验。

七、实施设计性药物合成方案

一个优化过程只对应于某一步反应，不是所有过程都适用于同一种情况，应根据实际情况安排好药物合成过程中的各个环节。方案设计得再好，如果操作技术不好和经验不足，可能仍然得不到好的结果。

（一）中间物和最终产物的分离提纯方法

能够制成各种制剂而用于临床的原料药，其关键的问题在于其质量是否符合药典或其他标准的要求，对于一个由多步合成而得到的化学药物来说，其中间体的质量对最终产物影响很大，因此对药物中间体和最终产物的提纯和鉴定就显得非常重要。合成药物中间物和最终产物的提纯方法很多，应该根据化合物本身和相应的副产物以及所用的溶剂体系的性质进行选择。

液体化合物的分离与提纯方法有萃取法、蒸馏法和分馏法。固体化合物的提纯方法有重结晶法和升华方法。下面对常用色谱法作一介绍。

色谱法（又称层析法）是一种物理的分离方法。它是使混合物中各组分在两相间进行分配，其中一相不动的，为固定相，另一相携带混合物流过此固定相的流体，为流动相。当流动相中所含混合物经过固定相时，就会与固定相发生作用。由于各组分在性质和结构上有差异，与固定相发生作用的大小、强弱也有差异，在同一推动力作用下，不同组分在固定相中的滞留时间有长有短，按先后不同的次序从固定相中流出。这种借助在两相间分配差异而使混合物中各组分分离的技术，称为色谱法。

（1）薄层色谱　是一种简单实用的实验技术，属于固液层析。在层析过程中，吸附剂对样品中各组分的吸附力不同，当展开剂流过时，各组分被展开剂从吸附剂上解析下来的难易程度不同，从而造成各组分移动时的速度差别，而达到分离的目的。可以用来分离混合物、鉴定精制化合物、测量混合物中各组分的含量、测定样品纯度。

（2）柱层析色谱　是通过层析柱来实现分离的，主要用于大量化合物的分离。层析柱内装有固体吸附剂，也就是固定相。液体样品从柱顶加入，在柱的顶部被吸附剂吸附，然后从柱的顶部加入有机溶剂也就是展开剂进行洗脱。

（3）纸层析色谱　是以滤纸为载体，用一定的溶剂系统展开而达到分离、分析目的的层析方法。此法可用于定性，亦可用于分离制备微量样品。

（4）高效液相色谱　是一种具有高灵敏度、高选择性的高效、快速分离分析技术，广泛应用于医药分析的各个领域。常见的方法有手性固定相直接拆分法、手性试剂衍生化法和手性流动相添加法。

（二）光学异构药物的拆分

药物的立体结构与生物活性密切相关。含手性中心的药物，其对映体之间的生物活性往往有很大的差异。研究表明药物立体异构体药效差异的主要原因是他们与受体结合的差异。对应异构体的药物一般可以通过不对称合成或拆分方法得到。然而就目前医药工业生产而言，尚未有成熟的不对称合成方法用于药物的大量生产，因此，拆分仍然是获得手性药物的重要方法。常用的光学异构药物的拆分方法与拆分原理如下。

（1）诱导结晶法　在外消旋体的饱和溶液中加入其中一种纯的单一光学异构体结晶，使溶液对这种异构体成过饱和状态，然后在一定温度下该过饱和的旋光异构体优先大量析出结晶，迅速过滤得到单一光学异构体。再往滤液中加入一定量的消旋体，则溶液中另一种异构体达到饱和，经冷却过滤后得到另一个单一光学异构体，经过如此反复操作，连续拆分便可以交叉获得左旋体和右旋体。优点是不需用光学拆分剂，原料消耗少、成本低，操作较简单，所需设备少，生产周期短，母液可套用多次，拆分收率高。但仅适用于两种对映体晶体独立存在的外消旋混合物的拆分，对大部分只含一个手性碳原子的互为对映体的光学异构药物，无法用诱导结晶法进行拆分。

（2）形成非对映异构盐法　对映异构体一般都具有相同的理化性质，用重结晶、分馏、萃取及常规色谱法不能分离。而非对映异构体的理化性质有一定差异，因此利用消旋体的化学性质，使其与某一光学活性化合物作用生成两种非对映异构盐，再利用它们的物理性质（如溶解度）不同，将它们分离，最后除去拆分剂，可以得到光学纯的异构体。目前国内外大部分光学活性药物，均用此法生产。

（3）酶拆分法　利用酶对光学活性异构体选择性的酶解作用，使外消旋体中的一个光学异构体优先酶解，另一个光学异构体难酶解，后者被保留而达到分离的目的。

（4）色谱拆分法　利用气相和液相色谱可以测定光学异构体纯度，进行实验室少量样品制备，推断光学异构体的构型和构象等。

（三）中间物和最终产物的鉴定方法

原则上对于每一步反应的产物都要进行鉴定，以便确定产物的纯度并确定是否进行下一步反应，如果中间物的纯度不高，所含杂质较多，就有可能使下一步反应不能进行，也可能会造成杂质的积累，使最终产物不合格。为此对中间体严格的提纯和鉴定以及最终产物的鉴定在药物合成中显得非常重要。具体的鉴定方法很多，要根据中间体和最终产物的具体情况具体分析。

主要方法有：测定物质熔点、沸点、折射率和旋光度。波谱分析方法是定性鉴定药物或中间体最有效和最方便的手段，化合物的波谱分析包括红外光谱（IR）、紫外光谱（UV）、核磁共振谱（NMR）和质谱（MS）等。

八、处理合成实训数据和结果

（一）数据表示

（1）列表法　优点是简易紧凑，便于比较。应注意：名称与项目要简明；表号应写在表格之前；项目应包括名称及单位；主项代表自变量，副项代表因变量。数字写法要整齐、统一。

（2）作图法　优点是形象简明，便于直观。作图坐标一般有直角坐标、单对数坐标、双对数坐标、立体坐标、极坐标等，最常用的是直角坐标和对数坐标。

（3）经验公式法　作图表示的数据曲线可进一步用一个方程式来模拟。首先根据解析几何原理和经验，来推断经验公式的形式，然后对经验公式中常数进行求解。

（二）结果评估指标

（1）原料消耗 指得到单位质量的产品所消耗的原、辅材料的量，又分为理论原料消耗和实际原料消耗。由于副反应的存在以及多个环节中的原料损失，致使原料的实际消耗要大于理论消耗。两者的差别用原料的利用率表示：

$$原料利用率=1-原料损失率=A_{理}/A_{实}\times100\%$$

（2）转化率 指在化学反应体系中，参加反应的某种原料量占通入反应体系中该原料总量的百分数；转化率公式：

$$转化率=(初始浓度-平衡浓度)/初始浓度。$$

（3）产率和收率 产率是指某一特定产物的实际产量占理论产量的百分数；产率公式：产率=实际产量/理论产量。由于反应物通常有多种，计算产率时通常按限制反应物参加反应的总量计算该产物理论产量。

收率是指某一特定产物的实际产量占限制反应物加入量的百分数。收率公式：

$$收率=实际产量/限制反应物加入量。$$

转化率、产率和收率之间的关系为：

$$收率=转化率\times产率$$

（4）产品质量与技术经济评价 包括产品外观、纯度、杂质含量等。实验技术评估，包括新技术应用价值，产品市场竞争力；原料成本、设备费用、动力成本，附加值等经济指标。

（5）安全环保评价 在实验研究阶段，有时会涉及有毒有害、易燃易爆的物质，应充分考虑并采取必要的安全和环保措施来消除其危害。

九、撰写报告和论文

最后是撰写报告和论文，内容包括标题、作者姓名单位、摘要、关键词、引言、正文、结论、致谢和参考文献。

第三节 药物化学实验实训常用仪器和装置

一、常用玻璃仪器

（一）玻璃仪器分类

药物化学实验室玻璃仪器包括普通玻璃仪器和标准磨口玻璃仪器。

标准磨口玻璃仪器，均按国际通用的技术标准制造。仪器的每个部件在其口塞的上或下显著部位均具有烤印的白色标志表明规格。常用的有 10、12、14、16、19、24、29、34、40 等。有的标准磨口玻璃仪器有两个数字，如 10/30，10 表示磨口大端的直径为 10mm，30 表示磨口的高度为 30mm。常用的标准磨口系列见表 1-1。

表 1-1 常用的标准磨口系列

编号	10	12	14	16	19	24	29	34	40
大端直径/mm	10.0	12.5	14.5	16	18.8	24.0	29.2	34.5	40

实验室常见玻璃仪器分类见表 1-2。

表 1-2 常见玻璃仪器分类

类别	仪器名称	用途
管件类	试管、比色管、离心试管、玻璃棒、毛细管等	
量器类	量杯、量筒、容量瓶、移液管、酸式滴定管、碱式滴定管、微量滴定管、比重瓶等	量取液体、定量操作液体
烧器类	烧杯、锥形瓶、圆底烧瓶、梨形烧瓶、平底烧瓶、平底蒸发皿、圆底蒸发皿等	实现加热、蒸发等操作
容器类	广口瓶、细口瓶、集气瓶、下口瓶、过滤瓶、抽滤瓶、干燥器、水槽、标本缸、染色缸、克氏瓶、玻璃比色皿、玻璃乳钵等	盛装实验药品、试剂、中间产物、产物和废物等
漏斗类	分液漏斗、恒压滴液漏斗、漏斗、安全漏斗、锥形漏斗等	分液、加料、过滤等
测量类	密度计、压力计、温度计、酒精计、干湿温度计等	测量温度、密度及湿度等
蒸馏类	蒸馏烧瓶、分馏烧瓶、蒸馏水器、三口烧瓶、四口烧瓶、标准组合蒸馏仪器、浓缩器、旋转蒸发器等	反应、回流、蒸馏、蒸发等
冷凝类	球形冷凝管、直形冷凝管、蛇形冷凝管、刺形冷凝管、螺旋形冷凝管等	与蒸馏类仪器配合使用

(二) 玻璃仪器图示

1. 烧瓶（见图 1-2）

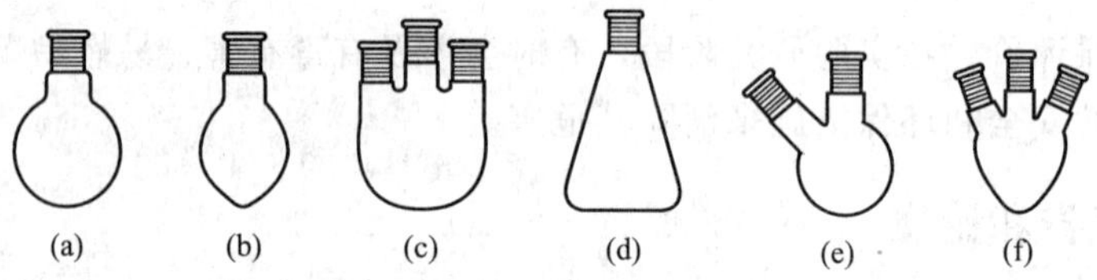

图 1-2 烧瓶

(a) 圆底烧瓶；(b) 梨形烧瓶；(c) 三口烧瓶；(d) 锥形瓶；(e) 二口烧瓶；(f) 梨形三口烧瓶

2. 漏斗（见图 1-3）

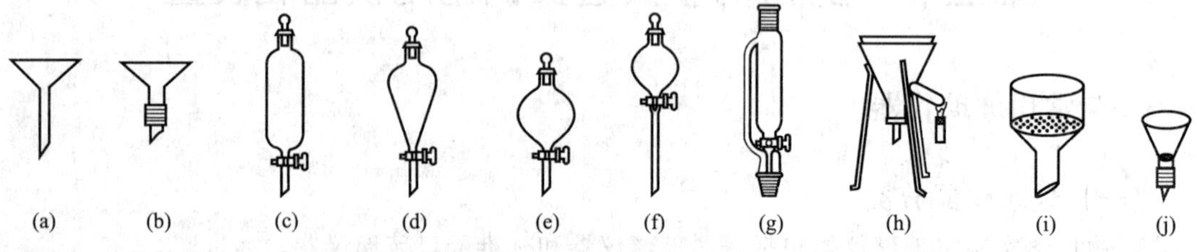

图 1-3 漏斗

(a) 长颈漏斗；(b) 带磨口漏斗；(c) 筒形分液漏斗；(d) 梨形分液漏斗；
(e) 圆形分液漏斗；(f) 滴液漏斗；(g) 恒压滴液漏斗；(h) 保温漏斗；(i) 布氏漏斗；(j) 小型多孔板漏斗

3. 冷凝管（见图 1-4）

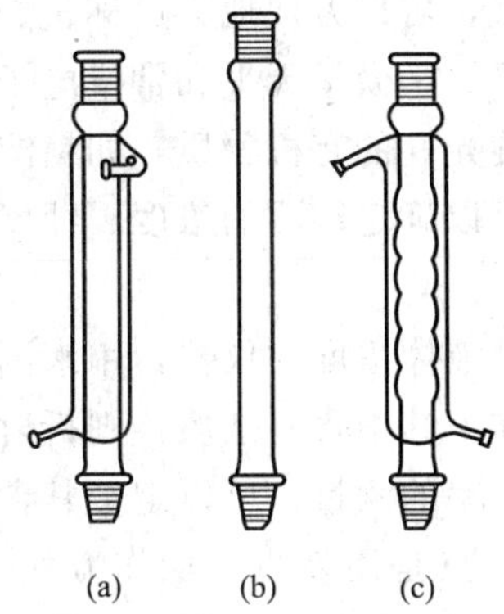

图 1-4　冷凝管

(a) 直形冷凝管；(b) 空气冷凝管；(c) 球形冷凝管

4. 常用的配件及其他常用仪器（见图 1-5 和图 1-6）

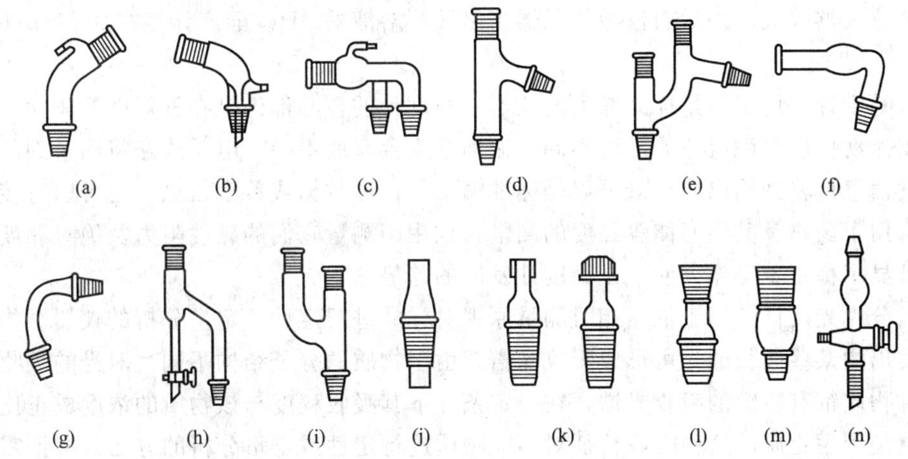

图 1-5　常用的配件

(a) 接引管；(b) 真空接引管；(c) 双头接引管；(d) 蒸馏头；(e) 克氏蒸馏头；(f) 弯形干燥管；(g) 75°弯管；(h) 分水器；(i) 二口连接管；(j) 搅拌套管；(k) 螺口接头；(l) 大小接头；(m) 小大接头；(n) 二通旋塞

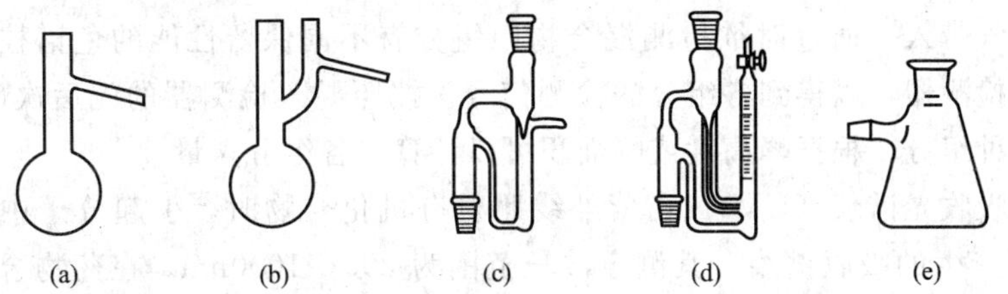

图 1-6　其他常用玻璃仪器

(a) 蒸馏烧瓶；(b) 克氏蒸馏瓶，(c)，(d) 分水管，(e) 抽滤瓶

二、常用分析仪器

（一）一般分析仪器

(1) 电子天平　主要用于称量物体质量，具有快速方便、智能化的特点，可以配备标准

信号输出，直接接打印机、计算机，可以方便地去皮称量、累计称量、单位转换等。按精度可分为超微量电子天平、微量天平、半微量天平和常量电子天平。

(2) 旋光仪　用于测定含有旋光性的有机物质，如糖溶液、松节油、樟脑等旋光度的仪器。通过对样品旋光度的测定，可以确定物质的浓度、纯度、糖度或含量，做化验分析或过程质量控制。

(3) 折光仪　是利用光线测试液体浓度的仪器，用来测定折射率、双折率。许多纯物质都具有一定的折射率，一个物质如果其中含有杂质，则折射率将发生变化，出现偏差，杂质越多，偏差越大。通过对样品折射率的测量，可以定量其含量，鉴定未知物，以及研究分子结构，液体和固体均可以测定。特点是用量少、操作方便、读数准确。产品有手持式折光仪、糖量折光仪、蜂蜜折光仪、宝石折射仪、数显折光仪、全自动折光仪等。

(4) 酸度计　主要用来精密测量液体介质 pH 的一种仪器，还可以测量离子浓度。若配上信号输出接口和记录仪，可以动态测定溶液和实现电位滴定。酸度计的主体是精密的电位计，测定时把复合电极插在被测溶液中，由于被测溶液的酸度不同而产生不同的电动势，它通过直流放大器放大，最后由读数指示器指出被测溶液的 pH。酸度计能在 0～14pH 范围内使用。

(5) 黏度计　用于测量样品黏度的仪器。黏度计的核心部件是在常规电源驱动下的振动棒，根据振动棒所接触流体的黏度不同，振动幅度会有所不同。电子线路将测量到的振动幅度和黏度信息传输到输出端，既可以是标准输出、模拟数据或数字信息，也可以直接显示在面板上。用于药物及其中间体等黏度的测量，也用于测量它们的黏性阻力及绝对黏度。数字式黏度计显示稳定、操作方便，是黏度计发展的趋势。

(6) 分光光度计　用于依据相对测量原理对样品进行定性、定量分析的仪器。物质吸收由光源发出的某些波长的光可形成吸收光谱，由于物质的分子结构不同，对光的吸收能力不同，每种物质都有特定的吸收光谱，在一定条件下其吸收程度与该物质的浓度成正比，分光光度法就是利用物质的这种吸收特征对不同物质进行定性或定量分析的方法。根据需要选配不同类型，如可见、红外、紫外分光光度计等。

(二) 高端分析仪器

(1) 气相色谱仪　是利用气体作为流动相的一种色谱仪器，可以分离测定低沸点混合组分。样品由载气带入，通过对欲检测混合物中组分有不同保留性能的色谱柱，使各组分分离，依次导入检测器，以得到各组分的检测信号。按照导入检测器的先后次序，经过对比，可以区别出各种组分，根据峰高度或峰面积可以计算出各组分含量。

(2) 紫外吸收光谱仪 (UV)　当紫外线照射有机化合物时，引起分子中的能级、主要电子的跃迁而产生的吸收谱线，其测定波长范围为 200～1000nm。在药物合成实验中用于鉴定官能团、分子结构、定性定量分析等。具有灵敏度高、准确度好、选择性优、操作简便、分析速度好、应用广泛等特点。紫外可见吸收光谱仪的基本结构一般由光学系统、机械系统和电学系统三部分组成，发展趋势为小型化、便携式、智能化。

(3) 红外吸收光谱仪 (IR)　在有机中间体和许多药物产品的结构测定以及成分分析中应用广泛。有机化合物在红外区 (2.5～15nm 或波数 4000～660cm^{-1}) 具有特征吸收峰，对物质自发发射或受激发射的红外射线进行分光，可得到红外发射光谱。每种分子都有由其组成和结构决定的独有的红外吸收光谱，它是一种分子光谱。可以有效地鉴定未知试样的官能团结构类型，或通过与已知结构的红外光谱对比，确定其同一性。

（4）核磁共振仪（NMR）　将含自旋量子数不为零的测试样品放在核磁共振波谱仪磁铁两极之间的细长样品管内，样品管周围是射频线圈，连续改变射频的频率进行扫描，能量被样品吸收，使一部分核的自旋反转，发生能级跃迁，吸收的能量由射频接收器检测，经信号放大后形成核磁共振谱图。它是化合物结构分析、结构与物性研究的不可缺少的手段。具有试样用量少、速度快、准确性高等优点。

（5）高效液相色谱仪（HPLC）　它的主要优点是分辨率高于其他色谱法，速度快，重复性高，色谱柱可反复使用，可自动化操作，分析精确度高。根据分离过程中溶质分子与固定相相互作用的差别，高效液相色谱可分为四个基本类型，即液-固色谱、液-液色谱、离子交换色谱和体积排阻色谱。高效液相色谱仪广泛用于样品的分离、分析、纯化。主要用于分析某些高沸点、热不稳定、生理活性及大分子量物质。

（6）质谱仪（MS）　是利用质谱现象对混合物进行分离、鉴定和结构分析的仪器。根据带电粒子在电磁场中能够偏转的原理，按物质原子、分子或分子碎片的质量差异进行分离和检测物质组成的一类仪器。以离子源、质量分析器和离子检测器为核心，分离后的离子依次进入离子检测器，采集放大离子信号，经计算机处理，绘制成质谱图。具有灵敏度高、测量范围宽、选择性好、分辨率高、快速有效等特点。

三、常用电子电器

（一）加热电子电器

（1）烘箱　一般使用恒温鼓风干燥箱。通过数显仪表与温感器的连接来控制温度，采用热风循环送风方式，热风循环系统分为水平式和垂直式。主要用来干燥玻璃仪器或烘干无腐蚀性、热稳定性较好的药品。烘箱根据性能可分为可编程烘烤箱、精密烘箱、充氮烘箱、真空烘箱、防爆烘箱、电热鼓风干燥箱、热风循环烘箱等。

（2）电吹风　实验室中使用的电吹风通常具备既能吹冷风又能吹热风的功能，用于快速干燥玻璃仪器。

（3）红外灯　用于低沸点易燃液体的加热及少量样品的干燥。既安全，又克服水浴时水汽可能进入反应体系的缺点，温度易于调节，升降温速度快。受热容器应正对灯面，中间留有空隙。

（4）电加热套　是由玻璃纤维包裹着电热丝织成帽状的加热器，它不是明火，因此加热和蒸馏易燃有机物时，具有不易着火的优点，热效率也高。电热套有很多类型和规格，有自动控温的、有多孔式的，还有板式的。非自动控温的电热套的加热温度通过调变压器控制。具有恒温控制，形状标准的特点，是实验室烧杯、烧瓶高温加热有机溶剂的理想加热器。

（二）其他电子电器

（1）旋转蒸发仪　主要用于在减压条件下连续蒸馏大量易挥发性溶剂。尤其对萃取液的浓缩和色谱分离时接收液的蒸馏，可以分离和纯化反应产物。旋转蒸发仪的基本原理就是减压蒸馏，也就是在减压情况下，当溶剂蒸馏时，蒸馏烧瓶在连续转动。可以在常压或减压下操作，可一次性进料，也可分批吸入蒸发料液。由于蒸发器的不断旋转，可免加沸石而不会暴沸。蒸发器旋转时，会使料液附于瓶壁形成薄膜，蒸发面大大增加，加快蒸发速率。因此，旋转蒸发器是浓缩溶液、回收溶剂的理想装置。

（2）调压变压器　是一种调节电压的仪器，实验室中主要是通过调节电压来调节加热温度或电动搅拌器的搅拌速率等。使用时必须注意安全用电、接好地线、输入端与输出端不能接错、不允许超负荷使用、调节时要缓慢均匀、注意及时更换炭刷、用完后旋钮回零断电，放在干燥通风处，不得靠近有腐蚀性的物体，一定要按使用说明严格操作。

（3）离心机　是利用高速旋转的转鼓来实现液-固及液-液分离的设备。离心机主要用于将悬浮液中的固体颗粒与液体分开；或将乳浊液中两种密度不同，又互不相溶的液体分开；利用不同密度或粒度的固体颗粒在液体中沉降速度不同的特点，有的沉降离心机还可对固体颗粒按密度或粒度进行分级。根据其转速不同，离心机可以分为普通离心机、高速离心机和超高速离心机，离心机的转速越高，其分离效果越好。

（4）搅拌器　为了使反应均匀、完全，创造良好的操作条件，药物化学实验中经常使用搅拌器。实验室常用的搅拌器通常有两种，电动机械搅拌器和电动磁力搅拌器。

① 电动机械搅拌器：是一种电机驱动、机械传动式搅拌装置，通过电子变速器或外接调压变压器可任意调节搅拌速度。主要包括三个部分：电机、搅拌棒和搅拌密封装置。

② 电动磁力搅拌器：是一种靠电机驱动，借助磁力传动的搅拌装置。通常实验室用的电动磁力搅拌器还带有加热装置，称为磁力加热搅拌仪。使用时，应有接地保护，搅拌磁子必须冲洗干净，放置和取出搅拌磁子时应停止搅拌，搅拌开始时的速度也要由慢到快，如溶液洒落在磁盘上，应立即关闭电源，及时清掉溶液，以免溶液渗入电热丝及电机部分。

四、常用实验装置

（一）加热

直接加热指热源直接将热量传给被加热的实验仪器，用酒精灯、煤气灯或电炉直接加热能快速地将反应物加热到较高的温度，具有升温速度快的优点，但容易导致加热不匀和局部过热和引起化合物的部分分解，反应温度难以保持恒定。常用直接加热源的最高温度见表1-3。

表 1-3　常用直接加热源的最高温度

热源名称	最高温度/℃	热源名称	最高温度/℃
酒精灯	1000～1200	电炉	1800
煤气灯	700～1200	管式炉	1300
煤气吹管	1600	烘箱	300

间接加热则是通过某种传热介质将热量传给实验仪器，具有加热温和稳定、温度易于控制的特点。为了保证加热均匀，一般使用加热浴进行间接加热。采用不同加热介质可以获得不同的加热浴，根据加热温度、升温的速度等需要来选用。常用加热浴见表 1-4。

（二）冷却与冷凝

冷却是采用冷却介质使系统降温的操作。当被冷物从气相变为液相时，称为冷凝。某些反应必须在低温下进行；某些反应产生大量的热，若不及时移走热量，很可能导致反应难以控制或导致有机物的分解或增加副反应，甚至还将引起爆炸，必须冷却。最常用的冷却介质是水和空气。为了实现低温冷却，需要采用制冷介质。不同制冷剂的制冷温度范围见表1-5。

表 1-4　常用加热浴

类　别	加热介质	容　器	注　意　事　项	使用温度/℃
水浴	水	铜锅等	使用无机盐水溶液提高沸点	≤95
蒸汽浴	水蒸气(实验室产生)	夹套等	要及时排放冷凝水	≤95
普通油浴	各种植物油、甘油	铜锅等	250℃以上可冒烟或燃烧;切勿溅入水	≤250
导热油浴	导热油	铜锅等	根据温度范围选用导热油	≤350
沙浴	细沙	铁盘	升温要慢,受热均匀,温度难控制	高温
盐浴	亚硝酸钠(40%)+硝酸钠(7%)+硝酸钾(53%)	不锈钢锅等	切勿溅入水,应将无机盐保存于干燥器中	142～680
金属浴	低熔点金属合金	铁锅	加热至350℃以上可能氧化	金属不同
酸浴	浓硫酸	烧瓶	≤250℃	加入30%～40% K_2SO_4,温度可升至300～350
空气浴	空气	电热套等	沸点80℃以上液体可采用	≤300

表 1-5　制冷剂的组成与冷却温度

制冷剂及其组成	可冷却最低温度/℃	制冷剂及其组成	可冷却最低温度/℃
冰水混合物(碎冰)	0	干冰+丙酮	−78
氯化钠(1份)+碎冰(3份)	−21.3	干冰+乙醚	−100
液氨(常压蒸发)	−33	液氮+乙醚	−116
干冰+乙醇	−72	液氮	−195.8

如果需要把反应混合物冷却到0℃以下时，可用无机盐和碎冰的混合物作制冷剂，见表1-6。制备冰盐制冷剂时，应把盐研细后与碎冰按一定的比例均匀混合。

表 1-6　常用冰盐制冷剂

盐　类	100g碎冰中加入盐的质量/g	能达到的最低温度/℃
NH_4Cl	25	−15
$NaNO_3$	50	−18
NaCl	33	−21
$CaCl_2 \cdot 6H_2O$	100	−29
$CaCl_2 \cdot 6H_2O$	143	−55

(三) 搅拌

搅拌是为了使反应物混合更均匀，反应体系的热量容易散发和传导，使反应体系的温度更加均匀，有利于反应的进行，特别是非均相反应。方法有三种：人工搅拌、机械搅拌和磁力搅拌。

机械搅拌指通过电动搅拌器实现搅拌操作。比较复杂的、反应时间较长的，而且反应体系中放出的气体是有毒的制备实验则用此方法。

搅拌密封装置：是搅拌棒与反应器连接的装置，它可以防止反应器中的蒸气往外逸，如图1-7所示。搅拌密封装置一般可以采用简易密封装置，由玻璃管下端插入已制好的搅拌棒，橡皮管的上端松松地裹住搅拌棒，搅拌棒接近三口烧瓶的底部。橡皮管和搅拌棒之间滴入少许甘油或液体石蜡起滑润和密封作用。

电动搅拌装置：图1-8是适合不同需要的机械搅拌装置。根据搅拌棒的长度选定电动搅拌器的位置，把它固定在铁架台上，可采用简单橡皮管密封［见图1-8(a)、(b)］或用液封管［见图1-8(c)］

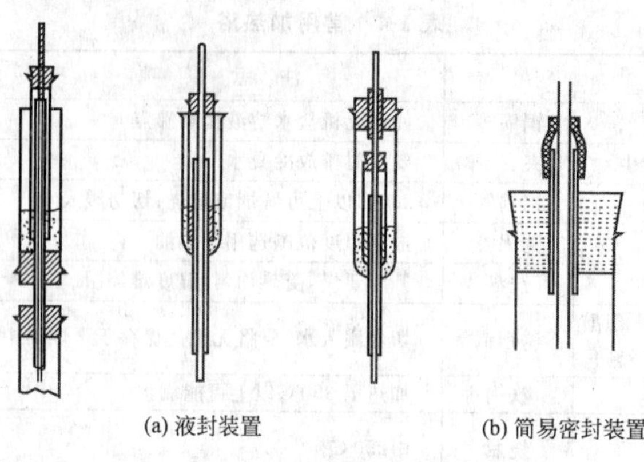

图 1-7 密封装置

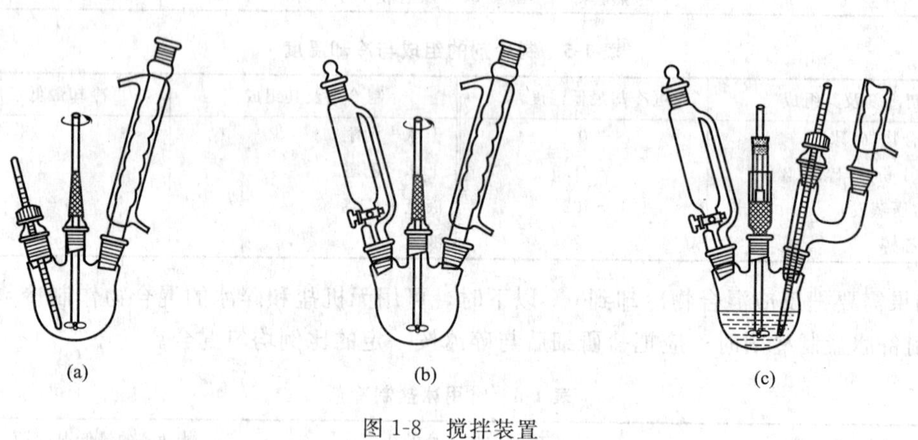

图 1-8 搅拌装置

（四）加压与减压

1. 加压

在进行化学反应时，如果要使反应在所用组分的沸点以上进行，或者需要高浓度气体，则必须用到加压操作。如反应物量较小并且压力要求不高时可以使用封闭管；高压下的大批量操作必须使用耐压的高压釜。所有这些气体都需要装在特制的容器中，一般都是用压缩气体钢瓶。

封管：如果反应物料较少且所需压力较低，可采用封管方式实现加压。封管由耐压玻璃制成，反应温度可达到 400℃，压力达到 2～3MPa。将反应混合物用长颈漏斗小心地装入封管底部，至少保留 75％的剩余空间。

高压釜：操作简便、安全，且易控制，一般由耐酸碱腐蚀的高强度镍铬不锈钢制成，耐腐蚀性能良好，有 0.1L、0.5L、1L、2L 和 5L 等多种规格。最大压力负荷可达 350atm，允许最高温度可达 350℃。目前，玻璃高压釜已面市，有多种规格，其釜体材料为玻璃。玻璃高压釜的优点是能直接观察反应过程，并可弥补不锈钢高压釜在耐腐蚀方面的不足。

钢瓶：将气体以较高压力贮存在钢瓶中，既便于运输又可以在一般实验室里随时用到非常纯净的气体。正确识别钢瓶所装的气体种类是相当重要的。由于标签往往会被损坏或腐烂，所有压缩气体钢瓶都会依据一定的标准和所装的气体涂成不同的颜色，见表 1-7。

表 1-7　常见气体钢瓶的颜色标记

气　体	瓶身颜色	横条颜色	标字颜色
氮气	黑	棕	黄
空气	黑		白
二氧化碳	黑		黄
氧气	天蓝		黑
氢气	深绿	红	红
氯气	草绿	白	白
氨气	黄		黑
其他一切可燃气体	红		
其他一切不可燃气体	黑		

2. 减压或抽真空

根据压力的大小，真空可分为粗真空（压力 1000～101325Pa）、次高真空（压力 0.1～1000Pa）和高真空（压力小于 0.1Pa）。根据使用范围和抽气效能可将真空泵分为三类。

水泵：若不要求很低的压力时可用水泵，如果水泵的构造好且水压又高，抽空效率可达 1067～3333Pa（8～25mmHg）。简易的水流喷射泵价格低、操作简单，如图 1-9 所示，但耗水量很大，抽气量小，一般仅用于抽滤。水压较高和温度较低时，它可以产生 0.8～15kPa 的低压。循环水真空泵（见图 1-10）是以循环水作为工作流体，依据射流产生真空。真空度受水蒸气压的限制，温度越低真空度越高，压力可低至 0.5～1kPa。

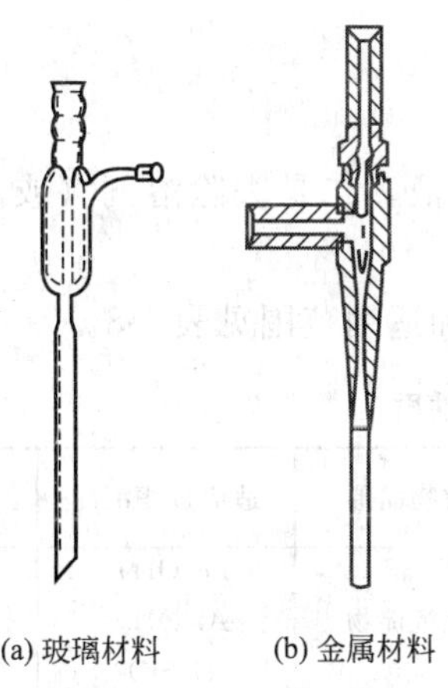

(a) 玻璃材料　　(b) 金属材料

图 1-9　简易水流喷射泵

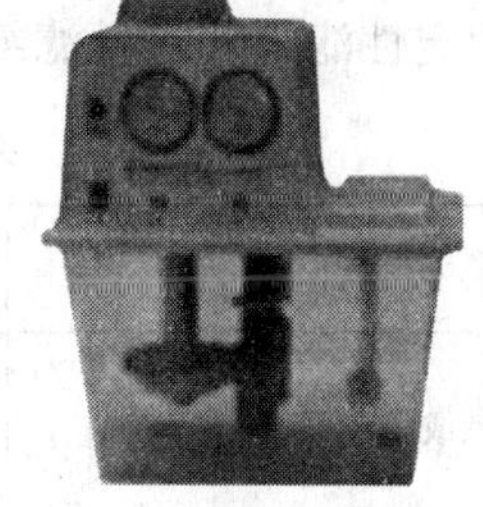

图 1-10　透明式循环水真空泵

油泵：若要较低的压力就要用到油泵，好的油泵能抽到 133.3Pa（1mmHg）以下。油泵多为旋片式真空泵，可达到“次高”真空。旋片式真空泵是一种油封式机械真空泵。其工作压力范围为 101325～1.33×10^{-2}Pa，属于低真空泵。

扩散泵：要获得“高”真空，就必须采用油扩散泵或汞扩散泵，压力可达 0.133Pa（1×10^{-3} mmHg）以下。油扩散泵是利用低压、高速和定向流动的油蒸气射流抽气的真空泵。这种泵的极限真空为 10^{-4}～10^{-5} Pa，工作压力范围为 10^{-1}～10^{-4} Pa，抽速范围为几十至十几万升每秒。

压力测量：实验室中常用的压力计是液柱式压力计，指示剂有水银、四氯化碳、水、酒精和空气等多种。应用最多的是水银液柱式压力计，有开口式和封闭式两种。

开口式水银测压计：装入汞比较方便，比较准确，但用汞量较大，使用时与大气压比较，一般在汞液面上端加少许水以防止汞蒸气逸出。此表可测的真空度可达 1～2mmHg。如图 1-11 所示，装有水银的 U 形管，一端通常与大气相连，另一端与待测系统相连。根据 U 形管两臂中汞液面的高度差 R（压力计读数），可以计算出压力差，即为公共压力与系统中压力之差，再换算得到系统的压力。

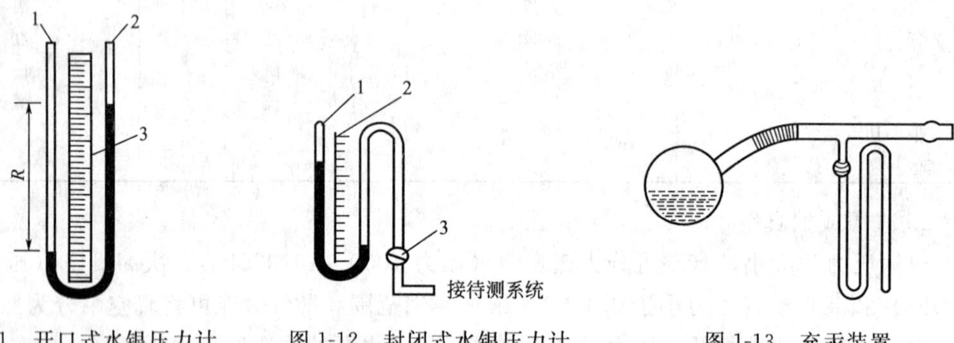

图 1-11 开口式水银压力计

1,2—测压接口；3—标尺

图 1-12 封闭式水银压力计

1—封口；2—标尺；3—旋塞

图 1-13 充汞装置

封闭式水银测压计：其优点是结构紧凑、轻巧方便，可测量 1～200mmHg 范围的压力，测量精度可达±0.05mmHg，但水银的装填比较麻烦，如有残留空气或引入了水或杂质时，则准确度受到影响。如图 1-12 所示，其一端封闭，另一端接待测系统，仅适用于测量真空度。真空压力计可用充汞装置来装汞，如图 1-13 所示。

（五）过滤

过滤有两个目的，一是滤除溶液中的不溶物得到溶液，二是去除溶剂（或溶液）得到结晶。

滤纸分为定性滤纸和定量滤纸，滤纸的型号、性质和适用范围见表 1-8。

表 1-8 国产滤纸的型号与性质

	分类与标志	型号	灰分/(mg/张)	孔径/μm	过滤物晶形	适应过滤沉淀	相对应砂芯玻璃坩埚规格
定量	快速黑色或白色纸带	201	<0.10	80～120	胶状沉淀物	$Fe(OH)_3$ $Al(OH)_3$ H_2SiO_3	P_{100} P_{40} 稀胶体
	中速蓝色纸带	202	<0.10	30～50	一般结晶形沉淀	SiO_2 $MgNH_4PO_4$ $ZnCO_3$	P_{40} 粗晶形沉淀
	慢速红色或橙色纸带	203	0.10	1～3	较细结晶形沉淀	$BaSO_4$ CaC_2O_4 $PbSO_4$	P_{16} P_4 细晶形沉淀
定性	快速黑色或白色纸带	101		>80	无机物沉淀的过滤分离及有机物重结晶的过滤		

滤纸折叠方法有两种，即平折法和褶折法。平折法适用于普通重力过滤，滤纸表面光滑，滤渣易于回收，但利用率低，速度慢；褶折法（见图 1-14 所示）适用于快速过滤，滤纸利用率高，但滤渣不易回收。

常用过滤方法有三种：常压过滤、减压过滤（抽滤）和热过滤。

(1) 常压过滤　过滤的推动力是重力，滤液靠自身的重力透过滤纸流下，实现分离。要

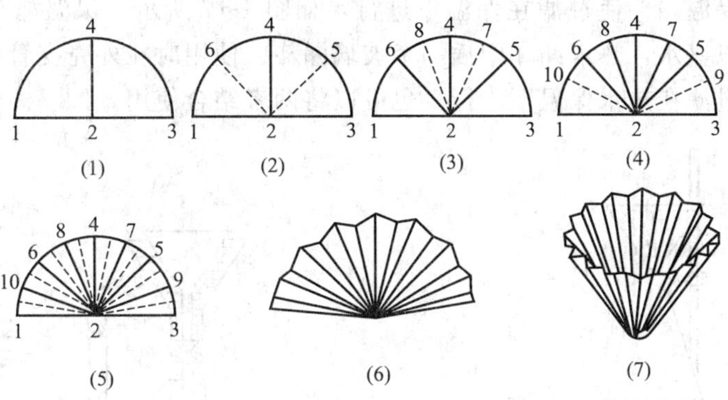

图 1-14　滤纸褶折法示意图

注意：一贴，指滤纸要紧贴漏斗壁，将滤纸四折折叠好，轻轻放入圆锥形玻璃漏斗中，将滤纸贴在漏斗壁时先用水润湿并挤出气泡；二低，一是滤纸的边缘要稍低于漏斗的边缘；二是在整个过滤过程中还要始终注意滤液的液面要低于滤纸的边缘；三靠，一是待过滤的液体倒入漏斗中时，盛有待过滤液体的烧杯嘴要靠在倾斜的玻璃棒上；二是指玻璃棒下端要靠在三层滤纸一边；三是指漏斗的颈部要紧靠接收滤液的接收器的内壁。

（2）减压过滤　是指在过滤介质下游减压的过滤操作，循环水真空泵使抽滤瓶内减压，由于瓶内与布氏漏斗液面上形成压力差，因而加快了过滤速度。过滤的推动力是过滤介质上、下游的压力差。优点是过滤和洗涤的速度快，液体和固体分离得较完全，滤出的固体容易干燥。

装置包括瓷质布氏漏斗、抽滤瓶、安全瓶和抽气泵，如图 1-15 所示。

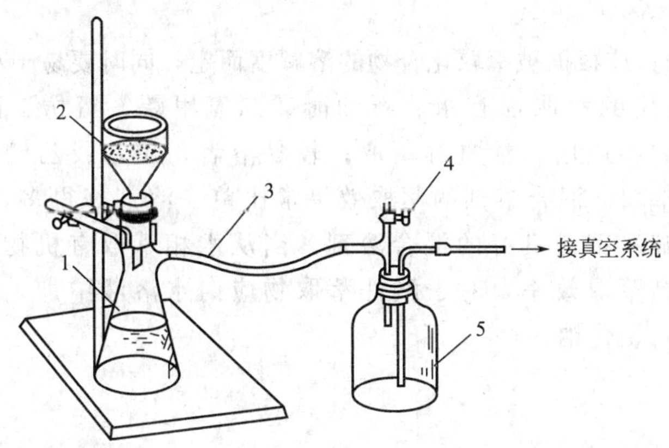

图 1-15　减压过滤装置

1—吸滤瓶；2—布氏漏斗；3—连接管；4—放空阀；5—安全瓶

（3）热过滤　是指在较高温度下进行的过滤操作。用锥形玻璃漏斗过滤热饱和溶液时，常因冷却导致在漏斗中或其颈部析出晶体，使过滤发生困难。此时用热水漏斗过滤，以便提高溶液的浓度，防止晶体析出。主要用来从悬浮液中过滤除去不溶性杂质以制备澄清的溶液，或处理在温度降低时可能有结晶析出的悬浮体系，或含有悬浮颗粒的饱和溶液物料，其过滤操作必须使用热过滤。

热过滤的实现主要有两种途径：一是对于温度较高的待过滤物料，采用褶折法折叠滤纸，进行快速过滤使过滤过程缩短，从而使整个过滤过程在较高的温度下进行，如图 1-16

所示。二是采用保温漏斗使过滤在保温下进行，如图 1-17 所示。保温漏斗是铜制的，内外壁间有空腔，可以盛水，热水漏斗中插一个玻璃漏斗。使用时在外壳支管处加热，可把夹层中的水烧热，使过滤在热水保温下进行。也可以将两者结合使用。

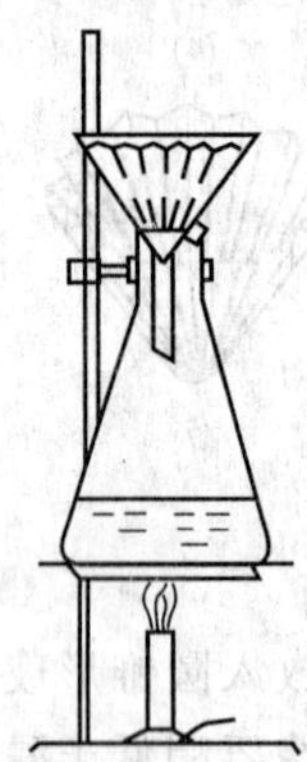

图 1-16 褶折滤纸及保温滤液的热过滤

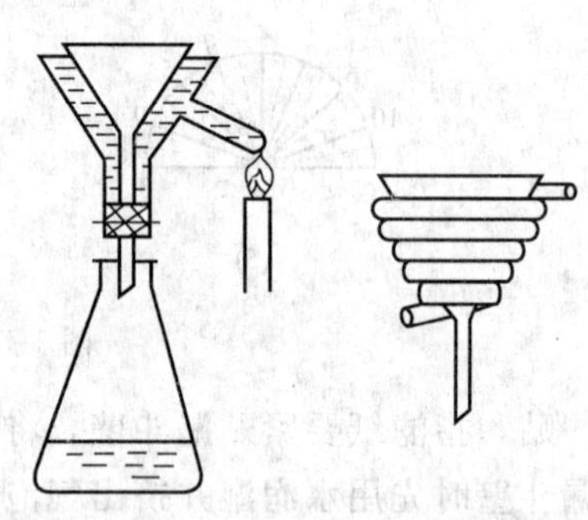

图 1-17 使用保温漏斗的热过滤

必须注意：加热过滤时为不使滤纸贴在漏斗壁上，提高过滤效率，使用褶折法折叠滤纸。常压热过滤时应尽量使用颈短且粗的漏斗，以防止结晶析出，堵塞漏斗。

（六）萃取

萃取是利用物质在两种不互溶（或微溶）溶剂中溶解度或分配比的不同来达到分离目的。是用来提取或纯化有机化合物的常用方法之一。应用萃取可以从固体或液体混合物中提取出所需物质，也可用来洗去混合物中少量杂质。通常称前者为“抽取”或“萃取”，后者为“洗涤”。

萃取溶剂的选择，应根据被萃取化合物的溶解度而定，同时要易于和溶质分开，所以最好用低沸点溶剂。常用的萃取剂有水、石油醚、二氯甲烷、氯仿、四氯化碳以及乙醚等。一般难溶于水的物质用石油醚等萃取；较易溶者，用苯或乙醚萃取；易溶于水的物质用乙酸乙酯等萃取。混合溶剂的萃取效果常比单一溶剂好得多，乙醚-苯、氯仿-乙酸乙酯（或四氢呋喃）都是良好的混合溶剂。当从水相萃取有机物时，向水溶液中加入无机盐能显著提高萃取效率，对于酸性萃取物应向水溶液中加入硫酸铵；对于中性和碱性萃取物宜加入氯化钠。

1. 液-液萃取

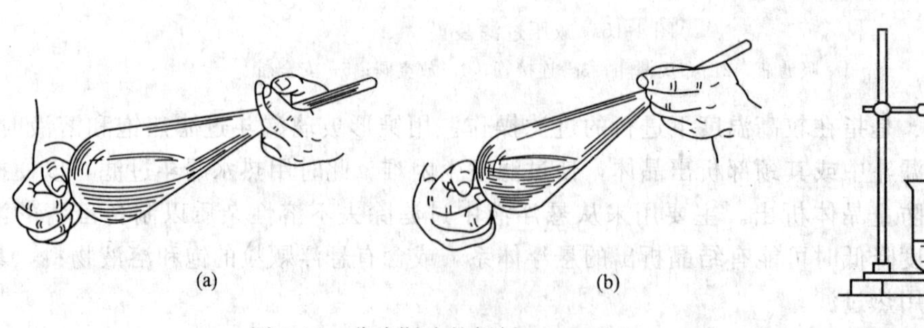

图 1-18 分液漏斗的振摇

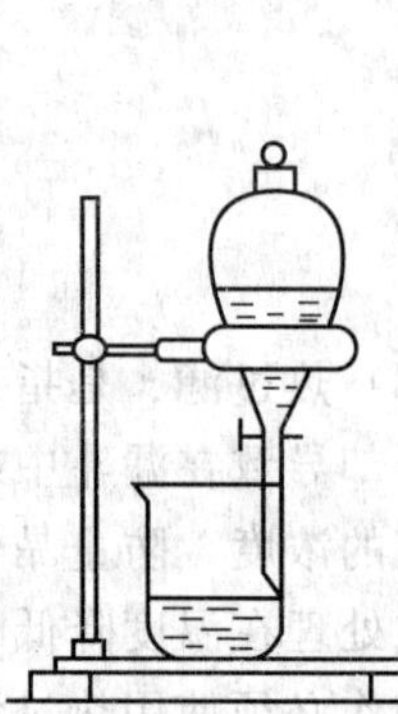

图 1-19 萃取-分液

分液漏斗的振摇（如图 1-18 所示）：用右手手掌顶住漏斗顶塞并握住漏斗颈，左手握住漏斗活塞处，大拇指压紧活塞，把分液漏斗口略朝下倾斜并前后振荡：开始振荡要慢，振荡后，使漏斗口仍保持原倾斜状态，下部支管口指向无人处，左手仍握在活塞支管处，用拇指和食指旋开活塞，释放出漏斗内的蒸气或产生的气体，使内外压力平衡，此操作也称“放气”。如此重复至放气时只有很小压力后，再剧烈振荡 2～3min，然后再将漏斗放回铁圈中静置（如图 1-19 所示）。

2. 液-固萃取

从固体混合物中萃取所需要的物质，通常是用长期浸出法或采用加热提取，长期浸出法是靠溶剂长期的浸润溶解而将固体物质中的需要成分浸出来，效率低，溶剂量大。

加热提取最简单方法是把固体混合物粉碎或研细，放在容器中，加入适当溶剂，加热提取。

（1）一次提取　在回流装置中加入固体混合物和溶剂，加热至回流，一段时间后停止。过滤，收集滤液，完成一次提取。

（2）多次提取　多次提取常使用索氏提取器，如图 1-20 所示。

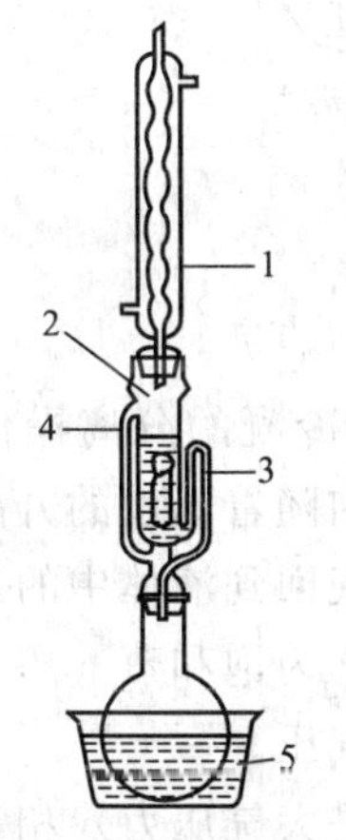

图 1-20　索氏提取器

1—冷凝管；2—提取管；3—虹吸管；4—连接管；5—提取瓶

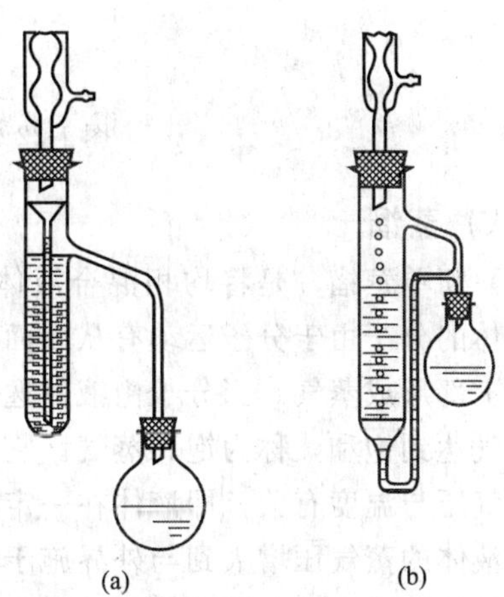

图 1-21　连续萃取装置

（3）连续萃取法　化合物在原有溶剂中比在萃取溶剂中更易溶解时，必须使用大量的溶剂进行多次萃取。若用间断多次萃取，效率差且操作烦琐，损失也大。为了提高萃取效率，减少溶剂用量和纯化物的损失，多采用连续萃取装置，如图 1-21 所示。使溶剂在进行萃取后能自动流入加热器，受热汽化，冷凝变为液体再进行萃取，如此循环即可萃取出大部分物质。连续萃取法萃取效率高、溶剂用量小、操作简便、损失较小，缺点是萃取时间长。

（七）熔点测定

晶体化合物的固液两态在大气压力下成平衡时的温度称为该化合物的熔点。纯粹的固体有机化合物一般都有固定的熔点，即在一定的压力下，固液两态之间的变化是非常敏锐的，自初熔至全熔（熔点范围称为熔程），温度不超过 0.5～1℃。如果该物质含有杂质，则其熔点往往较纯粹者为低，并且熔程较长。故测定熔点对于鉴定纯粹有机物和定性判断固体化合物的纯度具有很大的价值。

化合物温度不到熔点时以固相存在，加热使温度上升，达到熔点，开始有少量液体出现，而后达到固液相平衡。继续加热，温度不再变化，此时加热所提供的热量使固相不断转变为液相，两相间仍为平衡，最后固体熔化后，继续加热则温度线性上升。因此在接近熔点时，加热速度一定要慢，每分钟温度升高不能超过 2℃，只有这样，才能使整个熔化过程尽可能接近于两相平衡条件，测得的熔点也越精确。

实验室中最常用的两种熔点浴，为提勒管（Thiele）［又称 b 形管，如图 1-22(a) 所示］和双浴式［如图 1-22(b) 所示］。

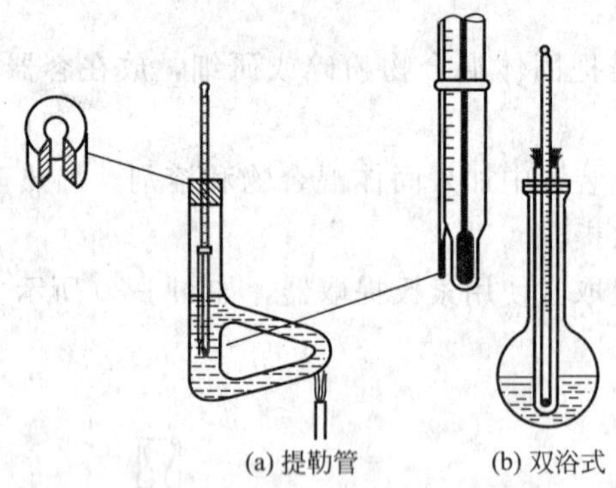

图 1-22　毛细管法测定熔点装置

(八) 蒸馏

(1) 简单蒸馏　是将均相混合液体进行一次部分气化和冷凝的分离操作，在常压下操作，液体的分子由于分子运动有从表面逸出的倾向，这种倾向随着温度的升高而增大，进而在液面上部形成蒸气。当分子由液体逸出的速度与分子由蒸气回到液体中的速度相等，液面上的蒸气达到饱和，称为饱和蒸气。它对液面所施加的压力称为饱和蒸气压。实验证明，液体的蒸气压与温度有关，即液体在一定温度下具有一定的蒸气压。

当液体的蒸气压增大到与外界施于液面的总压力（通常是大气压力）相等时，就有大量气泡从液体内部逸出，即液体沸腾。这时的温度称为液体的沸点。纯粹的液体有机化合物在一定的压力下具有一定的沸点（沸程 0.5～1.5℃）。但是具有固定沸点的液体不一定都是纯粹的化合物，因为某些有机化合物常和其他组分形成二元或三元共沸混合物，它们也有一定的沸点。

装置主要由气化、冷凝和接收三部分组成，如图 1-23 所示：

(2) 减压蒸馏　是指操作压力低于大气压力的蒸馏过程，也叫真空蒸馏。液体的沸腾温度指的是液体的蒸气压与外压相等时的温度。因此液体的沸点是随外界压力的变化而变化的，外压降低时，其沸腾温度随之降低。如果借助于真空泵降低系统内压力，就可以降低液体的沸点，这便是减压蒸馏操作的理论依据。在蒸馏操作中，有些高沸点或低熔点有机物加热到其正常沸点附近时，会由于温度过高而发生分解、氧化、重排、聚合等反应，使其无法在常压下蒸馏，这类物质混合液体的分离必须通过降低操作压力实现降低操作温度的办法进行蒸馏。

装置主要由蒸馏、抽气（减压）、安全保护和测压四部分组成，如图 1-24 所示。

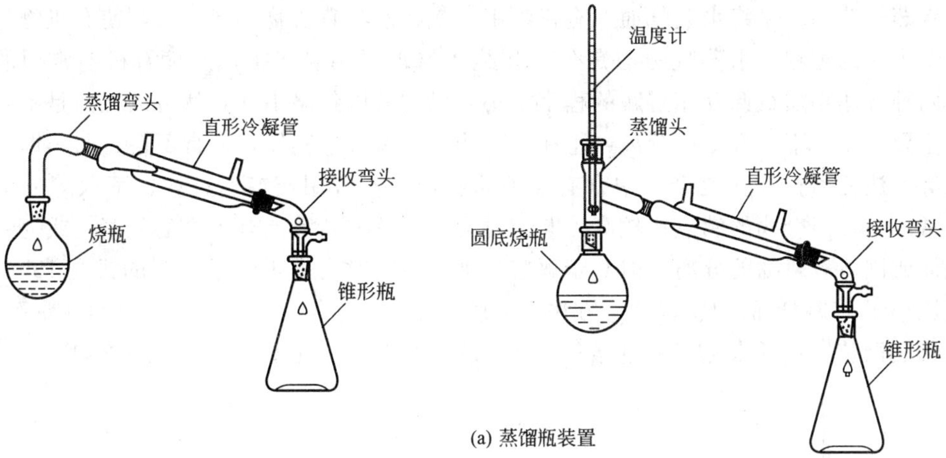

蒸馏弯头
直形冷凝管
接收弯头
烧瓶
锥形瓶
温度计
蒸馏头
直形冷凝管
圆底烧瓶
接收弯头
锥形瓶

(a) 蒸馏瓶装置

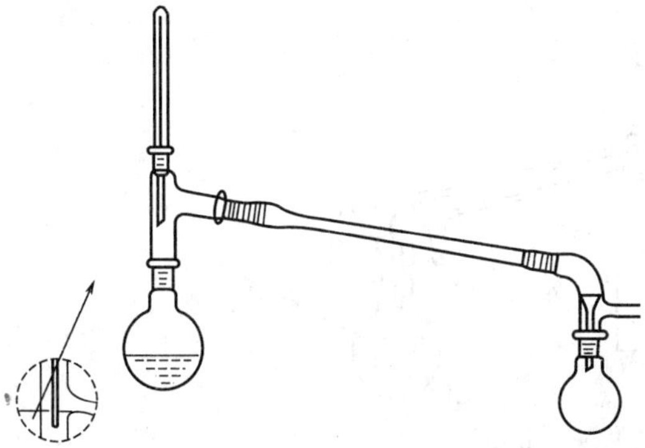

(b) 空气冷凝蒸馏装置

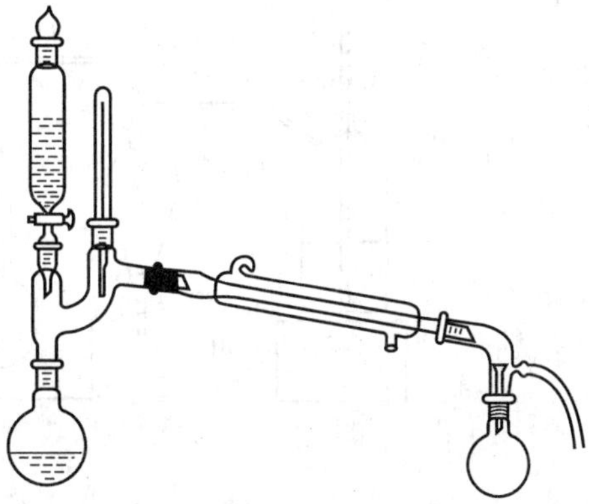

(c) 可滴加料液的蒸馏装置

图 1-23　不同的蒸馏装置

1
2
3
4
5
接真空泵
6
7
8
9
10
11

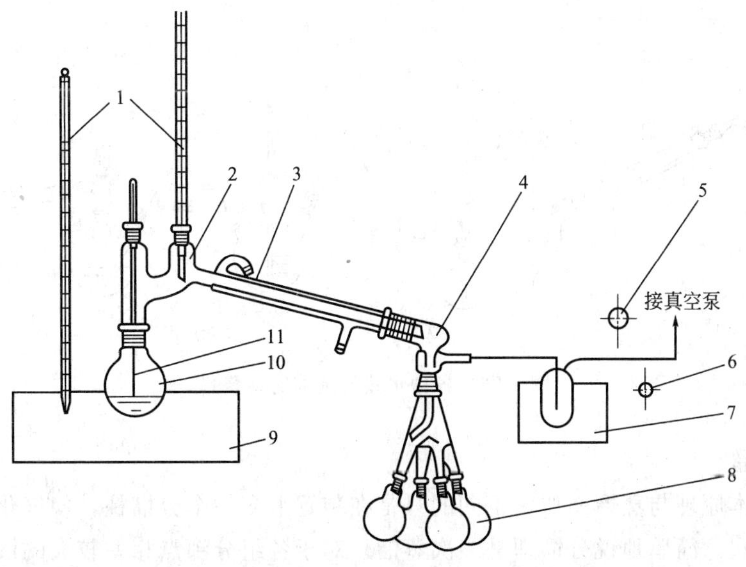

图 1-24　真空泵减压蒸馏装置

1—温度计；2—蒸馏头；3—冷凝管；4—接引管；5—真空表；6—放空阀；
7—阱；8—组合接收器；9—加热浴；10—蒸馏烧瓶；11—毛细管起泡器

（3）水蒸气蒸馏　是将水蒸气通入有机物中，或将水与有机物一起加热，使有机物与水共沸而蒸馏出来的过程。水蒸气蒸馏是分离和纯化与水不相混溶的挥发性有机物常用的方法。如果两种液体物质彼此互相溶解的程度很小，以致可以忽略不计，就可以视为是不互溶混合物。主要用于以下三种情况分离：①在混合物中含有大量固体，通常不适宜用蒸馏、过滤、萃取等方法分离；②在混合物中含有焦油状物质，不宜用蒸馏、过滤、萃取等方法分离；③在常压下，混合物的沸点比较高，蒸馏时会易分解的高沸点有机物的分离，或变色的挥发性液体或固体有机物的分离。但对于那些与水共沸腾时会发生化学反应的或在100℃左右时蒸气压小于1.3kPa的物质，这一方法不适用。

水蒸气蒸馏装置包括水蒸气发生器和蒸馏系统两个部分，如图1-25和图1-26所示。

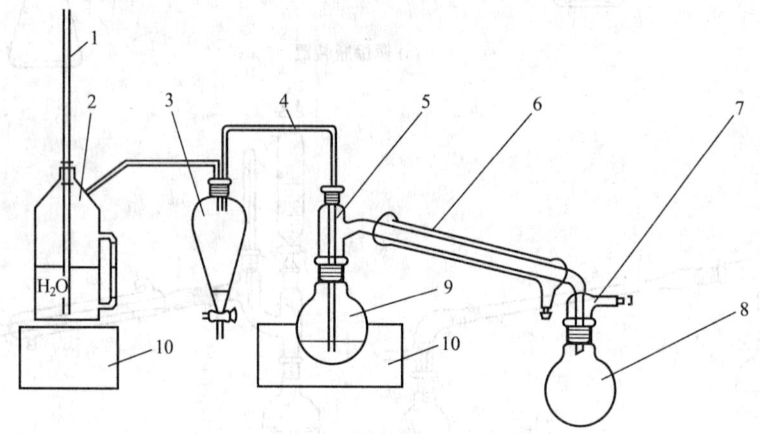

图1-25　水蒸气蒸馏装置

1—玻璃管；2—水蒸气发生器；3—分液漏斗；4—连接玻璃管；5—蒸馏头；6—冷凝管；7—接引管；8—接收器；9—蒸馏烧瓶；10—加热浴

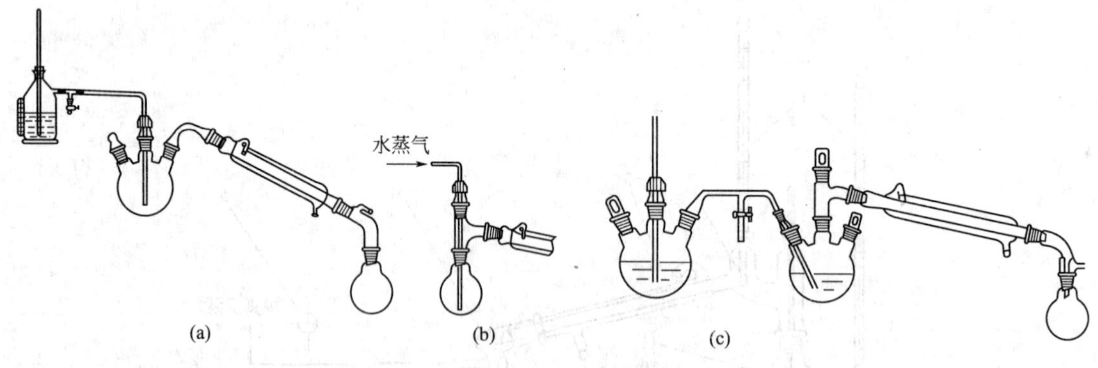

图1-26　各种水蒸气蒸馏简易装置

（九）分馏

分馏的基本原理与蒸馏相似。不同的只是在装置上多一个分馏柱，使气化、冷凝的过程由一次改为多次。简单地说分馏即是多次蒸馏。对于各组分沸点相差较大的液体混合物，用普通蒸馏可以将各组分较好地分离开。然而对沸点相差不大（一般小于30℃）的混合物，沸腾时气相中各组分的摩尔分数相差不大。两种易挥发物质组成的溶液在蒸馏中无论蒸馏温度间隔多么小，也得不到纯净的组分。若想得到纯净的组分就需进一步蒸馏操作，如此下去直到获得近乎纯净的组分，这种过程称为分级蒸馏。分馏实质上是将多次反复的蒸馏过程集中在一根分馏柱内进行。利用分馏方法可以将沸点相距1～2℃的混合物分离开来。

在一套蒸馏装置中，于蒸馏烧瓶与蒸馏头之间接入一支分馏柱，如图1-27和图1-28所示。

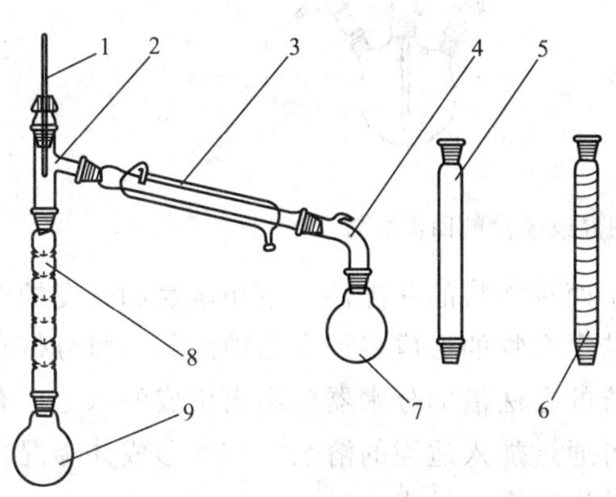

图1-27　分馏装置

1—温度计；2—蒸馏头；3—冷凝管；4—应接管；5—填料式精馏柱；6—旋纹精馏柱；7—接收器；8—刺形精馏柱；9—蒸馏烧瓶

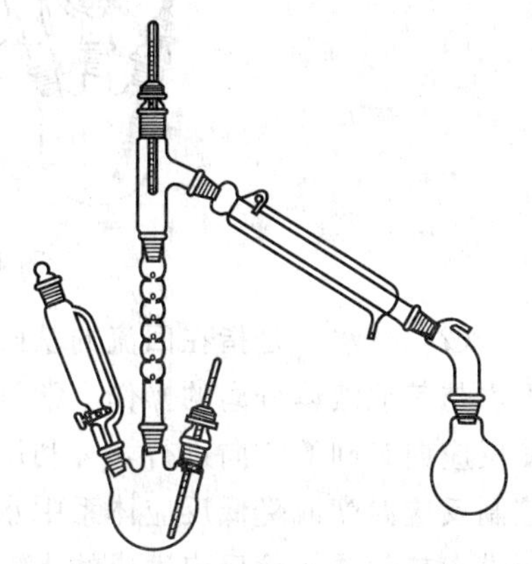

图1-28　滴加蒸出反应装置

（十）回流与分水

（1）回流　很多有机反应在室温下，反应速率很慢或难以进行。为了使反应尽快地进行，常常需要使反应物质较长时间保持沸腾。需要使用回流冷凝装置，使蒸气不断地在冷凝管内冷凝后返回反应器中，以防止反应瓶中的物料逃逸损失。回流是使蒸出的液体蒸气冷凝成液体再回到物料主体的操作，是在液体的沸点下进行的。

常用回流装置如图1-29和图1-30所示。

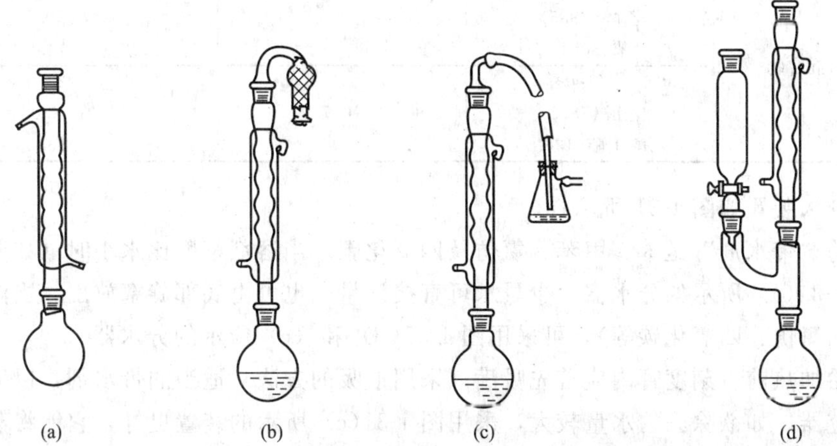

图1-29　回流装置示意图

(a) 普通回流装置；(b) 可隔绝潮气的回流；(c) 带吸收反应中生成气体的回流；(d) 滴加液体的回流

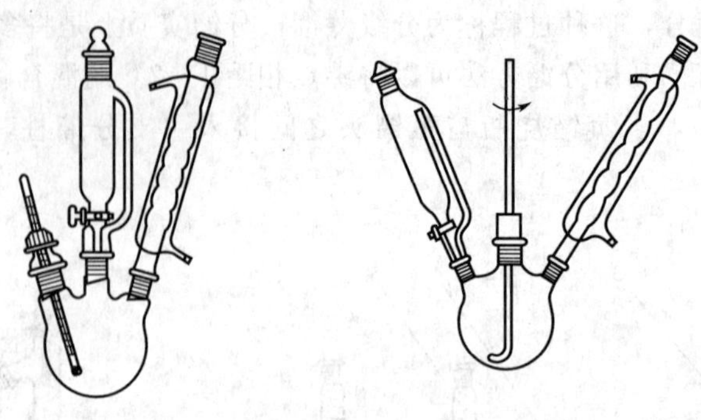

图 1-30　带测温或搅拌的回流装置

（2）分水　是指在回流的基础上，利用两种物料的共沸性、不相溶性和密度的差异性实现水与其他液体分离的操作。常常利用共沸混合物的形成将混合物中的某一组分带出，为了使反应向有利的方向进行，常利用加热回流的方法借助分水器分离出生成的水分。有时为了控制反应温度或降低反应体系中水含量，可通过加入适当的溶剂，与水形成共沸混合物，从而带走热量并蒸除反应生成的水。常见的共沸混合物见表 1-9。

表 1-9　几种常见的共沸混合物

共沸混合物	组成(沸点/℃)	共沸点/℃	共沸混合物各组分的含量/%
二元共沸混合物	水(100) 乙醇(78.5)	78.2	4.4 95.6
	水(100) 苯(80.1)	69.4	8.9 91.1
	乙醇(78.5) 苯(80.1)	67.8	32.4 67.6
	水(100) 氯化氢(−83.7)	108.6	79.8 20.2
	丙酮(56.2) 氯仿(61.2)	64.7	20.0 80.0
三元共沸混合物	水(100) 乙醇(78.5) 苯(80.1)	64.6	7.4 18.5 74.1
	水(100) 乙醇(78.5) 乙酸丁酯(126.5)	90.7	29.0 8.0 63.0

常用分水装置如图 1-31 所示。

常用的“带水剂”是苯、甲苯、氯仿及四氯化碳。当溶剂密度比水小时（如苯、甲苯），可采用图 1-31(a) 所示的分水器，少量水可直接计量，也可由底部旋塞放出。当溶剂密度比水大时（如氯仿、四氯化碳等），可采用图 1-31(b) 和 (c) 所示的分水器。

在开始加热前，刻度管内应首先吸满（采用抽吸的方法）适当的带水剂，以避免生成的水流回反应器。如欲除去的水量较大，采用图 1-31(c) 所示的装置更好，它能将蒸出去的水连续排出。

将加入待反应或分离的物质置于图 1-31 所示的装置中加热至沸腾。当溶剂密度比水小时采用图 1-31(a) 所示的分水器时，水与其他物质即形成共沸混合物而被蒸出，冷却时流出的水滴沉积于分水器的底部。这样很易看出混合物的水分是否已被除尽，蒸出的水量也便于计量。

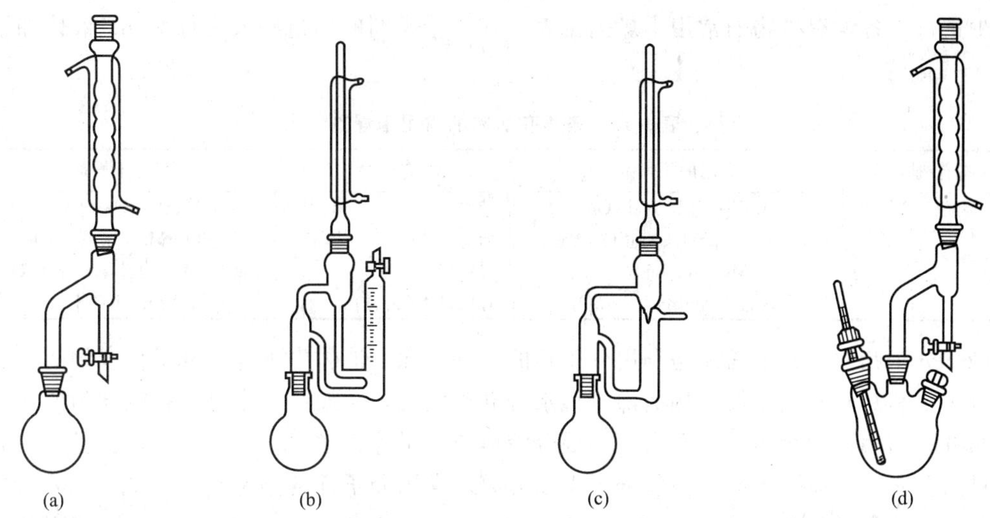

图 1-31　回流分水反应装置

(十一) 样品干燥

干燥是指除去附在固体、气体或混在液体内的少量水分，也包括除去少量的有机溶剂。干燥方法大致可分为物理法（不加干燥剂）和化学法（加入干燥剂）两种。物理法如吸收、分馏，近年来还常用离子交换树脂和分子筛来脱水。在实验室常用化学干燥法。

1. 气体的干燥

气体的干燥可以通过图 1-32 及图 1-33 所示的装置实现。当用液体干燥剂时，图 1-33 装置适合，比如氩气、氮气、氨气、氯气等气体干燥，可用浓硫酸作干燥剂干燥。当用固体干燥剂时，图 1-32 装置适合，为了与大气中的湿气隔绝，可在开口的装置上安放有氯化钙、碱石灰或其他适当干燥剂的干燥管。

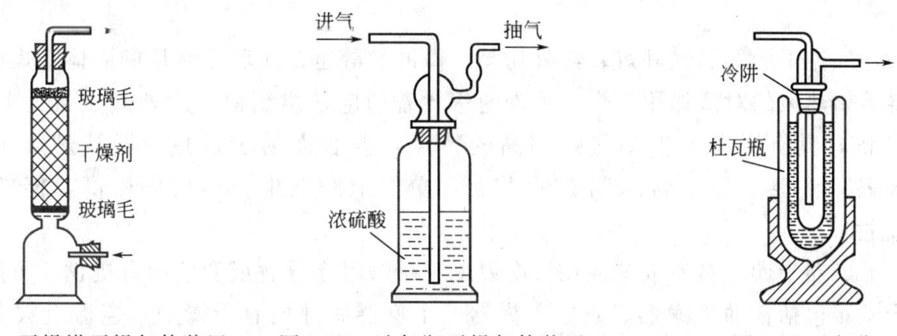

图 1-32　干燥塔干燥气体装置　图 1-33　洗气瓶干燥气体装置　图 1-34　冷阱

低沸点气体的干燥可采用冷阱（如图 1-34 所示），使水和其他可凝结的杂质冻凝下来。该法有很好的干燥效率。为了进行冷冻，可采用干冰/甲醇或液态空气。对于冷凝温度较高的湿分（如水蒸气），还可用冷凝法干燥。该法是借助冷阱来降低温度，使水蒸气冷凝或凝固而获得脱水。气体干燥还可采用硅胶吸附法、分子筛脱水法等。

2. 液体的干燥

(1) 干燥剂法　是指利用干燥剂除去液体中杂质液体的方法。干燥操作一般在干燥的锥形瓶中进行，各类有机物的常用干燥剂见表1-10。干燥剂的用量一般为每10mL液体加干燥剂0.5～1g。

表1-10 各类有机物的常用干燥剂

液态有机物	适用的干燥剂	液态有机物	适用的干燥剂
醚类、烷烃、芳烃	$CaCl_2$、金属钠、P_2O_5	酸类	$MgSO_4$、Na_2SO_4
醇类	K_2CO_3、$MgSO_4$、Na_2SO_4、CaO	酯类	K_2CO_3、$MgSO_4$、Na_2SO_4
醛类	$MgSO_4$、Na_2SO_4	卤代烃类	$CaCl_2$、$MgSO_4$、Na_2SO_4、P_2O_5
酮类	K_2CO_3、$MgSO_4$、Na_2SO_4	有机碱类(胺类)	NaOH、KOH

（2）分子筛法　分子筛法是利用分子筛的选择性除去液体中水等小分子化合物的干燥方法。分子筛是具有多孔骨架结构的沸石型水合硅铝酸盐，骨架结构中具有孔径均匀的通道和排列整齐、内表面积相当大的孔穴。当混合液体与分子筛接触时，只有比孔穴孔径小的分子才能进入孔穴，从而使不同大小的分子得以分离。常用分子筛的型号包括3A、4A和5A三种型号，其孔径分别为0.32～0.33nm、0.42～0.47nm和0.49～0.55nm。它们具有脱水快、容量大、可再生及可做成各种形状的特点。

3. 固体的干燥

（1）自然晾干　是最简便经济的干燥方法。把要干燥的物质先在滤纸上压平，薄薄地摊开在滤纸上，盖上另一张滤纸，在空气中慢慢晾干。该方法干燥动力小，适用于熔点较低、对热不稳定且易干燥的物质，尤其是用于除去固体中的乙醚、丙酮等低沸点溶剂。

（2）加热干燥　是指通过加热移去混合物中湿分的操作。供热方法可以是导热、对流、辐射及介电等多种方式。对于热稳定的固体可以放在烘箱内烘干，加热的温度切忌超过该固体的熔点，以免固体变色和分解，如需要可在真空干燥箱中干燥。

电热烘箱适用于热稳定的固体物质干燥，加热温度应至少低于待干燥物熔点20～30℃，以免变色或分解。一般温度波动范围为5～10℃，升温时的余热会使温度超过预定温度，操作中应在温度相对恒定时放入待干燥物，并且尽量避免放入含湿量很高的待干燥物，防止烘箱锈蚀。

除外，气流干燥器、红外灯、红外烤箱、微波炉等也是实验室常用的固体干燥设备。气流干燥器是靠热风的对流作用干燥，干燥速率比普通电热烘箱快。红外灯、红外烤箱属辅助干燥设备，具有干净卫生和热效率高的特点，但表面易于过热。微波炉属于介电加热干燥设备，主要适用于含水物料的干燥，操作干净卫生、热效率极高，能够保持良好的外观性状。

（3）干燥器干燥　对易吸湿或在较高温度下干燥时会分解或变色的有机物质可用干燥器干燥。干燥器包括普通干燥器、真空干燥器。干燥器底部放有干燥剂，瓷板上放置待干燥物。常用的干燥剂有氯化钙、硅胶等。如果干燥要求比较高，那么可以使用真空干燥器进行干燥，如图1-35所示。真空干燥过程中，通过顶部活塞控制干燥器内达到一定的真空度，关上活塞，放置一定时间，直至达到干燥要求。干燥结束后，在通入空气时，应尽量缓慢，以免空气吹散被干燥的物质。

如果一次干燥不能达到要求，可以重复以上操作。干燥器也常用于酸酐、甘油、五氧化二磷等易吸潮物料的干燥。从重结晶得到的固体有机物常带水分或有机溶剂，应根据化合物的性质选择适当的方法进行干燥。

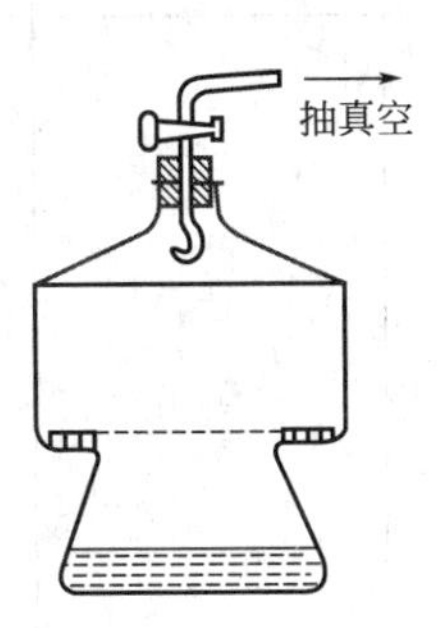

图 1-35　真空干燥器

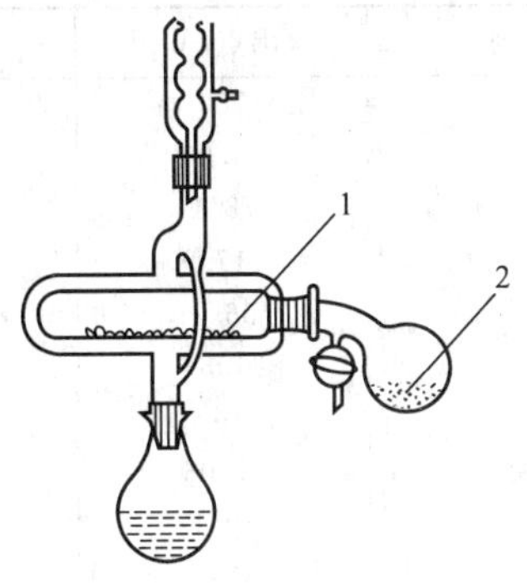

图 1-36　真空干燥枪
1—被干燥物质；2—干燥剂

(4) 干燥枪干燥法　效率很高，特别适于干燥少量样品。干燥枪如图 1-36 所示。使用时将样品放在夹层内，连接盛有五氧化二磷等干燥剂的曲颈瓶，然后抽真空，关闭活塞，并加热溶剂至回流，使溶剂的蒸气充满夹层的外层。这样，样品就在恒温减压下被干燥。干燥过程中应每隔一定的时间抽真空，以保持真空度。

(十二) 重结晶

利用被提纯物质在特定溶剂中的溶解度不同，使被提纯物质溶解后再从过饱和溶液中析出而分离的方法称为重结晶。其操作是把固体溶解在热溶剂中达到饱和，再通过冷却使溶解度降低，让溶液变成过饱和而析出晶体。显然重结晶的关键在于溶剂的选择。

固体有机物在溶剂中的溶解度一般随温度的升高而增大。把固体有机物溶解在热溶剂中使之饱和，冷却时由于溶解度降低，有机物又重新析出晶体。利用溶剂对被提纯物质及杂质的溶解度不同，使被提纯物质从过饱和溶液中析出。让杂质全部或大部分留在溶液中，从而达到提纯的目的。重结晶只适宜杂质含量在 5%以下的固体有机混合物的提纯。从反应粗产物直接重结晶是不适宜的，必须先采取其他方法初步提纯，然后再重结晶提纯。

重结晶操作主要分六个步骤，包括溶剂的选择、制备热溶液、热过滤、冷却结晶、过滤洗涤和晶体干燥。每步操作都必须耐心细致地规范操作。

选择适宜的溶剂时应注意以下几个问题：①溶剂与被提纯的物质不发生反应；②溶剂对被纯化物高温时溶解性较好，低温时溶解性较差；③对杂质要有很好的溶解性或基本不溶解；④重结晶后被提纯物质能得到的固体晶型整齐；⑤重结晶后溶剂应能很容易地从被纯化物中移除；⑥溶剂应是易挥发的或燃点高的有机溶剂；⑦无毒或毒性很小，便于操作，价廉易得。在选择溶剂时必须了解欲纯化物的结构，因为溶质往往易溶于与其结构相近的溶剂中，符合“相似相溶”原理。可以通过查手册资料来选择。常用重结晶溶剂物理常数见表 1-11。

适用溶剂的最终选择，只能凭试验结果来决定。合适的溶剂常用试验的方法选择。取 0.1g 目标物质于一小试管中，滴加约 1mL 溶剂，加热至沸。若完全溶解，用自来水冲试管外测，且冷却后能析出大量晶体，这种溶剂一般认为合适。如样品在冷却或加热时，都能溶于 1mL 溶剂中，则这种溶剂不合适。若样品不溶于 1mL 沸腾溶剂中，再分批加入溶剂，每次加入 0.5mL，并加热至沸。总共用 3mL 热溶剂，而样品仍未溶解，这种溶剂也不合适。若样品溶于 3mL 以内的热溶剂中，冷却后仍无结晶析出，这种溶剂也不合适。

表 1-11 常用结晶与重结晶溶剂的物理常数

溶剂	沸点/℃	冰点/℃	相对密度	与水混溶性	易燃性
水	100	0	1.00	+	0
甲醇	64.96	<0	0.79	+	+
乙醇(95%)	78.1	<0	0.80	+	++
冰醋酸	117.9	16.7	1.05	+	+
丙酮	56.2	<0	0.79	+	+++
乙醚	34.51	<0	0.71	−	++++
石油醚	30～60	<0	0.64	−	++++
乙酸乙酯	77.06	<0	0.90	−	++
苯	80.1	5	0.88	−	++++
氯仿	61.7	<0	1.48	−	0
四氯化碳	76.54	<0	1.59	−	0

注：易燃性中"0"表示无易燃性，"+"、"++"、"+++"、"++++"表示易燃性增强。

如果难于选择一种适宜的溶剂，可考虑选用混合溶剂。混合溶剂一般是以两种能以任何比例互溶的溶剂组成，其中一种对被提纯的化合物溶解度较大，而另一种溶解度较小。

(十三) 升华

温度与蒸气压的关系是液体的蒸气压随着温度的升高而增大。沸点是指某种液体的饱和蒸气压等于外界压力时呈现沸腾时的温度，那么固体的蒸气压也随温度而变化，当固体的蒸气压增大到外界压力时也会直接气化，所以固体物质在其熔点以下受热，不熔化而直接转化为蒸汽，然后蒸汽又直接冷凝为固体的过程称为升华。

由于升华成为蒸气可经冷却固化，因此这种蒸发-固化循环可作为提纯方法。当目标组分与杂质组分的蒸气压（挥发能力）不同时，利用升华可以实现固-固物质体系的分离。升华也是纯化固体物质的一种手段，既可以升华除去不挥发杂质，也可以升华分离不同挥发度的固体混合物。

(1) 常压升华　通用的常压升华装置如图 1-37 所示。必须注意冷却面与升华物质的距离应尽可能近些。因为升华发生在物质的表面，所以待升华物质应预先粉碎。在升华时，通入少量空气或惰性气体可以加速蒸发，同时使物质蒸气离开加热面易于冷却。但通入过多的空气或其他气体，会造成升华产品的带出损失。实验室只适用 1～2g 产品的纯化。

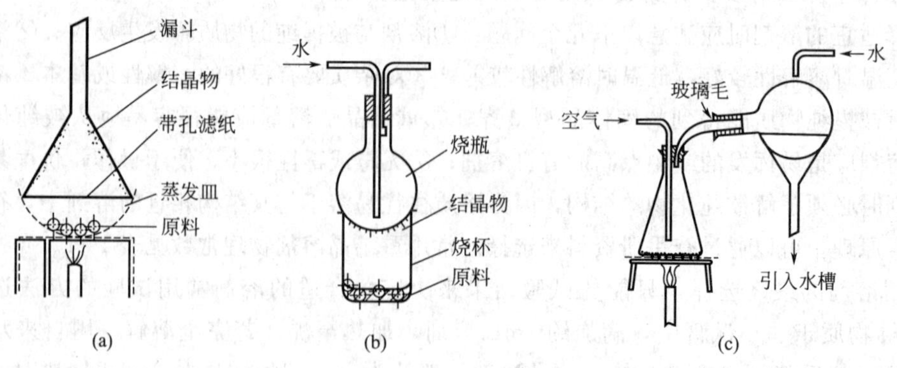

图 1-37　常压升华装置

图 1-37(a) 是将待升华的物质置于蒸发皿上，上面覆盖一张滤纸，用针在滤纸上刺些许小孔。滤纸上倒置一个大小合适的玻璃漏斗，漏斗颈部可塞一些玻璃毛或棉花，以减少蒸气

外逸。较多量的物质升华，可以在烧杯中进行，如图 1-37(b) 所示。烧杯上放置一个通入冷却水的烧瓶，烧杯下用热源加热，样品升华后蒸气在烧瓶底部凝结成晶体。

在空气或惰性气体（常用氮气）流中进行升华的最简单的装置如图 1-37(c) 所示。在锥形瓶上装上具有两孔的塞子，一孔插入玻管，以导入气体，另一孔装接液管。接液管大的一端伸入圆底烧瓶颈中，烧瓶口塞点玻璃毛或棉花。开始升华时即通入气体，把物质蒸气带走，凝结在用冷水冷却的瓶内壁上。

（2）减压升华　实验室升华操作常在减压条件下进行，这样可以保持操作温度在熔点以下进行。在减压条件下，把待分离物质加热使其气化，然后再冷凝成固体。图 1-38 是常用的减压升华装置，可用水泵或油泵减压。在减压下，被升华的物质经加热升华后凝结在冷凝指外壁上。升华结束后应慢慢使体系接通大气，以免空气突然冲入而把冷凝指上的晶体吹落；在取出冷凝指时也要小心轻拿。

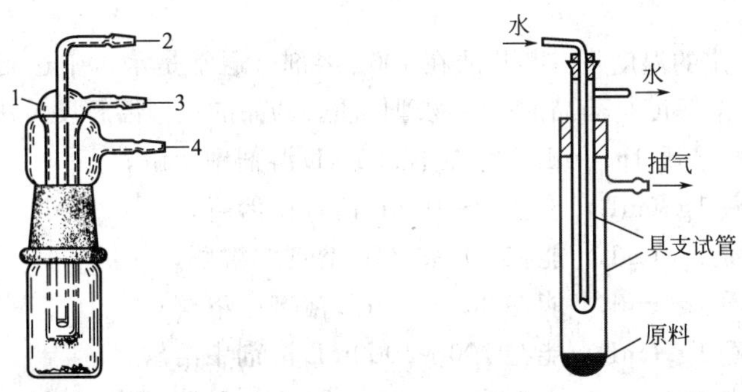

图 1-38　冷凝指减压升华

1—冷凝指；2—冷水进口；3—引入下水道；4—接减压泵

无论常压或减压升华，加热应尽可能保持需要的温度，常用水浴、油浴等加热较为稳妥。

第二章　药物化学基础性实验

第一节　药物溶解性实验

一、药物溶解性

溶解度是指在一定的温度下，某物质在100g溶剂（通常是水）中达到饱和状态时所溶解的溶质的质量（g）。溶解度是药品的一种物理性质。药品的近似溶解度可用下列名词表示。

1. 极易溶解：指溶质1g（mL）能在不到1mL溶剂中溶解；
2. 易溶：指溶质1g（mL）能在1～10mL溶剂中溶解；
3. 溶解：指溶质1g（mL）能在10～30mL溶剂中溶解；
4. 略溶：指溶质1g（mL）能在30～100mL溶剂中溶解；
5. 微溶：指溶质1g（mL）能在100～1000mL溶剂中溶解；
6. 极微溶解：指溶质1g（mL）能在1000～10000mL溶剂中溶解；
7. 几乎不溶或不溶：指溶质1g（mL）能在10000mL溶剂中不能完全溶解。

药物在溶剂中的溶解度除了与药物本身的分子结构及溶剂的性质有关外，药物在溶剂中的溶解行为还受到外界温度、压力、溶剂种类等因素的影响。一些药物在临床应用中，为了适应制剂的要求而将其制成盐或加入助溶剂制成电荷转移复合物（CTC），以增加其在水中的溶解度。改变药物的结构，如在结构中引入水溶性基团、消除分子间的缔合力、增加与水的缔合作用，往往可以增加其在水中的溶解度。

二、溶解性实验一般操作

称取研成细粉的药品或量取液体药品一定量（精确度为±2%），加入一定容量（精确度为±2%）的溶剂，在25℃±2℃温度下，每隔5min振摇30s。30min内观察溶解情况，如看不到溶质颗粒或液滴时，即认为已完全溶解。

实验一　药物在水中溶解性实验

一、目的要求

1. 了解“易溶”、“溶解”、“不溶”等常用的概念。
2. 掌握溶解度实验的方法与操作步骤。

二、特性与用途

苯巴比妥钠为镇静催眠、抗惊厥药，是长效巴比妥类的典型代表。化学名为5-乙基-5-

苯基-2,4,6(1H,3H,5H)-嘧啶三酮一钠盐，化学结构式：

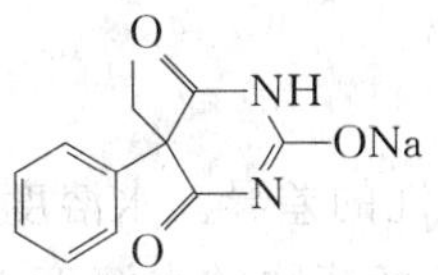

苯巴比妥钠对中枢的抑制作用随着剂量加大，表现为镇静、催眠、抗惊厥及抗癫痫。临床上主要用于治疗惊厥、癫痫，是治疗癫痫持续状态的重要药物。也可用于麻醉前用药。本品为白色结晶性颗粒或粉末；无臭，味苦；有引湿性。本品在水中极易溶解，在乙醇中溶解，在氯仿或乙醚中几乎不溶。

盐酸普鲁卡因为局部麻醉药，作用强，毒性低。临床上主要用于浸润、脊椎及传导麻醉。化学名为对氨基苯甲酸-2-二乙氨基乙酯盐酸盐，化学结构式为：

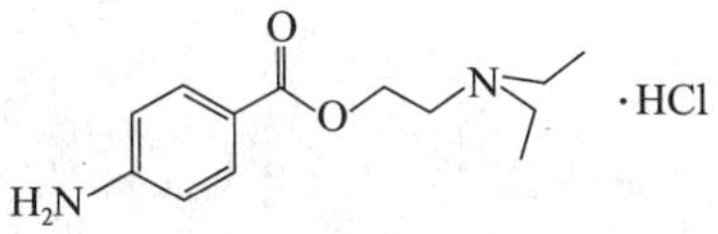

盐酸普鲁卡因为白色细微针状结晶或结晶性粉末，无臭，味微苦而麻。易溶于水，溶于乙醇，微溶于氯仿，几乎不溶于乙醚。熔点为153～157℃。

对乙酰氨基酚俗称扑热息痛，解热作用显著，镇痛作用较强，作用出现快。主要用于退热，亦可用于急性关节炎、头疼、风湿性痛、牙痛及肌肉痛等。化学名为N-(4-羟基苯基)乙酰胺。化学结构如下：

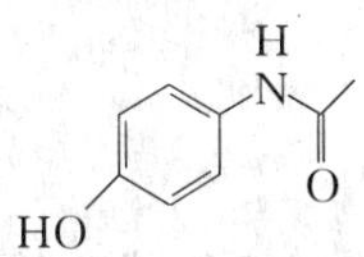

对乙酰氨基酚为白色结晶或结晶粉末；无臭，味微苦，熔点为168～172℃。易溶于热水或乙醇中，溶于丙酮中，略溶于冷水中。

己烯雌酚为人工合成的非甾体雌激素物质。主要用于雌激素低下症及激素平衡失调引起的功能性出血、闭经，还可用于死胎引产前，以提高子宫肌层对催产素的敏感性。化学名为(E)-4,4′-(1,2-二乙基-1,2-亚乙烯基) 双苯酚。化学结构如下：

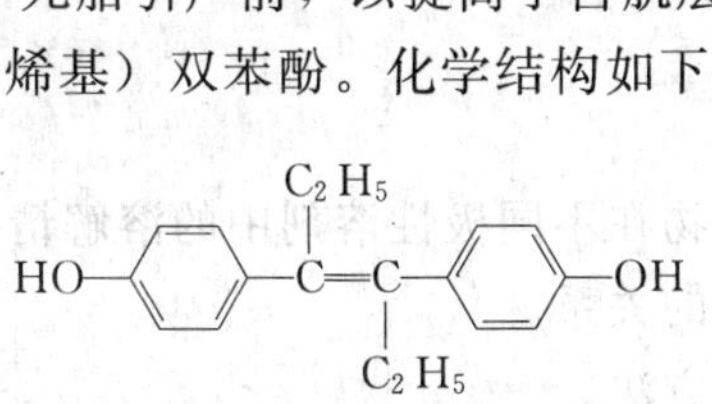

本品为无色结晶或白色结晶性粉末；几乎无臭。溶于乙醇、乙醚或脂肪油，微溶于氯仿，几乎不溶于水，在稀氢氧化钠溶液中溶解。熔点为169～172℃。

贝诺酯为解热镇痛药，不良反应较阿司匹林小。主要用于感冒或流感引起的发热、头痛以及神经痛。化学名为2-(乙酰氧基)苯甲酸-4-(乙酰氨基) 苯酯。化学结构如下：

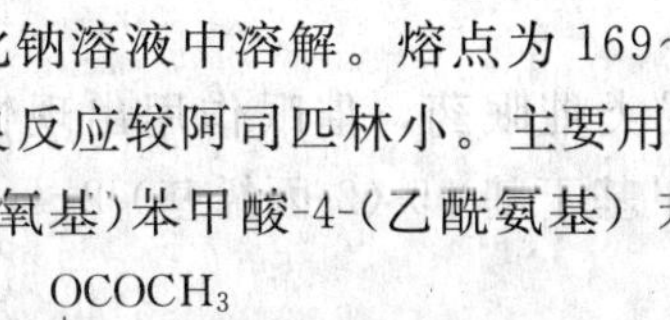

本品为白色结晶或结晶性粉末；无臭，无味。在沸乙醇中易溶，在沸甲醇中溶解，在甲

醇或乙醇中微溶，在水中不溶。熔点为 177～181℃。

三、实验原理

不同药物因为结构不同导致水溶性的差异。水溶度大的药物可以做成水溶性制剂。但多数药物不溶于水或水溶性很小，为提高药物的水溶度，可根据结构特点增加药物分子的极性。通过实验，可以观察到不同药物在水中的溶解情况。

四、主要试剂与仪器

苯巴比妥钠、盐酸普鲁卡因、对乙酰氨基酚、苯巴比妥、己烯雌酚、贝诺酯、水；试管、锥形瓶等。

五、实验方法

（一）操作

分别称取供试品 0.10g，置适当容器中[1,2]，依照溶解性实验一般操作进行，记录溶剂的用量。

（二）注释

［1］实验容器可根据溶剂的用量选用试管、锥形瓶等。

［2］供试品应为原料药，否则制剂中添加的辅料对溶解度的观察有干扰。

六、思考习题

1. 影响药物溶解度的因素有哪些？
2. 本实验所选药物的结构各具什么特点？试分析其结构与溶解度的关系？
3. 增加药物溶解度的方法有哪些？试举例说明。

实验二　药物在不同溶剂中溶解性实验

一、目的要求

1. 了解不同结构类型的药物在不同极性溶剂中的溶解情况。
2. 掌握药物结构与溶解度的关系。
3. 掌握溶解性实验的操作方法。

二、特性与用途

司可巴比妥钠为短效巴比妥类催眠药，催眠作用出现快，服药后 15～20min 即入睡，持续时间较短。化学名为 5-(1-甲基丁基)-5-(2-丙烯基)-2,4,6(1*H*,3*H*,5*H*)-嘧啶三酮钠盐。化学结构如下：

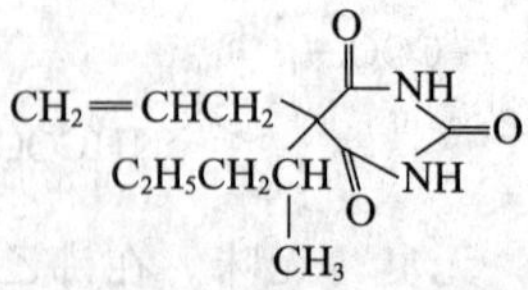

O
CH_2═$CHCH_2$　NH
　　　　　　　　O
$C_2H_5CH_2CH$　NH
　　　　O
CH_3

本品为白色结晶或结晶性粉末。不溶于水，易溶于乙醇、三氯甲烷等有机溶剂。在空气中稳定。

维生素 K_1 是 2-甲萘醌的衍生物。临床上主要用于凝血酶原过低症、维生素 K 缺乏症和新生儿出血症的防治。化学名为 2-甲基-3-(3,7,11,15-四甲基-2-十六碳烯基)-1,4-萘二酮。化学结构如下：

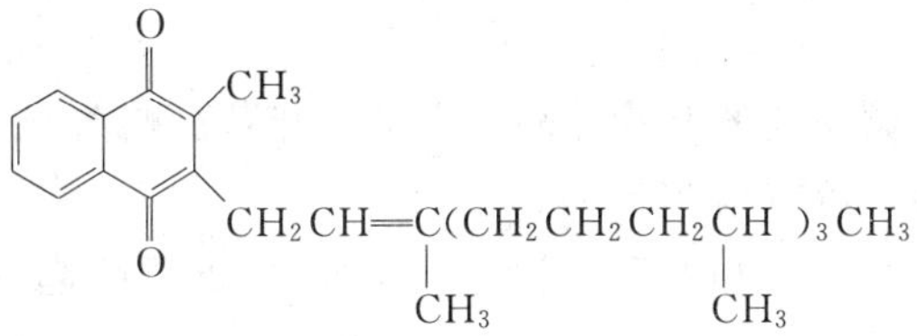

$$\text{2-}CH_3\text{-1,4-萘醌-3-}CH_2CH{=}C(CH_3)(CH_2CH_2CH_2CH(CH_3))_3CH_3$$

三、实验原理

由于各种溶剂的极性不同，因此同一种药物在几种溶剂中溶解度的差别很大。药物分子的极性越强，其在水中的溶解度越大，而在极性小或非极性的溶剂中的溶解度越小或不溶。随着药物分子极性的减弱，在水中的溶解度越小；药物分子的极性越小，其在水中的溶解度越小或不溶于水，而在极性小的或非极性的溶剂中则可溶。

四、主要试剂与仪器

司可巴比妥钠、维生素 K_1、水、乙醇、乙醚；试管、锥形瓶等。

五、实验方法

（一）操作

分别称取供试品 0.10g 各三份，置适当容器中[1,2]，依照溶解性实验一般操作进行，记录各溶剂的用量。

（二）注释

[1] 实验容器可根据溶剂的用量选用试管、锥形瓶等。

[2] 供试品应为原料药，否则制剂中添加的辅料对溶解度的观察有干扰。

六、思考习题

为什么药物在不同溶剂中有不同的溶解度？

实验三　电荷转移复合物形成对药物溶解度的影响实验

一、目的要求

1. 了解电荷转移复合物（CTC）的形成对药物溶解度的影响。
2. 掌握溶解度实验的操作方法。

二、特性与用途

咖啡因是从茶叶、咖啡果中提炼出来的一种生物碱，适度使用有祛除疲劳、兴奋神经的作用，临床上主要用于治疗神经衰弱和昏迷复苏。化学名为1,3,7-三甲基-3,7-二氢-1*H*-嘌呤-2,6-二酮一水合物。化学结构如下：

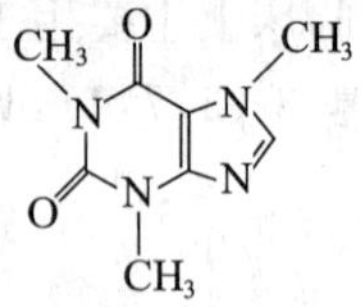

本品为白色或带极微黄绿色的针状结晶，无臭，味苦。略溶于水和乙醇，可溶于热水或三氯甲烷，极微溶于乙醚。熔点为235～238℃。

维生素 B_2 又名核黄素，主要用于治疗维生素 B_2 缺乏所引起的唇炎、脂溢性皮炎、结膜炎、阴囊炎等。化学名为7,8-二甲基-10-[(2*S*,3*S*,4*R*)-2,3,4,5-四羟基戊基]-3,10-二氢苯并蝶啶-2,4-二酮。化学结构如下：

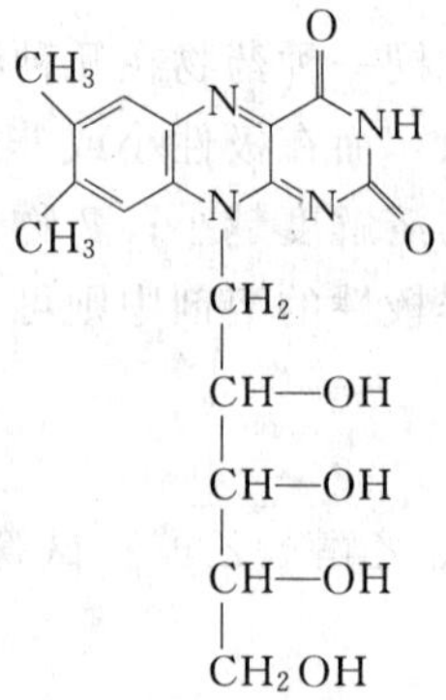

本品为橙黄色结晶性粉末；微臭，味微苦。不溶于水、乙醇、三氯甲烷或乙醚，溶于氢氧化钠溶液。熔点为280℃。

三、实验原理

溶解度小的药物与溶解度大的药物形成CTC时，往往使溶解度增加，常用的助溶剂多是易溶于水的羧酸及其衍生物。咖啡因在水中的溶解度为1∶50，与苯甲酸钠形成CTC时，溶解度增大为1∶1.2，与水杨酸钠形成CTC时，溶解度增大为1∶2。维生素 B_2 难溶于水，与烟酰胺形成易溶于水的CTC，可供配制注射液或制成片剂。

四、主要试剂与仪器

咖啡因、维生素 B_2、苯甲酸钠、水杨酸钠、水；试管、锥形瓶等。

五、实验方法

(一) 操作

称取咖啡因0.10g，依照溶解度实验一般操作进行，记录溶剂的用量[1,2]。

称取咖啡因1.0g，苯甲酸钠0.80g置同一容器中，依照溶解度实验的操作进行，记录。

称取咖啡因1.0g，水杨酸钠0.88g置同一容器中，依照溶解度实验的操作进行，记录。

称取维生素 B_2 0.10g，依照溶解度实验的操作进行，记录溶剂的用量。

称取维生素 B_2 1.0g，烟酰胺0.32g置同一容器中，依照溶解性实验的操作进行，记录溶剂的用量。

（二）注释

[1] 实验容器可根据溶剂的用量选用试管、锥形瓶等。

[2] 供试品应为原料药，否则制剂中添加的辅料对溶解度的观察有干扰。

六、思考习题

举例说明 CTC 的结构特点及应用。

实验四 结构衍变对药物溶解度的影响实验

一、目的要求

1. 了解药物结构与溶解度的关系。
2. 掌握溶解度实验的操作方法。

二、特性与用途

烟酸是一种水溶性维生素，属于维生素 B 族。本品用于抗糙皮病，并有较强的扩张周围血管的作用，临床上用于治疗头痛、偏头痛、耳鸣、内耳眩晕症等。烟酸的化学名为吡啶-3-羧酸。化学结构式如下：

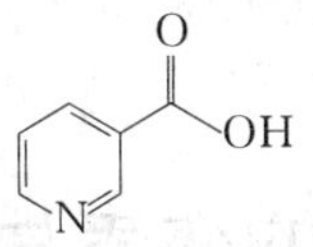

（吡啶环3位连接 COOH 的结构式：O, OH, N）

本品为无色针状结晶。易溶于沸水和沸乙醇，不溶于丙二醇、氯仿和碱溶液，不溶于醚及脂类溶剂。能升华，无气味，微有酸味。熔点为 236℃。

烟酰胺是辅酶Ⅰ和辅酶Ⅱ的组成部分，成为许多脱氢酶的辅酶。临床是主要用于防治糙皮病等烟酸缺乏症。烟酰胺化学名为 3-吡啶甲酰胺。化学结构如下：

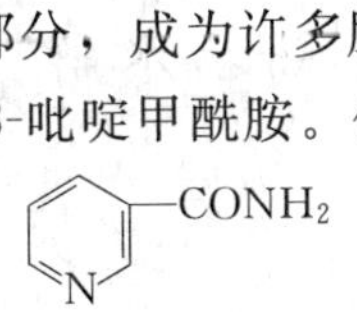

（吡啶环结构式）—$CONH_2$

本品为白色结晶性粉末。无臭，味苦。易溶于水、乙醇和甘油。熔点为 128～131℃。

尼可刹米又名可拉明、二乙烟酰胺、尼可拉明、烟酰乙胺，是一种中枢兴奋药。临床上主要用于疾病或中枢抑制药中毒引起的呼吸及循环衰竭。化学名为 *N*,*N*-二乙基烟酰胺。化学结构如下：

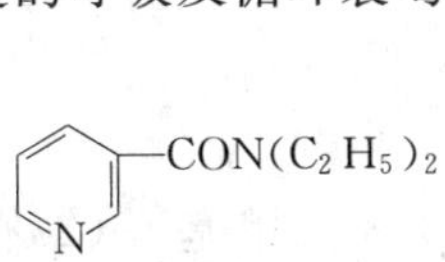

（吡啶环结构式）—$CON(C_2H_5)_2$

尼可刹米为无色或淡黄色的澄明油状液体，放置冷处，即成结晶；有轻微的特臭，味苦；有引湿性。能与水、乙醇、氯仿或乙醚任意混合。凝点为 22～24℃。

三、实验原理

药物的溶解度不仅要从结构中的亲水基和疏水基来考虑，还要从分子的整体结构来进行分析。如烟酸和烟酰胺，两者从结构上看，羰基的引入应使其水溶性增加，但由于引入羰基后增加了分子间的缔合力（分子间成内盐及羰基间的缔合），使其在水中的溶解度降低。将羰基改为酰氨基，分子间的缔合力降低，水中溶解度增加。当烟酰胺的 N 上引入两个乙基（尼可刹米）时，由于分子间的缔合力消失，使尼可刹米在水中极易溶解。

四、主要试剂与仪器

烟酸、烟酰胺、尼可刹米、水；试管、锥形瓶等。

五、实验方法

（一）操作

分别称取供试品 1.0g 置适当容器中[1~3]，依照溶解性实验一般操作进行，记录各溶剂的用量。

（二）注释

［1］烟酸水溶度为 1∶60，烟酰胺水溶度为 1∶1，尼可刹米在水中极易溶解。

［2］实验容器可根据溶剂的用量选用试管、锥形瓶等。

［3］供试品应为原料药，否则制剂中添加的辅料对溶解度的观察有干扰。

六、思考习题

1. 本组药物的结构具有什么特点？
2. 改变结构对药物溶解度的影响如何？

第二节　药物的变质与一般鉴别实验

实验一　药物水解变质实验

一、目的要求

1. 理解药物结构与水解变质反应的关系及原理。
2. 掌握影响药物水解变质反应的外界因素。
3. 掌握防止药物水解变质反应的常用方法。

二、特性与用途

青霉素钠化学名为(2*S*,5*R*,6*R*)-3,3-二甲基-6-(2-苯乙酰氨基)-7-氧代-4-硫杂-1-氮杂双环［3.2.0］庚烷-2-甲酸钠，又名苄青霉素、青霉素 G、盘尼西林。青霉素钠为抗生素类药物，临床上主要用于革兰阳性菌，如链球菌、葡萄球菌、肺炎球菌等引起的全身或严重的局部感染。青霉素钠为白色结晶性粉末；无臭或微有特异性臭；有引湿性；遇酸、碱或氧化剂等即迅速失效，水溶液在室温放置易失效。本品在水中极易溶解，在乙醇中溶解，在脂肪油或液状石蜡中不溶。

盐酸普鲁卡因、苯巴比妥钠的特性与用途见第一节实验一；尼可刹米见第一节实验四。

三、实验原理

具有不稳定结构的药物，在一定外界条件（空气、光线、温度、pH、金属离子）的影响下，结构发生变化，产生新的化学结构分子，引起药物失效，甚至产生毒性的过程，称为药物的变质反应。药物的变质反应有氧化、水解、异构化、脱羧、聚合等，最常见的有氧化反应和水解反应。水解反应是具有酯或酰胺结构的药物在体内代谢的主要途径。这些药物经酯酶及酰胺酶的催化或经体内外的酸或碱的催化水解生成羧酸、酚、醇、胺等。通过本实验加深对结构-外因-水解相互关系的认识。

盐酸普鲁卡因化学结构中含有酯基，酸、碱和体内酯酶均可促使其水解。在 pH3～3.5 最稳定。pH<2.5，水解速率增加；pH>4，随着 pH 的增高，水解速率加快。盐酸普鲁卡因的水溶液加氢氧化钠溶液，析出普鲁卡因白色沉淀，继续加热则发生水解反应使酯键断裂，释放出二乙氨基乙醇，其蒸气可使石蕊试纸变蓝。

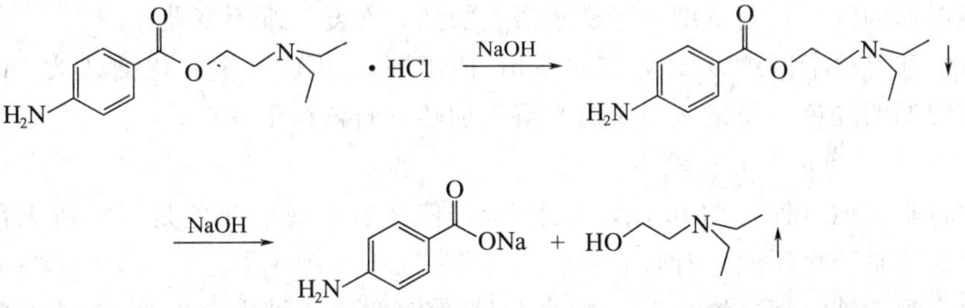

青霉素钠（钾）在稀酸溶液中，室温条件下，侧链上羰基氧原子上的孤对电子作为亲核试剂进攻 β-内酰胺环，生成中间体，再经重排生成青霉二酸。

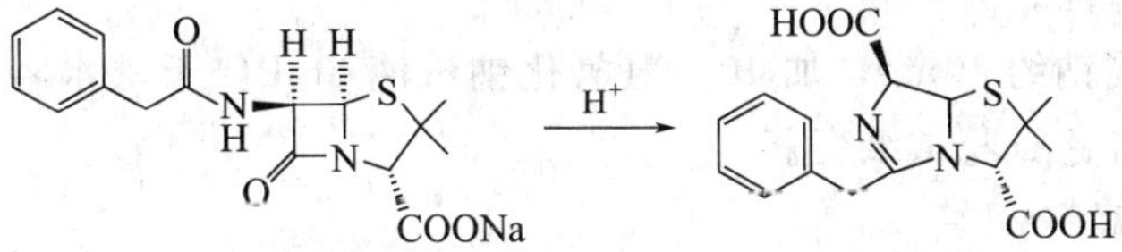

青霉二酸

巴比妥类药物均含有双内亚酰胺结构而具有水解性，苯巴比妥钠的水溶液不稳定，易水解，分解成 2-苯基丁酰脲而失去活性。水解的速率受温度和 pH 的影响，较高的温度和 pH 使分解加速。2-苯基丁酰脲加热进一步分解放出氨气。

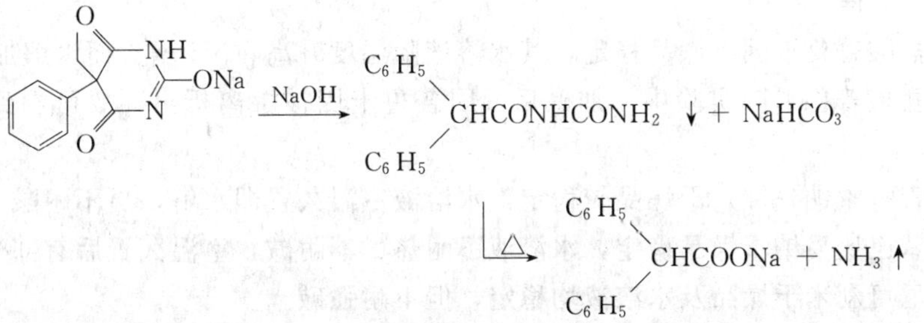

尼可刹米化学结构中含酰氨基，碱性条件下加热酰氨键断裂，水解产物是乙二胺和烟酸。

$$\xrightarrow[\triangle]{NaOH} \quad \text{COOH} \quad + \ HN(C_2H_5)_2$$

四、主要试剂与仪器

盐酸普鲁卡因、青霉素钠（钾）、苯巴比妥钠、尼可刹米、10%氢氧化钠试液、稀盐酸；水浴锅、试管、天平、红色石蕊试纸。

五、实验方法

（一）操作

1. 盐酸普鲁卡因水解实验[1]

（1）取盐酸普鲁卡因（可用合成实训中自制的原料）约 0.1g，加水 3mL 使溶解，试管口覆盖一条湿润的红色石蕊试纸，于沸水浴上加热，石蕊试纸不变蓝。

（2）取盐酸普鲁卡因约 0.1g，加水 3mL 使溶解，加 10%氢氧化钠试液 1mL[2]，试管口覆盖一条湿润的红色石蕊试纸，于沸水浴上加热，石蕊试纸变蓝。

2. 青霉素钠（钾）水解实验[3]

（1）取青霉素钠（钾）约 0.1g，加水 5mL 使溶解，观察颜色是否澄清无色，放置 2h 后，再观察溶液是否显浑浊，有否显色。

（2）取青霉素钠（钾）约 0.1g，加水 5mL 使溶解，加稀盐酸 2 滴，有白色沉淀产生。

3. 苯巴比妥钠水解实验[4]

（1）取苯巴比妥钠约 50mg，加水 5mL 使溶解，观察颜色是否澄清无色，放置 2h 后，再观察溶液是否显浑浊。

（2）取苯巴比妥钠约 50mg，加 10%氢氧化钠试液 2mL，于沸水浴上加热 0.5min，有氨气产生，试管口红色石蕊试纸变蓝。

4. 尼可刹米水解实验[5]

（1）取尼可刹米（可用合成实训中自制的原料）10 滴，加水 3mL，于沸水浴上加热，试管口红色石蕊试纸不变蓝。

（2）取尼可刹米 10 滴，加 10%氢氧化钠试液 3mL，于沸水浴上加热，试管口红色石蕊试纸变蓝，并闻有臭味。

（二）注释

[1] 盐酸普鲁卡因干燥品稳定，其水溶液随温度升高、pH 增大而水解加快。

[2] 盐酸普鲁卡因实验中，加碱后，因普鲁卡因被游离析出，故可看到先有白色沉淀产生。

[3] 青霉素钠（钾）干燥品较稳定，水溶液室温久置即水解，更不耐酸、不耐碱。

[4] 苯巴比妥钠干燥品稳定，水溶液不耐热、不耐碱，室温久置后有部分水解。

[5] 尼可刹米干燥品及水溶液均稳定，但不耐强碱。

六、思考习题

1. 哪些结构类型的药物在一定条件下容易发生水解反应？

2. 影响药物水解变质的外因有哪些？

实验二　药物氧化变质实验

一、目的要求

1. 了解外界因素对药物氧化变质的影响。
2. 认识药物制备、贮存中采取防止药物氧化变质措施的重要性。

二、特性与用途

对氨基水杨酸钠化学名为4-氨基-2-羟基苯甲酸钠盐二水合物，又名对氨柳酸钠、PAS-Na，对氨基水杨酸钠为抗结核药，用于治疗各种结核病，尤适用于肠结核、骨结核及渗出性肺结核的治疗。本品为白色或类白色的结晶或结晶性粉末；无臭，味甜带咸，在水中易溶，在乙醇中略溶，在乙醚中不溶。

维生素C化学名为L（+）-苏糖型-2,3,4,5,6-五羟基-2-己烯酸-4-内酯，又名抗坏血酸。维生素C为维生素类药物，临床用于治疗和预防维生素C缺乏症，也用于尿的酸化、高铁血红蛋白症和许多其他疾患，也广泛用作制药和食品工业的抗氧剂和添加剂。本品为白色结晶或结晶性粉末；无臭，味酸；久置色渐变微黄。在水中易溶，在乙醇中略溶，在氯仿或乙醚中不溶。熔点为190～192℃。

盐酸异丙肾上腺素化学名为4-[(2-异丙氨基-1-羟基)乙基]-1,2-苯二酚盐酸盐，又名异丙去甲肾上腺素、喘息定。盐酸异丙肾上腺素为肾上腺素受体激动药，主要激动β-受体，对β_1和β_2-受体选择性很低，对α-受体几乎无作用。可用于抗休克，临床适用于感染中毒所致的低心输出量、高外周阻力型休克，也可用于心源性体克及房室传导阻滞等，也可用于平喘。本品为白色或类白色的结晶性粉末；无臭，味微苦；遇光和空气渐变色，在碱性溶液中更易变色。本品在水中易溶，在乙醇中略溶，在氯仿或乙醚中不溶。熔点为165.5～170℃，熔融时同时分解。

盐酸氯丙嗪化学名为N,N-二甲基-2-氯-10H-吩噻嗪-10-丙胺盐酸盐，又名冬眠灵、氯普吗嗪。为抗精神病药及中枢多巴胺受体的阻断剂。临床上常用于治疗精神分裂症和躁狂症，大剂量时可用于镇吐、强化麻醉及人工冬眠等。本品为白色或乳白色结晶性粉末；有微臭，味极苦；有引湿性；遇光渐变色；水溶液显酸性反应。本品在水、乙醇或氯仿中易溶，在乙醚或苯中不溶。熔点为194～198℃。

三、实验原理

具有不稳定结构的药物，在一定外界条件（空气、光线、温度、pH、金属离子）的影响下，结构发生变化，产生新化学结构分子，引起药物失效，甚至产生毒性过程，称为药物的变质反应。药物的变质反应有氧化、水解、异构化、脱羧、聚合等，最常见的有氧化反应和水解反应。

一些有机药物具有还原性，药物或其水溶液露置于日光、受热、遇空气中的氧能被氧化而变质，其氧化速率、药物颜色随放置时间延长而加快、加深。氧化剂、微量重金属离子的存在可加速、催化氧化反应的进行。加入少量抗氧剂、金属络合剂，可消除氧化反应的发生或减慢反应速率。

对氨基水杨酸钠脱羧后，生成间氨基酚，继而进一步氧化成二苯醌型化合物（红棕色）。

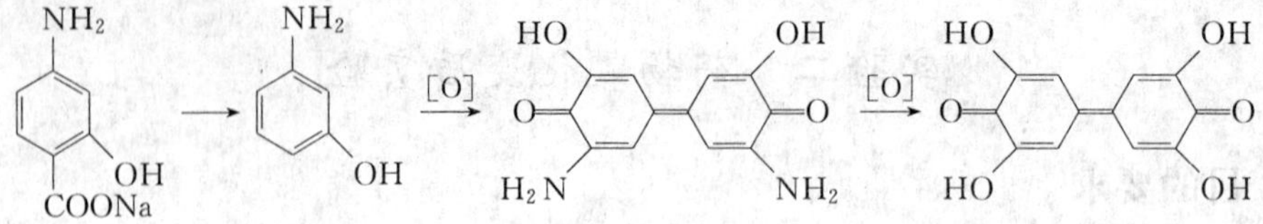

维生素 C 由于分子中特殊的烯醇结构，易释放出 H 而呈现强还原性，在水溶液中易被空气中的氧所氧化，生成去氢抗坏血酸（黄色）。

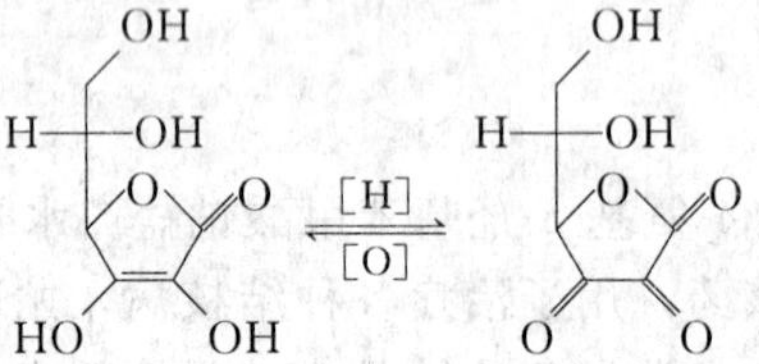

去氢抗坏血酸

异丙肾上腺素具有邻苯二酚结构，遇空气中的氧或其他弱氧化剂，可氧化变质。日光、热及微量金属离子能加速氧化，生成红色的物质，继而聚合成棕色多聚体。

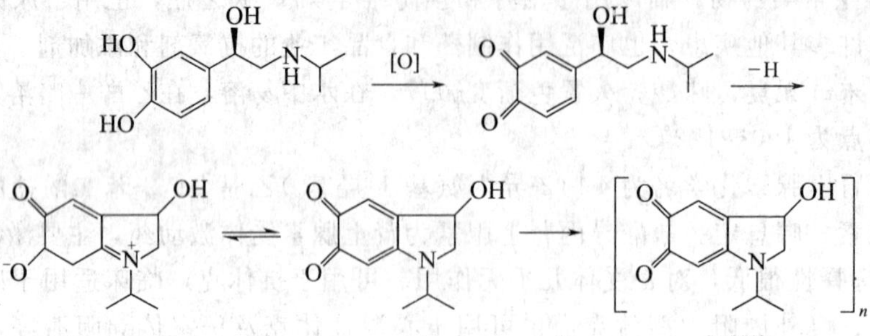

多聚体

氯丙嗪母环易被氧化，在空气或阳光中放置渐变红色，氧化产物非常复杂，有红棕色醌型化合物。

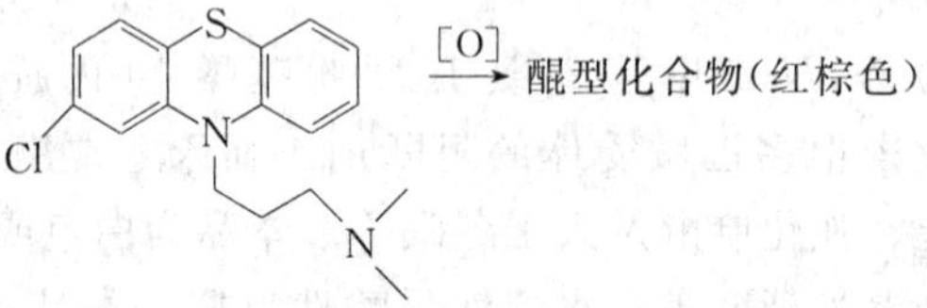

四、主要试剂与仪器

对氨基水杨酸钠、维生素 C、盐酸异丙肾上腺素、盐酸氯丙嗪；

3％过氧化氢溶液、2％亚硫酸钠溶液、硫酸铜试液、0.05mol/L EDTA 溶液；

电子天平（0.01g）、试管、锥形瓶、水浴锅等。

五、实验方法

（一）操作

1. 样品溶液的配制：取对氨基水杨酸钠 0.5g（可用合成实训中自制的原料）、维生素 C 0.25g、盐酸异丙肾上腺素 0.5g、盐酸氯丙嗪 50mg，分别置于小锥形瓶中，各加蒸馏水 25mL，振摇使溶解；分别用移液管将上述四种药品各均分成五等份，放于具塞试管中，试管加塞编号。

2. 将上述四种药品的 1 号管，同时拔去塞子[1]，暴露在空气中，同时放入日光的直接照射下，观察其颜色变化。

3. 将上述四种药品的 2 号管，分别加入 3%过氧化氢溶液 10 滴，同时放入沸水浴中加热，观察并记录 5min、20min、60min 的颜色变化。

4. 将上述四种药品的 3 号管，分别加入 2%亚硫酸钠溶液 2mL，再加进 3%过氧化氢溶液 10 滴，同时放入沸水浴中加热，观察并记录 5min、20min、60min 的颜色变化。

5. 将上述四种药品的 4 号管，分别加入硫酸铜溶液 2 滴，观察颜色变化。

6. 将上述四种药品的 5 号管，分别加入 0.05%mol/L EDTA 溶液 2mL[2]，再加入硫酸铜试液 2 滴，观察颜色变化，并记录。

（二）注释

[1] 实验中四种药品加入的试剂相同，但反应条件不同，也会影响结果，取用数量、时间、温度、空气、光线等实验条件均应一致。

[2] EDTA 结构如下为：

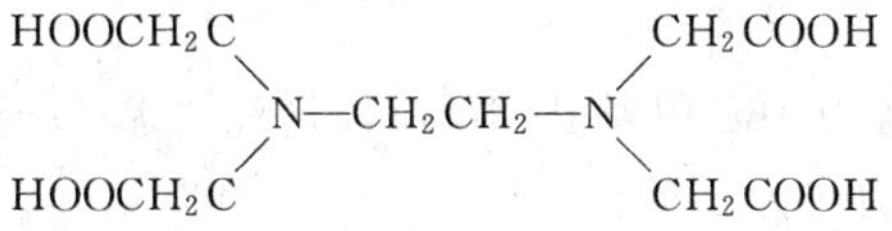

$$(HOOCH_2C)_2N-CH_2CH_2-N(CH_2COOH)_2$$

六、思考习题

1. 影响药物氧化变质的外界因素有哪些？
2. 可采取哪些预防措施防止药物氧化变质？
3. EDTA 防止药物氧化变质的原理是什么？

实验三 药物的一般鉴别实验

一、目的要求

1. 掌握不同药物离子（Na^+、Ca^{2+}、SO_4^{2-}、PO_4^{3-}、Cl^-）的特性和一般鉴别方法。
2. 掌握各鉴别反应的原理与操作。

二、特性与用途

葡萄糖酸钙化学名为 D-葡萄糖酸钙盐一水合物，化学结构式为：

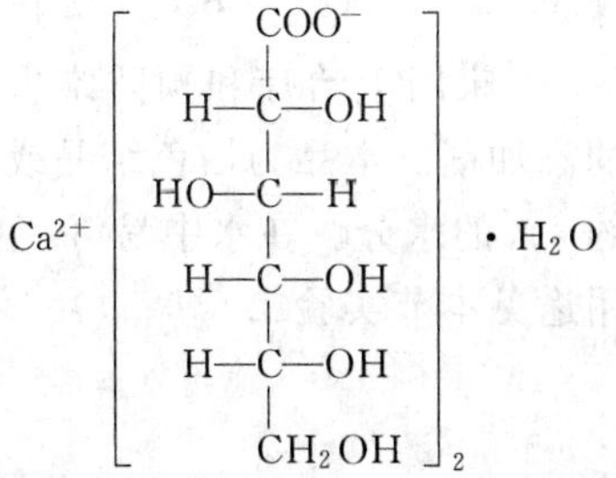

$$Ca^{2+}\left[\begin{array}{c} COO^- \\ | \\ H-C-OH \\ | \\ HO-C-H \\ | \\ H-C-OH \\ | \\ H-C-OH \\ | \\ CH_2OH \end{array}\right]_2 \cdot H_2O$$

葡萄糖酸钙为补钙药，临床用于钙缺乏、急性低血钙和低血抽搐、荨麻疹、急性湿疹、皮炎等。本品为白色颗粒性粉末，无臭，无味。在沸水中易溶，在水中缓缓溶解，在无水乙醇、氯仿或乙醚中不溶。

硫酸链霉素是第一个发现的氨基糖苷类抗生素，化学名为*O*-2-甲氨基-2-脱氧-α-L-葡吡喃糖基-(1→2)-*O*-5-脱氧-3-*C*-甲酰基-α-L-来苏呋喃糖基-(1→4)-*N*″,*N*′-二脒基-D-链霉胺硫酸盐。化学结构式为：

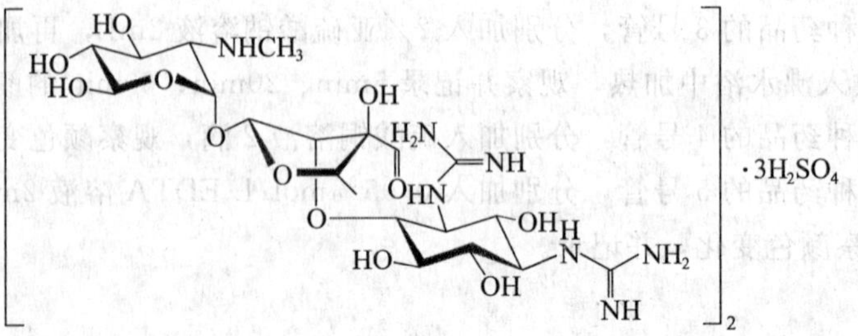

硫酸链霉素对结核杆菌的抗菌作用很强，临床上用于治疗各种结核病，特别是对结核性脑膜炎和急性浸润性肺结核有很好的疗效，对尿路感染、肠道感染、败血症等也有效。本品为白色或类白色的粉末；无臭或几乎无臭，味微苦；有引湿性。在水中易溶，在乙醇或氯仿中不溶。

地塞米松磷酸钠化学名为16α-甲基-11β,17α,21-三羟基-9α-氟孕甾-1,4-二烯-3,20-二酮-21-磷酸酯二钠盐。化学结构式为：

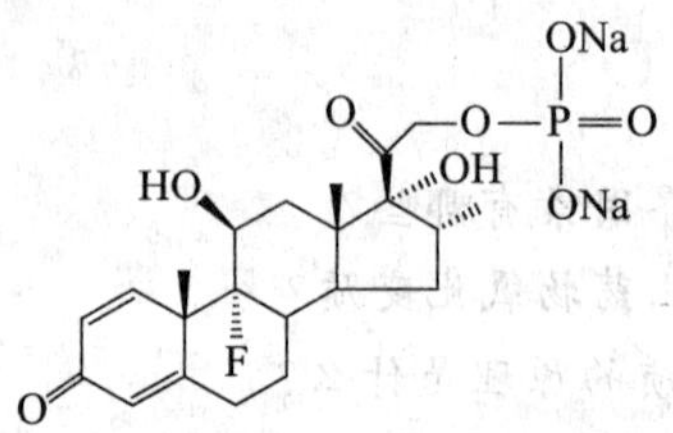

地塞米松磷酸钠为肾上腺皮质激素类药，具有抗炎、抗过敏、抗风湿、免疫抑制作用。主要用于过敏性与自身免疫性炎症性疾病。多用于结缔组织病、活动性风湿病、类风湿性关节炎、红斑狼疮、严重支气管哮喘、严重皮炎、溃疡性结肠炎、急性白血病等，也用于某些严重感染及中毒、恶性淋巴瘤的综合治疗。本品为白色或微黄色粉末；无臭，味微苦；有引湿性。在水或甲醇中溶解，在丙酮或乙醚中几乎不溶。

维生素 B_1 化学名为氯化-4-甲基-3-[(2-甲基-4-氨基-5-嘧啶基)甲基]-5-(2-羟乙基)-噻唑鎓盐酸盐，又名盐酸硫胺。化学结构式为：

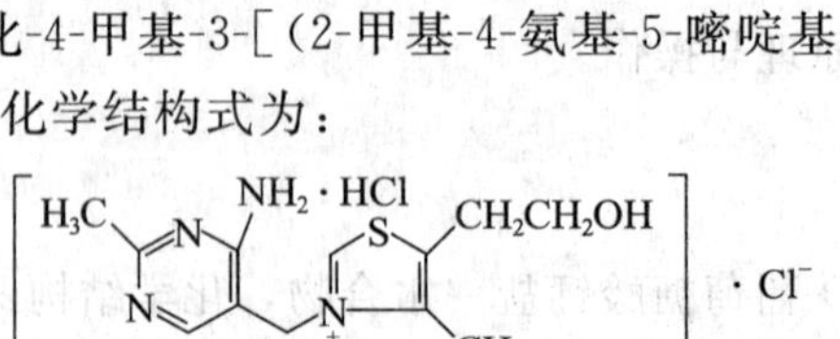

维生素 B_1 为维生素类药物，临床用于治疗和预防维生素 B_1 缺乏症，也用于治疗周围神经炎。也广泛用作食品工业的添加剂。本品为白色结晶或结晶性粉末；有微弱的特臭，味苦；干燥品在空气中迅即吸收约4%的水分。在水中易溶，在乙醇中微溶，在乙醚中不溶。

对氨基水杨酸钠的特性与用途见本节实验二。

三、实验原理

1. 钠盐的鉴别：钠盐与醋酸氧铀锌生成黄色的醋酸氧铀锌钠沉淀。用于鉴别钠离子。

$$Na^{+}+Zn^{2+}+3UO_2^{2+}+9Ac^{-}+9H_2O \longrightarrow NaAc\cdot Zn(Ac)_2\cdot 3UO_2(Ac)_2\cdot 9H_2O\downarrow$$

2. 钙盐的鉴别：在中性或碱性溶液中，钙盐与草酸铵作用，生成白色草酸钙微晶沉淀，此沉淀能在盐酸中分解为草酸和氯化钙而溶解，但不为较弱的醋酸所分解。用于鉴别钙离子。

$$Ca^{2+}C_2O_4^{2-} \longrightarrow CaC_2O_4\downarrow$$

$$CaC_2O_4+2HCl \longrightarrow H_2C_2O_4+CaCl_2$$

3. 硫酸盐的鉴别：硫酸盐与氯化钡试液生成白色的硫酸钡沉淀。用于鉴别硫酸盐。

$$SO_4^{2-}+BaCl_2 \longrightarrow BaSO_4\downarrow+2Cl^{-}$$

4. 磷酸盐的鉴别：磷酸盐与硝酸银试液生成黄色的磷酸银沉淀，沉淀与氨试液生成银氨配离子而溶解，与硝酸生成硝酸银而溶解。用于鉴别磷酸盐。

$$PO_4^{3-}+3Ag^{+} \longrightarrow Ag_3PO_4\downarrow$$

$$Ag_3PO_4+6NH_3\cdot H_2O \longrightarrow 3[Ag(NH_3)_2]OH+H_3PO_4+3H_2O$$

$$Ag_3PO_4+3HNO_3 \longrightarrow 3AgNO_3+H_3PO_4$$

5. 氯化物的鉴别：氯化物加硝酸酸化，再加硝酸银试液，生成白色的氯化银沉淀，加入氨试液沉淀溶解，再加硝酸又生成白色沉淀。用于鉴别氯化物。

$$Cl^{-}+Ag^{+} \longrightarrow AgCl\downarrow$$

$$AgCl+2NH_3\cdot H_2O \longrightarrow [Ag(NH_3)_2]^{+}+Cl^{-}+2H_2O$$

$$[Ag(NH_3)_2]^{+}+Cl^{-}+2HNO_3 \longrightarrow AgCl\downarrow+2NH_4NO_3$$

四、主要试剂与仪器

对氨基水杨酸钠、葡萄糖酸钙、硫酸链霉素、地塞米松磷酸钠、维生素 B_1；

醋酸氧铀锌、甲基红指示液、草酸铵试液、醋酸、稀盐酸、氨试液、氯化钡试液、醋酸铅试液、氢氧化钠试液、醋酸铵试液、硝酸银试液。

五、实验方法

（一）操作

1. 对氨基水杨酸钠（可用合成实训中自制的原料）中钠离子的鉴别：取供试品 0.1g，置试管中，加水 2mL 使溶，滴加醋酸氧铀锌试液，生成黄色沉淀。

2. 葡萄糖酸钙的鉴别：取约 0.25g，加水 2mL 使溶，加甲基红指示液 2 滴，用氨试液中和[1]，再滴加盐酸至恰成酸性，加草酸铵试液，生成白色沉淀，分离，沉淀不溶于醋酸，但可溶于盐酸。

3. 硫酸链霉素的鉴别：取约 0.2g，加水 10mL 使溶解。

（1）取上述溶液 2mL，滴加氯化钡试液，生成白色沉淀，分离，在盐酸或硝酸中不溶解。

（2）取上述溶液 2mL，置试管中，滴加醋酸铅试液，生成硫酸铅的白色沉淀，分离，沉淀在氢氧化钠试液中溶解。

4. 地塞米松磷酸钠的鉴别：取 5mg，加水 5mL 使溶解，滴加硝酸银试液，生成黄色沉淀[2]，分离，沉淀在氨试液中溶解。

5. 维生素 B_1 的鉴别：取 50mg，加水 10mL 使溶解。加硝酸使成酸性后，滴加硝酸银试液，生成白色沉淀，分离，沉淀溶于氨试液中[3]，再加硝酸，沉淀又生成。

（二）注释

［1］葡萄糖酸钙的鉴别中，若加氨试液 1 滴即可能使溶液变桃红，但不影响沉淀的生成。

［2］地塞米松磷酸钠中的磷酸根含量少，故生成的沉淀黄色不明显。

［3］维生素 B_1 与银生成的沉淀溶于氨试液后，溶液变为黄色。

六、思考习题

写出各鉴别反应的实验原理。

第三章　药物化学综合性实训

第一节　维生素

合成实训项目一　烟酸的合成

一、目的要求

掌握烟酸制备的反应原理及制备的操作方法。

二、特性与用途

烟酸也称维生素 B_3，是一种水溶性维生素，属于维生素 B 族。烟酸的化学结构式如下：

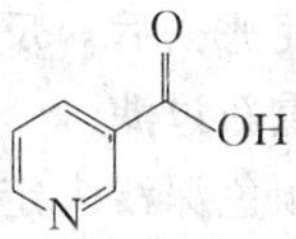

烟酸用于抗糙皮病，并有较强的扩张周围血管的作用，临床用于治疗头痛、偏头痛、耳鸣、内耳眩晕症等。本品为无色针状结晶。易溶于沸水和沸乙醇，不溶于丙二醇、氯仿和碱溶液，不溶于醚及脂类溶剂。能升华，无气味，微有酸味。熔点为 236℃。

三、合成原理

3-甲基吡啶在水溶液中，甲基被高锰酸钾氧化成烟酸钾盐，酸化制成烟酸。合成路线如下：

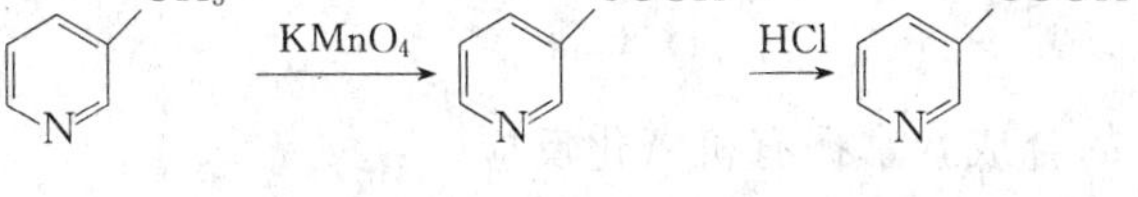

$$\text{3-甲基吡啶 (}CH_3\text{)} \xrightarrow{KMnO_4} \text{吡啶-3-COOK} \xrightarrow{HCl} \text{吡啶-3-COOH}$$

四、预习内容

1. 有机化学中氧化反应的合成原理。
2. 常压蒸馏的基本操作方法。
3. 重结晶的原理和主要操作步骤。

五、主要仪器

电热套、搅拌机、三口烧瓶、球形冷凝管、蒸馏弯管、真空接收管、吸滤瓶、布氏漏斗等。

六、合成方法

1. 原料及试剂

名称	规格	用量	名称	规格	用量
3-甲基吡啶	C. P.	5g	浓盐酸	C. P.	适量
高锰酸钾	C. P.	21g	活性炭	C. P.	适量

2. 操作

（1）烟酸的制备　在附有电热套、搅拌机、球形冷凝管、温度计的三口烧瓶中，加入3-甲基吡啶5g、蒸馏水200mL，电热套加热至85℃，分次加入高锰酸钾21g，控制反应温度在80～90℃，加毕，继续搅拌反应60min。停止反应，改成常压蒸馏装置，蒸出水及未反应的3-甲基吡啶，至馏出液不再显浑浊时，停止蒸馏，趁热过滤，用12mL沸水三次洗涤滤饼（二氧化锰），弃去滤饼，合并滤液与洗液，得烟酸钾水溶液[1]。

将烟酸钾水溶液移至500mL烧杯中，以浓盐酸酸化至pH3～4，放冷，过滤，抽干得粗品。

（2）精制　将粗品移至250mL圆底瓶中，加粗品5倍量的蒸馏水，水浴加热，轻轻振摇使溶解。稍冷，加活性炭少许[2]，加热至沸，脱色5～10min，稍冷，趁热过滤，滤液放冷，慢慢析出结晶，过滤，滤饼以少量冷水洗涤，抽干，干燥，得烟酸精品，测熔点[3]，计算收率。

3. 注释

[1] 氧化反应若完全，二氧化锰沉淀滤去后，反应液不再显紫红色。如果显紫红色，可加少量乙醇，温热片刻，紫色消失后，重新过滤。

[2] 精制中加活性炭的量可由粗品颜色深浅来定，若颜色较深可多加一些。

[3] 烟酸的熔点为234～238℃。

七、思考习题

1. 氧化后若反应完全，反应液应呈什么颜色？
2. 为什么加乙醇可以除去剩余的高锰酸钾？

合成实训项目二　维生素 K_3 的合成

一、目的要求

1. 通过维生素 K_3 的合成，掌握有机氧化反应。
2. 掌握重结晶原理和操作技能。

二、特性与用途

维生素 K_3 习惯名称为亚硫酸氢钠甲萘醌，化学名为1,2,3,4-四氢-2-甲基-1,4-二氧-2-萘磺酸钠盐。化学结构式如下：

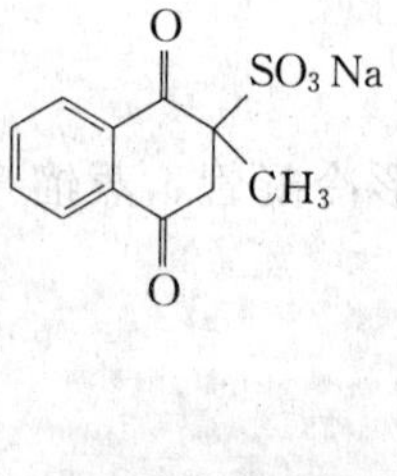

O
SO_3Na
CH_3
O

维生素 K_3 是根据天然维生素 K 的化学结构用人工方法合成的药物。临床上主要用于凝血酶原过低症、维生素 K 缺乏症和新生儿出血症的防治。

本品为白色或类白色结晶粉末，易溶于水和热乙醇，难溶于冰乙醇，不溶于苯和乙醚，水溶液为 pH4.7～7。熔点为 105～107℃。常温下稳定，遇光易分解。

三、合成原理

β-甲基萘因 2 位甲基超共轭效应，使甲基所在环的电子云密度较高，在温和的条件下，可被铬酸（一般用三氧化铬的醋酸水溶液或重铬酸盐的稀硫酸溶液）氧化，形成甲萘醌。2，3 位双键再与亚硫酸氢钠加成，即得维生素 K_3。

合成路线如下：

$$\text{2-甲基萘}\xrightarrow[H_2SO_4]{Na_2Cr_2O_7}\text{2-甲基-1,4-萘醌}\xrightarrow[CH_3CH_2OH]{NaHSO_3}\text{(2-}SO_3Na\text{, 2-}CH_3\text{-1,4-二氧代四氢萘)}$$

四、预习内容

1. 有机化学中有机物发生氧化反应的条件。
2. 使用浓硫酸的正确操作方法。
3. 重结晶精制常用的方法。

五、主要仪器

搅拌机、搅拌棒、恒温水浴锅、三口烧瓶、球形冷凝管、吸滤瓶、布氏漏斗、滴液漏斗、锥形瓶等。

六、合成方法

1. 原料及试剂

名称	规格	用量	名称	规格	用量
β-甲基萘	C. P.	14g	丙酮	C. P.	28.1g
重铬酸钠	C. P.	70g	浓硫酸	C. P.	84g
亚硫酸氢钠	C. P.	8.7g	乙醇	95%	22mL
活性炭	C. P.	适量			

2. 操作

（1）甲萘醌的制备　在附有搅拌机、恒温水浴锅、冷凝管、滴液漏斗的 250mL 三口烧瓶中，加入 β-甲基萘 14g、丙酮 28.1g，搅拌至溶解。将重铬酸钠 70g 溶于 105mL 水中，与浓硫酸 84g 混合后，于 34～40℃慢慢滴加至反应瓶中[1]。加毕，于 40℃反应 30min，然后将水浴温度升至 60℃反应 1h。趁热将反应物倒入大量水中，使甲萘醌完全析出，抽滤，结晶用水洗三次，压紧，抽干。

（2）维生素 K_3 的制备　安装毕恒温水浴、搅拌装置、100mL 三口烧瓶、冷凝管后，向反应瓶中加入甲萘醌湿品，亚硫酸氢钠 8.7g（溶于 13mL 水中），于水浴 38～40℃搅拌均匀，再加入95%乙醇22mL[2]，搅拌30min，冷却至10℃以下，使结晶析出，过滤，结晶用少许冷乙醇洗涤，抽干，得维生素 K_3 粗品。

(3) 精制　粗品放入锥形瓶中加4倍量95%乙醇及0.5g亚硫酸氢钠，在70℃以下溶解，加入粗品量1.5%的活性炭。水浴68～70℃保温脱色15min，趁热过滤，滤液冷至10℃以下，析出结晶，过滤，结晶用少量冷乙醇洗涤，抽干，干燥，得维生素 K_3 精品，测熔点，计算收率。

3. 注释

[1] 氧化剂混合时，需将浓硫酸缓慢加入重铬酸钠水溶液中。

[2] 乙醇的加入，可增加甲萘醌的溶解度，以利反应进行。

七、思考习题

1. 氧化反应中为何要控制反应温度，温度高了对产品有何影响？
2. 本反应中硫酸与重铬酸钠属于哪种类型的氧化剂？药物合成中常用的氧化剂有哪些？

药物性质实验　维生素类药物的性质实验与定性鉴别

一、目的要求

1. 巩固水溶性维生素的化学性质。
2. 了解氧化还原反应在药物定性鉴别上的应用。

二、特性与用途

本实验选取的药品为维生素 B_1、维生素 B_2、维生素 B_6 及维生素C。

维生素 B_1 又称烟酸硫胺，是由嘧啶环和噻唑环结合而成的一种B族维生素。本品主要用于治疗脚气病、多发性神经炎和胃肠道疾病。化学结构如下：

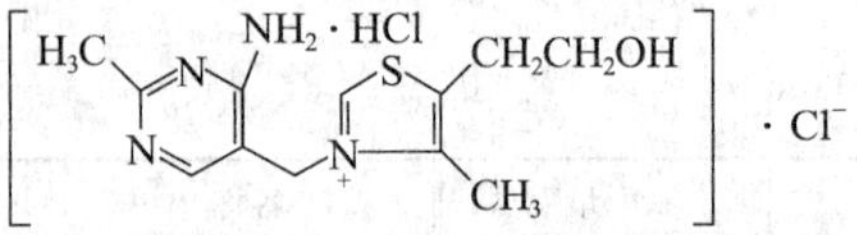

H_3C　$NH_2 \cdot HCl$　S　CH_2CH_2OH　N　N^+　CH_3　$\cdot Cl^-$

维生素 B_1 为白色结晶或结晶性粉末；有微弱的特臭，味苦，有引湿性，露置在空气中，易吸收水分。

维生素 B_2 又称核黄素。化学结构如下：

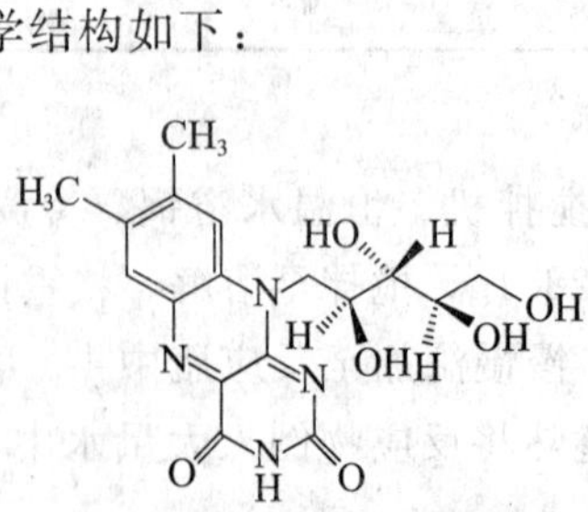

CH_3　H_3C　HO　H　N　H　OH　OH　OHH　N　N　N　O　N　O　H

维生素 B_2 主要用于治疗维生素 B_2 缺乏所引起的唇炎、脂溢性皮炎、结膜炎、阴囊炎等。本品为橙黄色结晶性粉末；微臭，味微苦。熔点为280℃，熔融时同时分解。不溶于水、乙醇等，溶于稀氢氧化钠溶液。

维生素 B_6 又名吡多辛。本品主要用于治疗妊娠呕吐、放射病呕吐、异烟肼中毒、脂溢性皮炎及糙皮病等。化学结构如下：

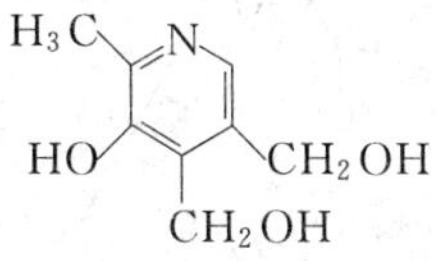

H3C N HO CH2OH CH2OH

维生素 B_6 为白色或类白色的结晶或结晶性粉末；无臭，微酸苦。熔点为 205～209℃，熔融时同时分解。易溶于水，微溶于乙醇，不溶于三氯甲烷或乙醚。

维生素 C 又名 L-抗坏血酸。本品主要用于防治坏血病，预防冠心病，大量静脉注射用于克山病的治疗；也用于尿的酸化、高铁血红蛋白质、各种急慢性传染病及紫癜等的辅助治疗。化学结构如下：

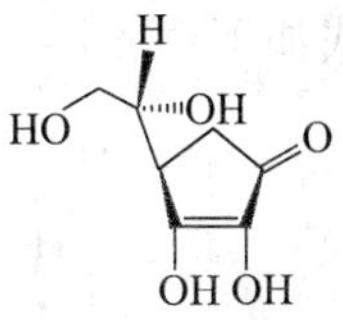

H HO OH O OH OH

维生素 C 为白色结晶或结晶粉末；无臭，味酸；熔点为 190～192℃，熔融时同时分解。易溶于水，略溶于乙醇，不溶于三氯甲烷或乙醚中。

三、实验原理

1. 维生素 B_1 的氧化反应：维生素 B_1 在碱性溶液中被高铁氰化钾氧化生成蓝色的硫色素，硫色素溶于正丁醇中显强的蓝色荧光。反应式如下：

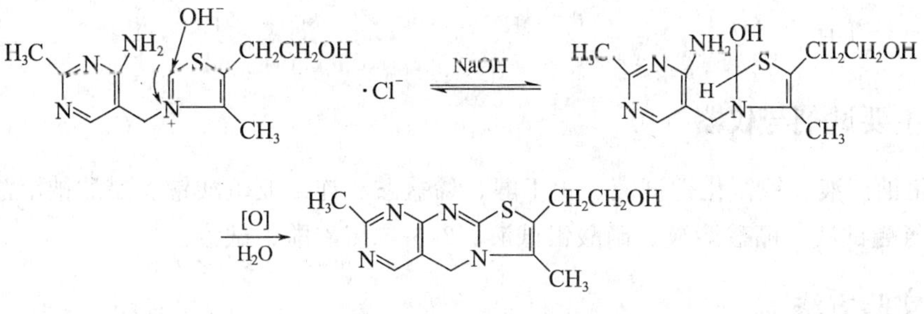

OH^- H3C NH2 N S CH2CH2OH N N+ CH3 ·Cl^- NaOH H3C NH2 OH N S CH2CH2OH N H N CH3

[O] H_2O H3C N N S CH2CH2OH N N CH3

2. 维生素 B_2 的还原反应：维生素 B_2 被连二亚硫酸钠还原，生成溶解度很小的无荧光的二氢核黄素，又被空气中的氧再氧化生成维生素 B_2，复现荧光。反应式如下：

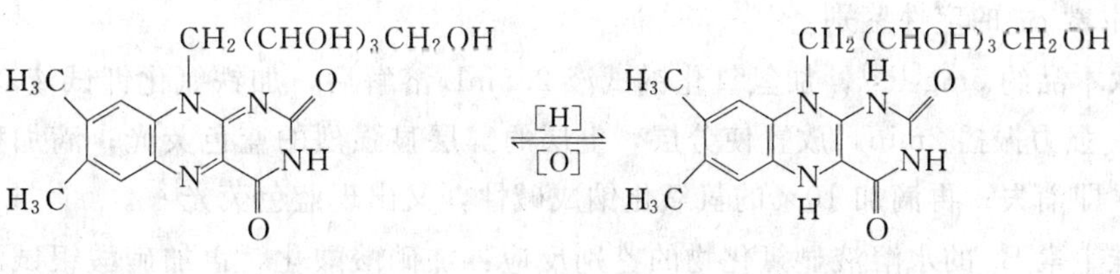

$CH_2(CHOH)_3CH_2OH$ H3C N N O H3C N NH O [H] [O] $CH_2(CHOH)_3CH_2OH$ H H3C N N O H3C N NH H O

3. 维生素 B_6 的靛酚反应：反应式如下：

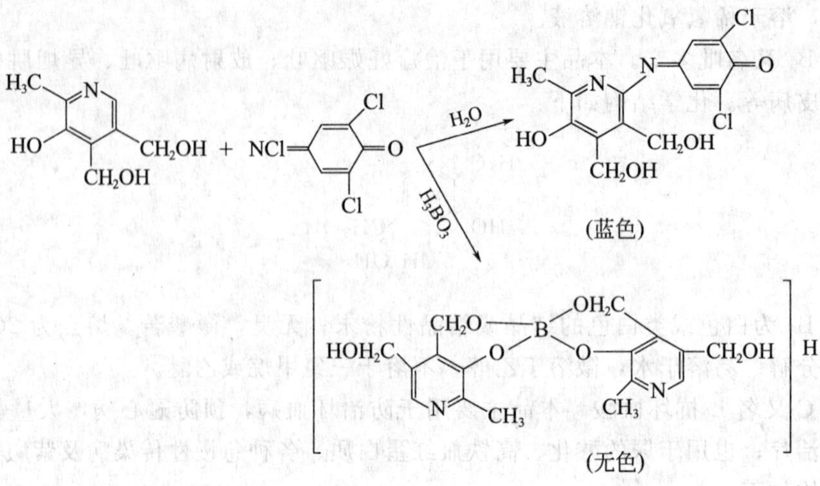

4. 维生素 C 的定性鉴别

(1) 与硝酸银的氧化反应 反应式如下：

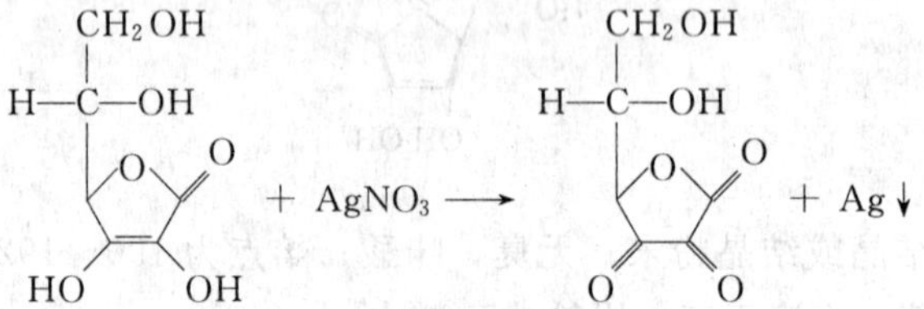

(2) 与 2,6-二氯靛酚钠的氧化反应 反应式如下：

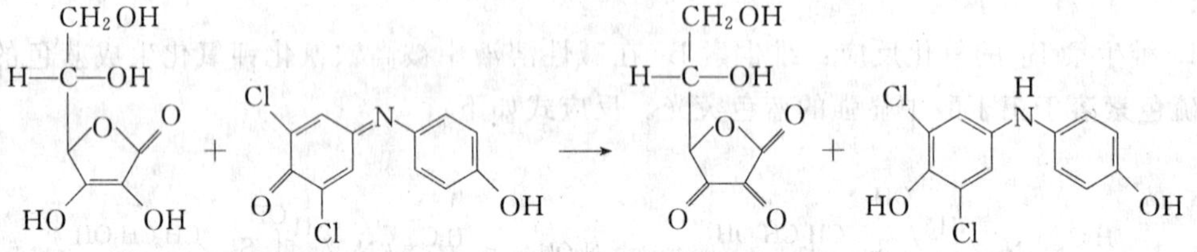

四、主要试剂与仪器

氢氧化钠试液、铁氰化钾试液、正丁醇、稀盐酸、连二亚硫酸钠、醋酸钠溶液、氯亚氨基-2,6-二氯醌试液、硼酸溶液、硝酸银试液、2,6-二氯靛酚钠试液。

五、实验方法

(一) 操作

1. 维生素 B_1 的定性鉴别

(1) 取本品约 5mg[1,2]，加氢氧化钠试液 2.5mL 溶解后，加铁氰化钾试液 0.5mL 与正丁醇 5mL，强力振摇 2min，放置使分层，上层的醇层显强烈的蓝色荧光；滴加稀硝酸成酸性，荧光立即消失；再滴加 10%的氢氧化钠成碱性，又出现蓝色荧光[3]。

(2) 维生素 B_1 的水溶液显氯化物的鉴别反应：加硝酸酸化，再加硝酸银试液，可生成白色沉淀；加入氨试液，沉淀溶解，再加硝酸又生成白色沉淀（氯化银）。

实验记录如下：

药　品	试剂和反应条件	实验现象
维生素 B_1		

2. 维生素 B_2 的定性鉴别

取本品约 1mg[1,2]，加水 100mL 溶解后，溶液在透射光下显淡黄绿色并有强烈的黄绿色荧光。将此溶液分成三等份：第一份试管中加稀硝酸，荧光即消失；第二份试管中加 10%的氢氧化钠溶液，荧光即消失；第三份试管中加连二亚硫酸钠结晶少许，摇匀后，黄色即消失，荧光亦消失，若将此悬浊液在空气中振摇，又复现荧光。

实验记录如下：

管号	试剂和反应条件	实验现象	结　论
1			
2			
3			

3. 维生素 B_6 的定性鉴别

取本品约 10mg[1,2]，加水 100mL，振摇溶解后，照下述方法实验。

(1) 取溶液 1mL，加醋酸钠 2mL，加水 1mL，摇匀，迅速加入氯亚氨基-2,6-二氯醌试液 1mL，不显蓝色。

(2) 取溶液 1mL，加醋酸钠 2mL，加硼酸溶液 1mL，摇匀，迅速加入氯亚氨基-2,6-二氯醌试液 1mL，出现蓝色，几分钟转变为红色。

(3) 维生素 B_6 的水溶液显氯化物的鉴别反应：加硝酸酸化，再加硝酸银试液，可生成白色沉淀；加入氨试液，沉淀溶解，再加硝酸又生成白色沉淀（氯化银）。

实验记录如下：

药　品	试剂和反应条件	实验现象
维生素 B_6		

4. 维生素 C 的定性鉴别

取本品约 0.2g[1,2]，加水 100mL 溶解后，平均分成两份，并按照下述方法实验。

(1) 1 号管加硝酸银试液 0.5mL，立即产生银的黑色沉淀。

(2) 2 号管加二氯靛酚钠试液 1～2 滴，试液的颜色立即消失。

实验记录如下：

管号	试剂和反应条件	实验现象	结　论
1			
2			

(二) 注释

[1] 维生素 B_1 露置于空气中能吸收水分，青霉素钠有引湿性，遇酸、碱、氧化剂等分

解变质，故应在实验使用前开封使用。

［2］所用试药若为注射剂（液）可直接使用，若为片剂，应剥去肠溶衣，用乳钵研细后，取适量细粉使用。

［3］若供试药品为片剂，则将片剂研细，取片剂适量（约相当于维生素 B_1 5mg、维生素 B_2 1mg、维生素 B_6 10mg、维生素 C0.2g），置烧杯中用溶剂搅拌提取（维生素 B_1 用水10mL，维生素 B_2 用水100mL，维生素 B_6 用20%醋酸钠溶液5mL，维生素C用水10mL）提取液过滤。

维生素 B_2 及维生素C用滤液依法进行鉴定：维生素 B_1 则将滤液蒸干，用残渣进行鉴定；维生素 B_6 将滤液添加水至100mL后，取此稀释液进行鉴定。

若供试药品为注射液，则取注射液适量（约相当于维生素 B_2 1mg，维生素 C0.2g）进行鉴定。

六、思考习题

1. 维生素 B_1 饱和水溶液呈现强的蓝色荧光，加酸或碱荧光都消失，为什么？
2. 以结构和化学性质的关系，阐述维生素 B_1、维生素 B_2 氧化还原反应用作定性鉴别的机理？
3. 维生素 B_6 水溶液中加醋酸钠的作用是什么？
4. 维生素 B_6 进行硼酸实验的目的是什么？
5. 写出维生素C结构中的还原基团、氧化产物及两个氧化剂的结构式。

第二节　抗　生　素

合成实训项目一　氯霉素的合成

一、目的要求

1. 熟悉溴化、乙酰化、羟甲基化、羰基还原、水解、拆分、二氯乙酰化等反应的原理。
2. 掌握各步反应的基本操作和终点的控制。
3. 熟悉氯霉素及其中间体的立体化学。
4. 了解播种结晶法拆分外消旋体的原理，熟悉操作过程。

二、特性与用途

氯霉素化学名为D-苏式-(－)-*N*-[*α*-(羟基甲基)-*β*-羟基对硝基苯乙基]-2,2-二氯乙酰胺。化学结构如下：

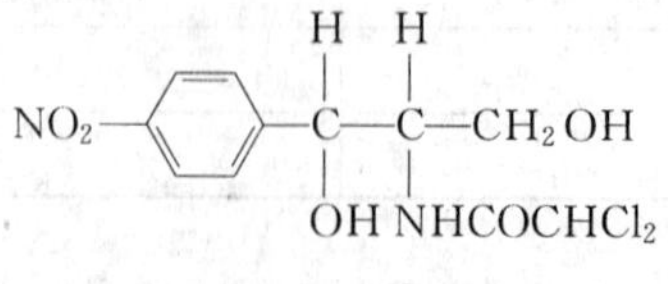

$$O_2N-C_6H_4-\underset{OH}{\overset{H}{C}}H-\underset{NHCOCHCl_2}{\overset{H}{C}}-CH_2OH$$

氯霉素分子中有两个手性碳原子，有四个旋光异构体。化学结构式为：

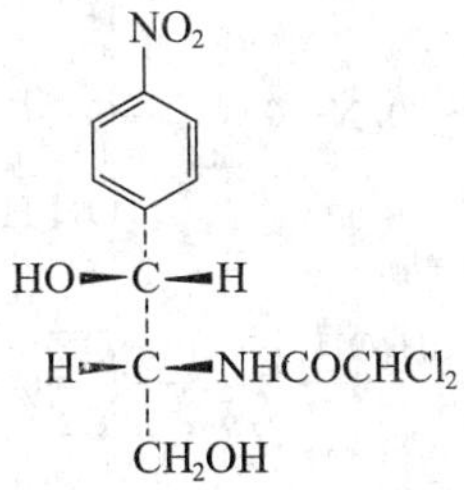

$$\begin{array}{c} NO_2 \\ | \\ C_6H_4 \\ | \\ HO-C-H \\ | \\ H-C-NHCOCHCl_2 \\ | \\ CH_2OH \end{array}$$

1*R*,2*R*-(−)

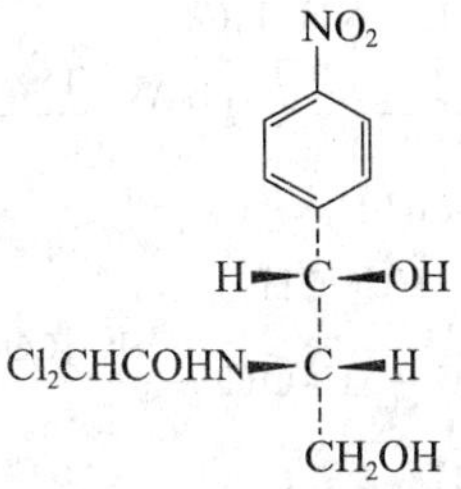

$$\begin{array}{c} NO_2 \\ | \\ C_6H_4 \\ | \\ H-C-OH \\ | \\ Cl_2CHCOHN-C-H \\ | \\ CH_2OH \end{array}$$

1*S*,2*S*-(+)

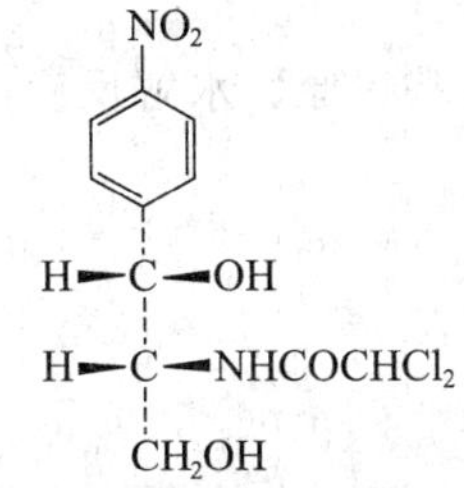

$$\begin{array}{c} NO_2 \\ | \\ C_6H_4 \\ | \\ H-C-OH \\ | \\ H-C-NHCOCHCl_2 \\ | \\ CH_2OH \end{array}$$

1*S*,2*R*-(−)

$$\begin{array}{c} NO_2 \\ | \\ C_6H_4 \\ | \\ HO-C-H \\ | \\ Cl_2CHCOHN-C-H \\ | \\ CH_2OH \end{array}$$

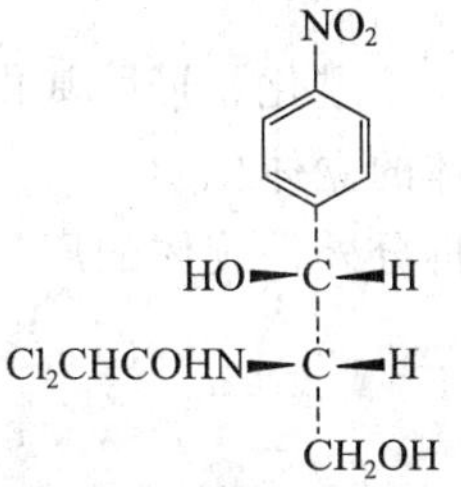

1*R*,2*S*-(+)

上面四个异构体中仅 1*R*,2*R*-(－)［或 *D*-(－)苏阿糖型］有抗菌活性，为临床使用的氯霉素。氯霉素作为抗生素，对革兰阴性菌和革兰阳性菌都有抑制作用，但对革兰阴性菌的效力比革兰阳性菌强。临床上主要用于治疗伤寒、斑疹伤寒等，其他如对百日咳、砂眼、细菌性痢疾等也有疗效。其主要缺点就是毒性大、抑制骨髓造血系统，引起再生障碍性贫血。

氯霉素为白色或微黄色的针状、长片状结晶或结晶性粉末，味苦。熔点为 149～153℃。易溶于甲醇、乙醇、丙酮或丙二醇中，微溶于水，不溶于苯、石油醚及植物油中。

三、合成原理

氯霉素的合成以对硝基苯乙酮为原料，溴化生成对硝基 α-溴代苯乙酮，与环六亚甲基四胺成盐后，以盐酸水解得对硝基-α-氨基苯乙酮盐酸盐，用醋酐乙酰化，再与甲醛缩合，羟甲基化得对硝基-α-乙酰氨基-β-羟基苯丙酮，以异丙醇铝还原得（±）苏阿糖型-1-对硝基苯基-2-乙酰氨基丙二醇，盐酸水解脱去乙酰基，以碱中和得（±）苏阿糖型-1-对硝基苯基-2-氨基丙二醇（氨基物），用诱导结晶法进行拆分，得 D(－)-苏阿糖型氨基物，最后进行二氯乙酰化即得，合成路线如下：

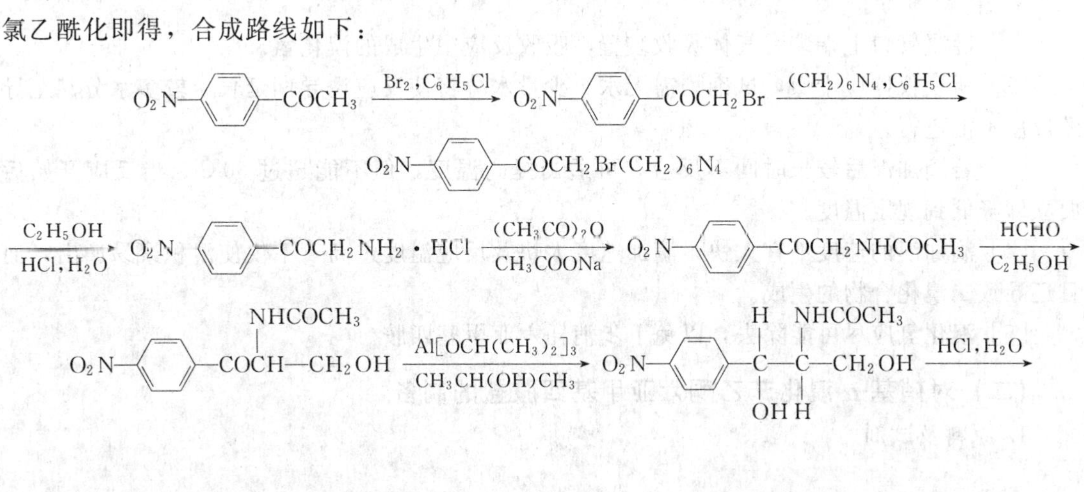

$$O_2N-C_6H_4-COCH_3 \xrightarrow{Br_2,C_6H_5Cl} O_2N-C_6H_4-COCH_2Br \xrightarrow{(CH_2)_6N_4,C_6H_5Cl} O_2N-C_6H_4-COCH_2Br(CH_2)_6N_4$$

$$\xrightarrow[HCl,H_2O]{C_2H_5OH} O_2N-C_6H_4-COCH_2NH_2\cdot HCl \xrightarrow[CH_3COONa]{(CH_3CO)_2O} O_2N-C_6H_4-COCH_2NHCOCH_3 \xrightarrow[C_2H_5OH]{HCHO}$$

$$O_2N-C_6H_4-COCH(NHCOCH_3)-CH_2OH \xrightarrow[CH_3CH(OH)CH_3]{Al[OCH(CH_3)_2]_3} O_2N-C_6H_4-CH(OH)-CH(NHCOCH_3)-CH_2OH \xrightarrow{HCl,H_2O}$$

$$O_2N\text{-}C_6H_4\text{-}CH(OH)\text{-}CH(NH_2 \cdot HCl)\text{-}CH_2OH \xrightarrow{15\%NaOH} O_2N\text{-}C_6H_4\text{-}CH(OH)\text{-}CH(NH_2)\text{-}CH_2OH \xrightarrow{拆分}$$

$$O_2N\text{-}C_6H_4\text{-}CH(OH)\text{-}CH(NHCOCH_3)\text{-}CH_2OH \xrightarrow{CHCl_2COOCH_3,\ CH_3OH} O_2N\text{-}C_6H_4\text{-}CH(OH)\text{-}CH(NHCOCHCl_2)\text{-}CH_2OH$$

四、预习内容

1. 有机化学中溴化、乙酰化、羟甲基化、羰基还原、水解反应的原理。
2. 氯霉素及其中间体的立体化学。
3. 了解播种结晶法拆分外消旋体的原理。

五、主要仪器

搅拌器、温度计、冷凝管、滴液漏斗、四口烧瓶、电热套、分液漏斗、抽滤瓶、布氏漏斗等。

六、合成方法

（一）对硝基-α-溴代苯乙酮的制备

1. 原料及试剂

名称	规格	用量	名称	规格	用量
对硝基苯乙酮	C. P.	10g	氯苯	C. P.	75mL
溴	C. P.	9.7g			

2. 操作

在装有搅拌器、温度计、冷凝管[1]、滴液漏斗的250mL四口烧瓶中[2]，加入对硝基苯乙酮10g、氯苯75mL，于25～28℃[3]搅拌使溶解。从滴液漏斗中滴加溴9.7g[4]。首先滴加溴2～3滴，反应液即呈棕红色，10min内褪成橙色表示反应开始；继续滴加剩余的溴，1～1.5h加完，继续搅拌1.5h，反应温度保持在25～28℃。反应完毕，水泵减压抽溴化氢约30min[5]，得对硝基-α溴代苯乙酮氯苯溶液，备用。

3. 注释

[1] 冷凝管口上端装有气体吸收装置，吸收反应中生成的溴化氢。

[2] 所用仪器应干燥，试剂均需无水。少量水分将使反应诱导期延长，较多水分甚至导致反应不能进行。

[3] 若滴加溴后较长时间不反应，可适当提高温度，但不能超过50℃，当反应开始后要立即降低到规定温度。

[4] 滴加溴的速度不宜太快，滴加速度太快及反应温度过高，不仅使溴积聚易逸出，而且还导致二溴化合物的生成。

[5] 溴化氢应尽可能除去，以免下步消耗六亚甲基四胺。

（二）对硝基-α溴化苯乙酮六亚甲基四胺盐的制备

1. 原料及试剂

名称	规格	用量	名称	规格	用量
对硝基-α溴代苯乙酮	自制	上步得量	氯苯	C. P.	20mL
六亚甲基四胺	C. P.	8.5g			

2. 操作

在装有搅拌器、温度计的250mL三口烧瓶中[1]，依次加入上步制备好的对硝基-α-溴代苯乙酮和氯苯20mL，冷却至15℃以下，在搅拌下加入六亚甲基四胺（乌洛托品）粉末8.5g[2]，温度控制在28℃以下，加毕，加热到35～36℃，保温反应1h，测定终点[3]。如反应已到终点，继续在35～36℃反应20min，即得对硝基-α-溴代苯乙酮六亚甲基四胺盐（简称成盐物），然后冷至16～18℃[4]，备用。

3. 注释

［1］此反应需无水条件，所用仪器及原料需经干燥，若有水分带入，易导致产物分解，生成胶状物。

［2］对硝基-α-溴代苯乙酮与六亚甲基四胺（乌洛托品）反应生成季铵盐，然后在酸性条件下水解成对硝基-α-氨基苯乙酮盐酸盐。该反应称Delepine反应。

［3］反应终点测定：取反应液少许，过滤，取滤液1mL，加入等量4%六亚甲基四胺氯仿溶液，温热片刻，如不呈浑浊，表示反应已经完全。

［4］对硝基-α-溴代苯乙酮六亚甲基四胺盐在空气中及干燥时极易分解，因此制成的复盐应立即进行下步反应，不宜超过12h。

（三）对硝基-α-氨基苯乙酮盐酸盐的制备

1. 原料及试剂

名称	规格	用量	名称	规格	用量
对硝基-α-溴化苯乙酮六亚甲基四胺盐	自制	上步得量	浓盐酸	C. P.	17.2mL
食盐	C. P.	3g	乙醇	C. P.	43.7mL

2. 操作

在上步制备的成盐物氯苯溶液中加入精制食盐3g[1]，浓盐酸17.2mL，冷至6～12℃，搅拌3～5min，使成盐物呈颗粒状，待氯苯溶液澄清分层，分出氯苯。立即加入乙醇37.7mL，搅拌，加热，0.5h后升温到32～35℃，保温反应5h。冷至5℃以下，过滤，滤饼转移到烧杯中，加水19mL[2]，在32～36℃搅拌30min，再冷至－2℃，过滤，用预冷到2～3℃的6mL乙醇洗涤，抽干，得对硝基-α-氨基苯乙酮盐酸盐（简称水解物），熔点为250℃（分解），备用。

3. 注释

［1］加入精制食盐在于减小对硝基-α-氨基苯乙酮盐酸盐的溶解度。

［2］成盐物水解要保持足够的酸度，所以与盐酸的摩尔比应在1：3以上。用量不仅导致生成醛等副反应（Sommolet反应），而且对硝基-α氨基苯乙酮游离碱本身亦不稳定，可发生双分子缩合，然后在空气中氧化成紫红色吡嗪化合物。此外，为保持水解液有足够酸度，应先加盐酸后加乙醇，以免生成醛等副反应。

（四）对硝基-α-乙酰氨基苯乙酮的制备

1. 原料及试剂

名称	规格	用量	名称	规格	用量
硝基-α-氨基苯乙酮盐酸盐	自制	上步得量	醋酐	C.P.	9mL
碳酸氢钠	饱和溶液	适量	醋酸钠	40%	30mL

2. 操作

在装有搅拌器、回流冷凝管、温度计和滴液漏斗的 250mL 四口烧瓶中，放入上步制得的水解物及水 20mL，搅拌均匀后冷至 0～5℃。在搅拌下加入醋酐 9mL。另取 40% 的醋酸钠溶液 29mL[1]，用滴液漏斗在 30min 内滴入反应液中，滴加时反应温度不超过 15℃。滴毕，升温到 14～15℃，搅拌 1h（反应液始终保持在 pH 3.5～4.5），再补加醋酐 1mL，搅拌 10min，测定终点[2]。如反应已完全，立即过滤，滤饼用冰水搅成糊状，过滤，用饱和碳酸氢钠溶液中和到 pH7.2～7.5，抽滤，再用冰水洗至中性，抽干，得淡黄色结晶[3]，熔点为 161～163℃。

3. 注释

[1] 该反应需在酸性条件下（pH 3.5～4.5）进行，因此必须先加醋酐，后加醋酸钠溶液，次序不能颠倒。

[2] 反应终点测定：取反应液少许，加入 $NaHCO_3$ 中和至碱性，于 40～45℃ 温热 30min，不应呈红色。若反应未达终点，可补加适量的醋酐和醋酸钠继续酰化。

[3] 乙酰化物遇光易变红色，应避光保存。

（五）对硝基-α-乙酰氨基-β-羟基苯丙酮的制备

1. 原料及试剂

名称	规格	用量	名称	规格	用量
乙酰化物	自制	上步得量	乙醇	C.P.	15mL
碳酸氢钠	饱和溶液	适量	甲醛	C.P.	4.3mL

2. 操作

在装有搅拌器、回流冷凝管、温度计的 250mL 三口烧瓶中，投入乙酰化物及乙醇 15mL，甲醛 4.3mL，搅拌均匀后用少量 $NaHCO_3$ 饱和溶液调 pH 7.2～7.5[1]。搅拌下缓慢升温，大约 40min 达到 32～35℃，再继续升温至 36～37℃，直到反应完全[2,3]。迅速冷却至 0℃，过滤，用 25mL 冰水分次洗涤，抽滤，干燥得对硝基-α-乙酰氨基-β-羟基苯丙酮，熔点为 166～167℃。

3. 注释

[1] 本反应碱性催化的 pH 不宜太高，pH 7.2～7.5 较适宜。pH 过低反应不易进行，pH 大于 7.8 时有可能与两分子甲醛形成双缩合物。

[2] 反应温度过高也有双缩合物生成，甚至导致产物脱水形成烯烃。

[3] 反应终点测定：用玻棒蘸取少许反应液于载玻片上，加水 1 滴稀释后置显微镜下观察，如仅有羟甲基化合物的方晶而找不到乙酰化物的针晶，即为反应终点（约需 3h）。

（六）异丙醇铝的制备

1. 原料及试剂

名称	规格	用量	名称	规格	用量
铝片	C.P.	2.7g	无水异丙醇	C.P.	63mL
无水氯化铝	C.P.	0.3g			

2. 操作

在装有搅拌器、回流冷凝管、温度计的三口烧瓶中依次投入剪碎的铝片 2.7g[1]，无水异丙醇 63mL 和无水氯化铝 0.3g。在油浴上回流加热至铝片全部溶解[2]，冷却到室温，备用[3]。

3. 注释

[1] 所用仪器、试剂均应干燥无水。

[2] 回流开始要密切注意反应情况，如反应太剧烈需撤去油浴，必要时采取适当降温措施。

[3] 如果无水异丙醇、无水氯化铝质量好，铝片剪得较细，反应很快进行，需 1～2h 即可完成。

（七）DL-苏阿糖型-1-对硝基苯基-2-氨基-1,3-丙二醇的制备

1. 原料及试剂

名称	规格	用量	名称	规格	用量
异丙醇铝	自制	上步得量	浓盐酸	C. P.	70mL
无水氯化铝	C. P.	1.35g	盐酸	20%	8mL
NaOH 溶液	15%	适量	活性炭	C. P.	适量

2. 操作

在上步制备异丙醇铝的三口烧瓶中加入无水氯化铝 1.35g，加热到 44～46℃，搅拌 30min。降温到 30℃，加入缩合物 10g。然后缓慢加热，约 30min 内升温到 58～60℃，继续反应 4h。冷却到 10℃以下，滴加浓盐酸 70mL[1]。滴毕，加热到 70～75℃，水解 2h（最后 0.5h 加入活性炭脱色），趁热过滤，滤液冷至 5℃以下，放置 1h。过滤析出的固体，用少量 20%盐酸（预冷至 5℃以下）8mL 洗涤[2]。然后将固体溶于 12mL 水中，加热到 45℃，滴加 15% NaOH 溶液至 pH 6.5～7.6[3]。过滤，滤液再用 15% NaOH 调节 pH 8.4～9.3，冷却至 5℃以下，放置 1h。抽滤，用少量冰水洗涤，干燥，得 DL-苏阿糖型-1-对硝基苯基-2-氨基-1,3-丙二醇（DL-氨基物），熔点为 143～145℃。

3. 注释

[1] 滴加浓盐酸时温度迅速上升，注意控制温度不超过 50℃。滴加浓盐酸促使乙酰化物水解，脱乙酰基，生成 DL-氨基物盐酸盐，反应液中盐酸浓度大致在 20%以上，此时 $Al(OH)_3$生成了可溶性的 $AlCl_3$-HCl 复合物，而 DL-氨基物盐酸盐在 50℃以下溶解度小，过滤除去铝盐。

[2] 用 20% 盐酸洗涤的目的是除去附着在沉淀上的铝盐。

[3] 用 15% NaOH 溶液调节反应液到 pH 6.5～7.6，可以使残留的铝盐转变成 $Al(OH)_3$絮状沉淀过滤除去。

（八）D-(－)-1-对硝基苯基-α-氨基-1,3-丙二醇的制备

1. 原料及试剂

名称	规格	用量	名称	规格	用量
DL-氨基物	自制	9.5g	L-氨基物	C. P.	2.1g
DL-氨基物盐酸盐	C. P.	16.5g	蒸馏水	工业	81mL
活性炭	C. P.	适量			

2. 操作

（1）拆分　在装有搅拌器、温度计的250mL三口烧瓶中投入DL-氨基物5.3g，L-氨基物2.1g，DL-氨基物盐酸盐16.5g[1]和蒸馏水78mL。搅拌，水浴加热，保持温度在61～63℃反应约20min，使固体全部溶解[2]。然后缓慢自然冷却至45℃，开始析出结晶[3]。再在70min内缓慢冷却至29～30℃，迅速抽滤，用热蒸馏水3mL（70℃）洗涤，抽干，干燥，得微黄色结晶（粗L-氨基物），熔点为157～159℃。滤液中再加入DL-氨基物4.2g，按上法重复操作，得粗D-氨基物。

（2）精制　在100mL烧杯中加入D-或L-氨基物4.5g，1mol/L稀盐酸25mL。加热到30～35℃使溶解，加活性炭脱色，趁热过滤。滤液用15% NaOH溶液调至pH9.3，析出结晶。再在30～35℃保温10min，抽滤，用蒸馏水洗至中性，抽干，干燥，得白色结晶，熔点为160～162℃。

3. 注释

[1] DL-氨基物盐酸盐的制备：在250mL烧杯中放置DL-氨基物30g，搅拌下加入20%盐酸39mL（浓盐酸22mL，水17mL）。加毕，置水浴中加热至完全溶解，放置，自然冷却，当有固体析出时不断缓慢搅拌，以免结块。最后冷至5℃，放置1h，过滤，滤饼用95%乙醇洗涤，干燥，即得DL-氨基物盐酸盐。

[2] 固体必须全溶，否则结晶提前析出。

[3] 严格控制降温速度，仔细观察初析点和全析点，正常情况下初析点为45～47℃。

（九）氯霉素的制备

1. 原料及试剂

名称	规格	用量	名称	规格	用量
D-氨基物	自制	4.5g	甲醇	C.P.	10mL
活性炭	C.P.	0.2g	蒸馏水	工业	33mL
二氯乙酸甲酯	C.P.	3mL			

2. 操作

在装有搅拌器、回流冷凝管、温度计的100mL三口烧瓶中[1]，加入D-氨基物4.5g，甲醇10mL和二氯乙酸甲酯3mL[2,3]。在60～65℃搅拌反应1h，随后加入活性炭0.2g，保温脱色3min，趁热过滤，向滤液中滴加蒸馏水（以约1mL/min的速度滴加）至有少量结晶析出时停止加水，稍停片刻，继续加入剩余蒸馏水（共33mL）。冷至室温，放置30min，抽滤，滤饼用4mL蒸馏水洗涤，抽干，105℃干燥，即得氯霉素（可供后续药物稳定性鉴别实验备用），熔点为149.5～153℃。

3. 注释

[1] 反应必须在无水条件下进行，有水存在时，二氯乙酸甲酯水解成二氯乙酸，与氨基物成盐，影响反应的进行。

[2] 二氯乙酰化除用二氯乙酸甲酯作为酰化剂外，二氯乙酸酐、二氯乙酸胺、二氯乙酰氯均可作酰化剂，但用二氯乙酸甲酯成本低，酰化收率高。

[3] 二氯乙酸甲酯的质量直接影响产品的质量，如有一氯乙酸甲酯或三氯乙酸甲酯存在，同样能与氨基物发生酰化反应，形成的副产物带入产品，致使熔点偏低。二氯乙酸甲酯的用量略多于理论量，以弥补因少量水分水解的损失，保证反应完全。

七、思考习题

1. 溴化反应开始时有一段诱导期，使用溴化反应机理说明原因？操作上如何缩短诱导期？

2. 本溴化反应不能遇铁，铁的存在对反应有何影响？

3. 对硝基-α-溴代苯乙酮与六亚甲基四胺生成的复盐性质如何？

4. 对硝基-α-氨基苯乙酮盐酸盐是强酸弱碱生成的盐，反应需保持足够的酸度，如果酸度不足对反应有何影响？

5. 乙酰化反应为什么要先加醋酐后加醋酸钠溶液，次序不能颠倒？

6. 影响羟甲基化反应的因素有哪些？如何控制？

7. 羟甲基化反应为何选用 $NaHCO_3$ 作为碱催化剂？能否用 NaOH，为什么？

8. 还原产物 1-对硝基苯基-2-乙酰氨基-1,3-丙二醇水解脱乙酰基，为什么用 HCl 而不用 NaOH 水解？水解后产物为什么用 20％盐酸洗涤？

合成实训项目二　地红霉素的合成

一、目的要求

1. 了解硝化反应的种类、特点及操作条件。

2. 学习硝化剂的种类和不同应用范围。

3. 学习环合反应的种类、特点及操作条件。

二、特性与用途

地红霉素的化学名为［9*S*(*R*)］-9-脱氧-11-脱氧-9,11-［亚氨基［2-(2-甲氧基乙氧基）亚乙基］氧基］红霉素。化学结构式如下：

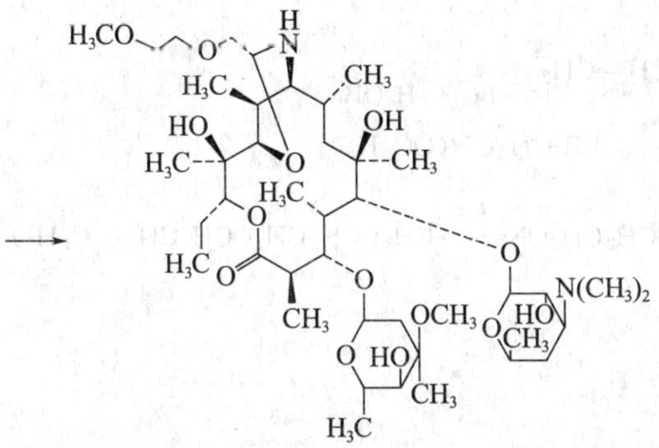

[Chemical structure: H₃CO–CH₂CH₂–O– ... N(H) ... H₃C, CH₃, HO, OH, H₃C, CH₃, O, H₃C, O, O, CH₃, OCH₃, HO, O, CH₃, H₃C, N(CH₃)₂, HO, O, CH₃]

地红霉素是一种新的第二代红霉素类大环内酯类抗生素，在临床上主要适用于敏感菌引起急性支气管炎、慢性支气管炎急性加重期或社区获得性肺炎、由金黄色葡萄球菌引起的皮肤和软组织感染、链球菌性扁桃体炎或咽炎及皮肤软组织感染，泌尿系感染等细菌引起的炎症治疗。

本品为无色结晶性粉末。熔点为 185～189℃。不溶于水。作为（9*S*)-红霉胺的前药，地红霉素在体内经非酶水解成为有抗菌活性的（9*S*)-红霉胺，克服了（9*S*)-红霉胺口服吸收差、生物利用度低的缺点。

三、合成原理

地红霉素合成反应以红霉素 A 为原料，与水合肼缩合后，经重氮化硼氢化钠还原制得（9*S*)-红霉胺，转化成亚胺后，再与 2-(2-甲氧乙氧基）乙醛缩合，精制后得到地红霉素。本制备工艺立体选择性高、反应条件温和、操作简便，适合工业化生产。

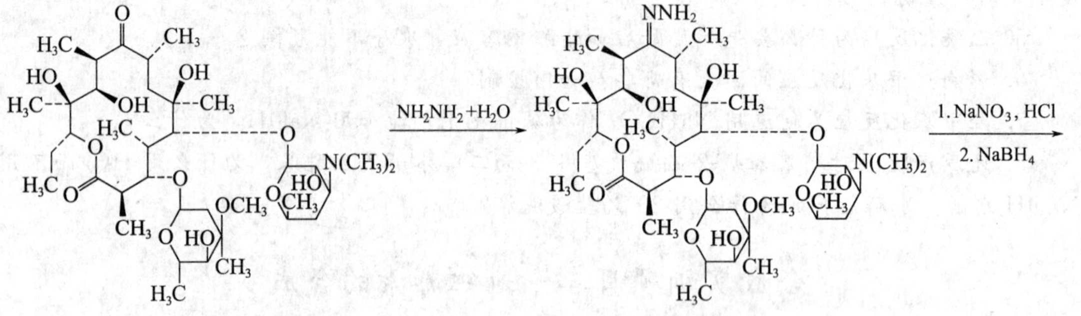

$$\text{红霉素 A} \xrightarrow{NH_2NH_2+H_2O} \mathbf{2} \xrightarrow[2.\ NaBH_4]{1.\ NaNO_3,\ HCl} \mathbf{3} \xrightarrow{\mathbf{5}} \mathbf{1}$$

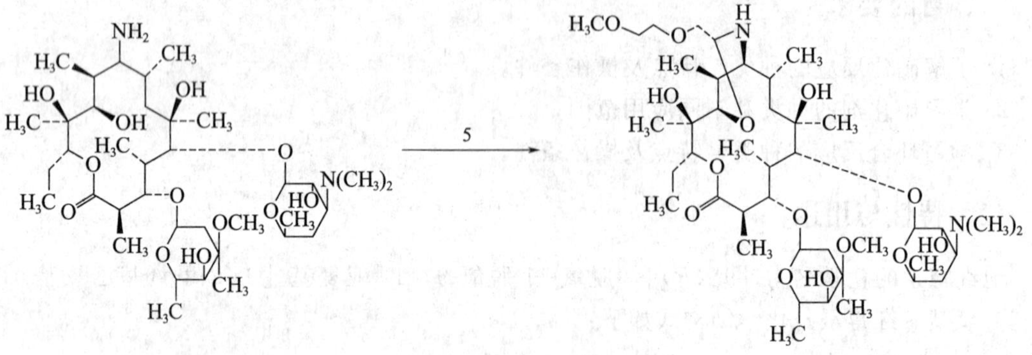

$$CH_3COOCH{=}CH_2 \xrightarrow{Br_2/C_2H_5OH} BrCH_2CH(OC_2H_5)_2$$

$$CH_3OCH_2CH_2OH \xrightarrow{Na} CH_3OCH_2CH_2ONa \xrightarrow{6} \underset{4}{CH_3OCH_2CH_2OCH_2CH(OC_2H_5)_2} \xrightarrow{H_2SO_4} \underset{5}{CH_3OCH_2OCH_2CHO}$$

四、主要仪器

三口烧瓶、滴液漏斗、电动搅拌器装置一套、球形冷凝管、温度计、冰盐浴、圆底烧瓶、减压分馏（蒸馏）装置一套、布氏漏斗、抽滤瓶、烧杯等。

五、合成方法

（一）红霉素腙（2）的合成

1. 原料及试剂

名称	规格	用量	名称	规格	用量
红霉素	C. P.	73.4g(0.1mol)	异丙醇	C. P.	75mL
甲醇	C. P.	220mL	异丙醇-水	1∶1	400mL
水合肼	85%	32.4g(0.55mol)			

2. 操作

红霉素 73.4g（0.1mol）溶于甲醇 220mL 中，于 40～45℃ 滴加水合肼 32.4g（0.55mol）[1]的甲醇（75mL）溶液，滴毕回流 12h，冷却，减压蒸馏，残余物溶于异丙醇-水（1∶1）400mL，回流 15min，冷却析晶，抽滤，滤饼于 40℃真空干燥，得红霉素腙白色固体，熔点为 135～136℃。

3. 注释

[1] 肼有毒且易燃，使用时要注意安全。

（二）红霉素胺（3）的合成

1. 原料及试剂

名称	规格	用量	名称	规格	用量
红霉素腙	自制	60g(0.08mol)	盐酸	3mol/L	适量
甲醇	C. P.	200mL	氢氧化钠	2mol/L	适量
亚硝酸钠	C. P.	20.7g(0.3mol)	二氯甲烷	C. P.	600mL
硼氢化钠	C. P.	2.1g(0.055mol)	乙醚	C. P.	40mL
无水硫酸镁	C. P.	适量			

2. 操作

将 60g（0.08mol）红霉素腙投入反应瓶中，加入 200mL 甲醇，使其溶解，加入亚硝酸钠 20.7g（0.3mol），水 40mL，冰盐浴下于 0～5℃滴加 3mol/L 盐酸维持 pH 4.0～4.3，反应 1h，加入 2mol/L 氢氧化钠溶液调至 pH8.0，加入硼氢化钠 2.1g（0.055mol），室温反应 5h，加水 200mL，用 3mol/L 盐酸维持 pH4.5 并反应 0.5h，加入 2mol/L 氢氧化钠溶液调至 pH11.0，用二氯甲烷（200mL×3）提取，有机层用无水硫酸镁干燥后，浓缩至干，加入乙醚 40mL 后析晶，抽滤，于 30℃真空干燥。得红霉素胺白色固体，熔点为 125～127℃。

（三）溴代乙醛缩二乙醇（6）的合成

1. 原料及试剂

名称	规格	用量	名称	规格	用量
乙酸乙烯酯	C. P.	120mL(1.305mol)	溴素	C. P.	60mL(1.17mol)
无水乙醇	C. P.	300mL	浓氨水	C. P.	适量

2. 操作

将 120mL（1.305mol）乙酸乙烯酯与 300mL 无水乙醇加入 1000mL 三口烧瓶中，搅拌下冰盐浴冷却至－5℃，维持内温－5～0℃，滴加 60mL（1.17mol）溴素。滴加完毕后缓缓升温至 60℃，反应 1h 后，减压蒸除乙醇。降至室温，加入 400mL 冰水，用浓氨水调 pH6，分出有机相。减压分馏，收集 100～110℃/533.28Pa 馏分，得溴代乙醛缩二乙醇。

（四）2-(2 甲氧乙氧基）乙醛缩二乙醇（4）的合成

1. 原料及试剂

名称	规格	用量	名称	规格	用量
金属钠	C. P.	11.5g(0.5mol)	2-溴乙醛缩二乙醇	自制	98.5g(0.5mol)
甲氧基乙醇	C. P.	152g(2.0mol)			

2. 操作

将切碎的金属钠 11.5g（0.5mol）分次加至甲氧基乙醇 152g（2.0mol）中，待金属钠全部溶解后，滴加 2-溴乙醛缩二乙醇 98.5g（0.5mol），滴毕回流 8h，冷却，抽滤，滤液减压蒸馏，收集 95～105℃/1.33 kPa 馏分，得 2-(2-甲氧乙氧基）乙醛缩二乙醇无色液体，沸点为 55～65℃/6.65～33.25Pa。

（五）2-甲氧乙氧基乙醛（5）的合成

1. 原料及试剂

名称	规格	用量	名称	规格	用量
2-(2-甲氧乙氧基)乙醛缩二乙醇	自制	43.2g(0.225mol)	碳酸锶	C.P.	适量
硫酸	0.5mol/L	150mL	浓硫酸	C.P.	3.5mL

2. 操作

向 10℃的 0.5mol/L 硫酸 150mL（0.075mol）中加入 2-(2-甲氧乙氧基）乙醛缩二乙醇 43.2g（0.225mol），于 5～10℃反应 2h，加碳酸锶调至 pH7.0，过滤，滤液减压蒸出乙醇-水约 40～50mL 后降至 10℃，再加入浓硫酸 3.5mL 和水 4mL，于 5～10℃反应 2h，用碳酸锶调至 pH7.0，抽滤，滤液减压浓缩得 2-甲氧乙氧基乙醛，直接投入下步反应。

（六）地红霉素（1）的合成

1. 原料及试剂

名称	规格	用量	名称	规格	用量
2-甲氧乙氧基乙醛	自制	3.54g(0.03mol)	乙醇	C.P.	130mL
乙腈	C.P.	45mL	去离子水		330mL
红霉素胺	自制	14.7g(0.02mol)	乙醇	30%	适量

2. 操作

将如上所得 2-甲氧乙氧基乙醛 3.54g（0.03mol），溶于乙腈 45mL 于反应瓶，在 0～5℃分批加入红霉素胺 14.7g（0.02mol），同温反应 10h。过滤，少量冷乙腈洗涤，50℃真空干燥，得地红霉素粗品。将粗品加入 130mL 乙醇中，搅拌使其溶解，过滤，室温搅拌下，缓缓加入 330mL 去离子水，溶液逐渐变浑浊，冰浴冷却，析出结晶，2h 后，抽滤，用少量 30%冷乙醇洗涤，50℃真空干燥，得地红霉素白色结晶，熔点为 185～189℃。

药物性质实验　抗生素类药物的性质实验与定性鉴别

一、目的要求

1. 掌握常用抗生素的化学性质、鉴别原理和方法。
2. 掌握酸碱对抗生素稳定性的影响和在鉴别上的应用。

二、特性与用途

青霉素钠作为 β-内酰胺类抗生素，在临床上主要用于革兰阳性菌，如链球菌、葡萄球菌、肺炎球菌等所引起的全身或严重的局部感染。青霉素钠化学名为（2*S*，5*R*，6*R*)-3,3-二甲基-6-(2-苯乙酰氨基)-7-氧代-4-硫杂-1-氮杂双环［3.2.0］庚烷-2-甲酸钠。化学结构如下：

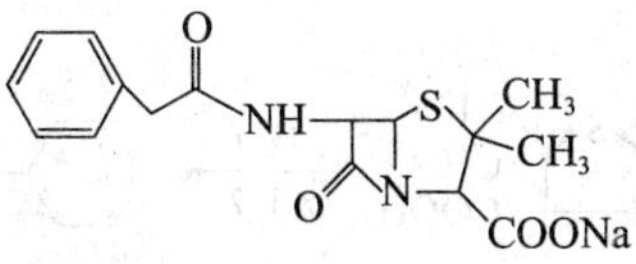

青霉素钠为白色粉末。其水溶液在室温下不稳定，易水解，因此临床上使用其粉针剂，注射前用注射用水现配现用。

红霉素作为大环内酯类抗生素，在临床上红霉素对革兰阳性菌有很强的抗菌作用，对革兰阴性菌如流感杆菌、淋球菌等有效，而对大多数肠道革兰阴性杆菌则无效，是治疗耐药的金黄色葡萄球菌和溶血性链球菌感染的首选药物。化学结构如下：

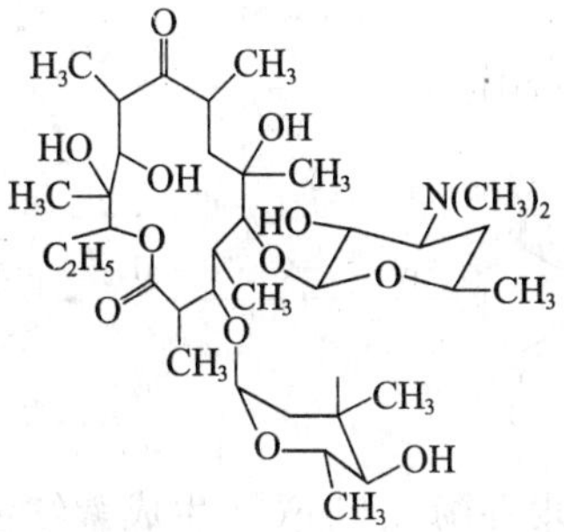

红霉素为白色或类白色结晶性粉末，无臭，味苦，微有吸湿性。熔点为 130～140℃。易溶于乙醇、氯仿、丙酮和乙醚，微溶于水，成盐后溶解度增加。在干燥空气中稳定，遇酸不稳定。

硫酸链霉素作为氨基糖苷类抗生素，主要用于治疗各种结核病，特别是对结核性脑膜炎和急性浸润性肺结核有很好的疗效；对尿道感染、肠道感染、败血症等也有效，与青霉素联合应用有协同作用。硫酸链霉素为白色或类白色粉末，无臭，味微苦；易溶于水，不溶于乙醇或三氯甲烷。硫酸链霉素干燥品在室温下稳定，其水溶液在 pH5～7.5 时最稳定。

化学结构如下：

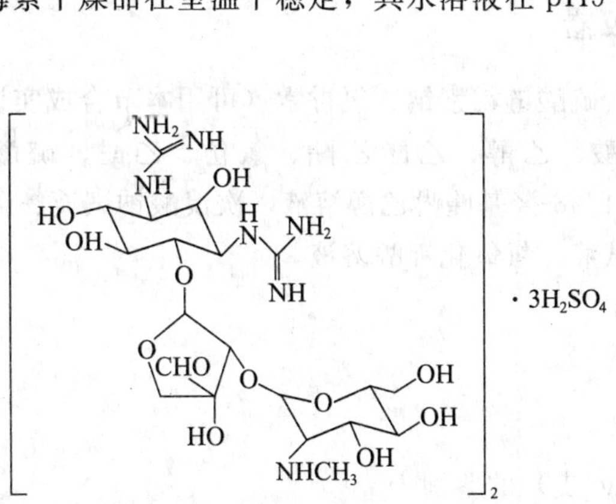

氯霉素的特性与用途参见本节合成实训项目一。

三、实验原理

1. 青霉素钠的酸分解反应：青霉素分解为青霉二酸白色沉淀，于水中不溶，于有机溶剂中溶解。反应式如下：

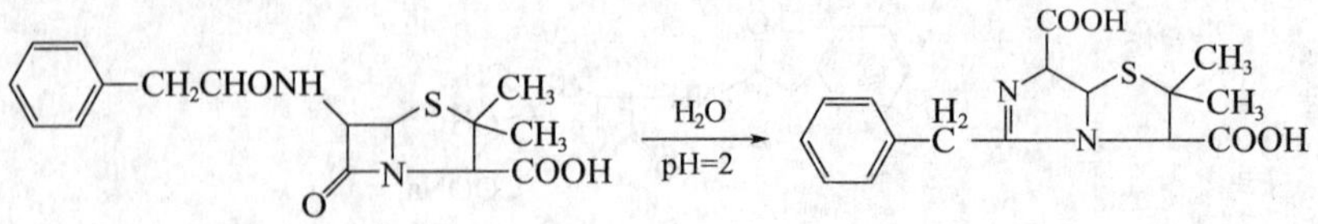

$$C_6H_5CH_2CONH\text{-penicillin (COOH)} \xrightarrow[pH=2]{H_2O} C_6H_5CH_2\text{-C(=N)-...(COOH)}$$

2. 红霉素：其结构中的苷键、内酯键发生水解断裂，得到有色物。

3. 硫酸链霉素：在碱性条件下苷键破裂，水解成链霉胍和链霉糖。链霉胍与8-羟基喹啉和次溴酸钠反应生成橙红色物质。反应式如下：

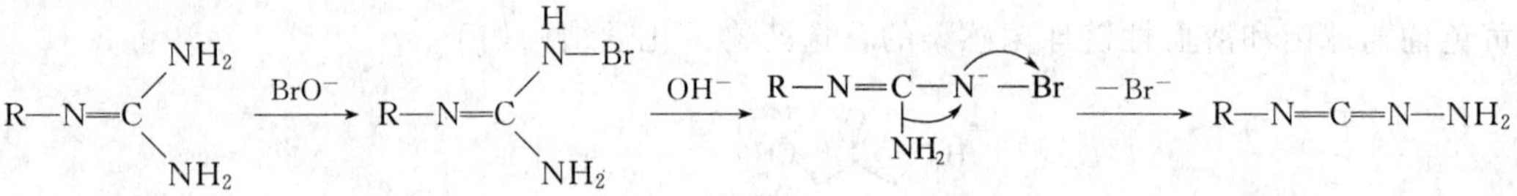

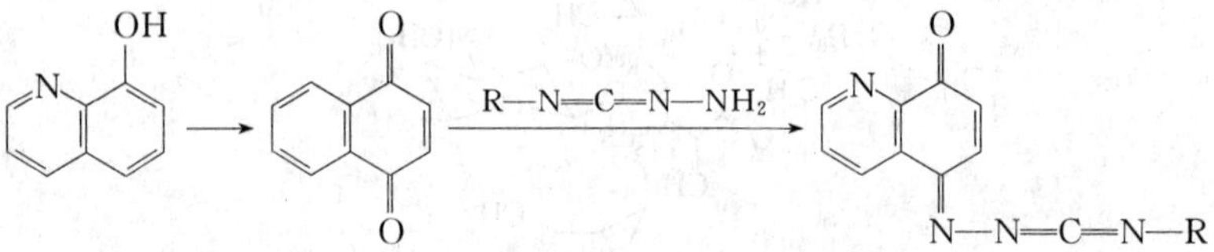

$$R-N=C(NH_2)_2 \xrightarrow{BrO^-} R-N=C(NH_2)(NH-Br) \xrightarrow{OH^-} R-N=C(NH_2)-N^{-}-Br \xrightarrow{-Br^-} R-N=C=N-NH_2$$

$$\text{8-羟基喹啉} \longrightarrow \text{萘醌} \xrightarrow{R-N=C=N-NH_2} \text{N-N=C=N-R}$$

链霉糖在碱性条件下缩合重排为麦芽酚，与Fe^{3+}生成紫红色配合物。

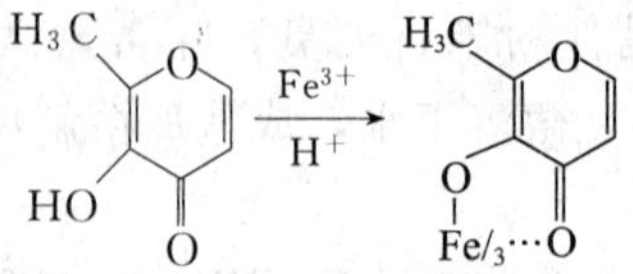

$$\text{麦芽酚 }(H_3C,\ HO,\ O) \xrightarrow[H^+]{Fe^{3+}} \text{配合物 }(H_3C,\ O-Fe/_3\cdots O)$$

4. 氯霉素：(1) 氯离子的反应。

(2) 酰化物在弱酸性溶液中与高铁离子生成紫红色配合物。

四、主要试剂与仪器

青霉素钠、红霉素、硫酸链霉素钠、氯霉素（可用本节合成实训一中自制药物配制）；

稀盐酸、盐酸、硫酸、乙醇、乙酸乙酯、氯仿、乙醚、硫酸、丙酮、氯化铁试液、0.4%氢氧化钠试液、0.1%8-羟基喹啉乙醇溶液、次溴酸钠试液、硫酸铁铵溶液、盐酸羟胺溶液、氯化钡溶液、氨试液、氢氧化钾醇溶液。

五、实验方法

(一) 操作

1. 青霉素钠（480mg/支）的鉴别[1,2]

(1) 取青霉素钠约0.1g，加水1mL使溶解，加稀盐酸2滴，生成白色沉淀；该沉淀能在乙醇、乙酸乙酯、氯仿、乙醚、过量盐酸中溶解（青霉二酸）。

(2) 青霉素钠显钠盐的火焰反应：用铂丝取少许药品，在火焰上燃烧钠盐显鲜黄色火焰。

(3) 取约0.1g，加氢氧化钠1mL，再加羟胺1mL，生成羟肟酸，再加氯化铁试液3滴，生成酒红色配合物。实验记录如下：

药　品	试剂和反应条件	实 验 现 象
青霉素钠		

2. 红霉素（125mg/片）的鉴别

取1片研磨成粉末（量少，反应更明显）。

（1）取红霉素5mg，加浓硫酸2mL，缓缓摇匀显红棕色。（内酯键、苷键水解成有色物）

（2）取红霉素3mg，加丙酮2mL，摇匀溶解后，加浓盐酸2mL即显橙黄色，渐变为紫红色，再加氯仿2mL振摇，氯仿层显紫色。实验记录如下：

药　品	试剂和反应条件	实 验 现 象
红霉素		

3. 硫酸链霉素的鉴别

（1）取硫酸链霉素约0.5mg，加水4mL振摇溶解，加氢氧化钠试液2.5mL与0.1％8-羟基喹啉乙醇溶液1mL，放冷，加次溴酸钠试液3滴，即显橙红色。

（2）取硫酸链霉素约20mg，加水5mL振摇溶解，加0.4％氢氧化钠试液0.3mL，置于水浴上加热5min，加硫酸铁铵试液0.5mL，即显紫红色。

（3）硫酸链霉素的水溶液应显硫酸盐的鉴别反应。实验记录如下：

药　品	试剂和反应条件	实 验 现 象
硫酸链霉素钠		

4. 氯霉素的鉴别

（1）取氯霉素1mL，加氢氧化钾的乙醇溶液2mL，再加硝酸2mL，加硝酸银3滴，生成白色沉淀，沉淀加氨试液溶解，再加硝酸银5滴，沉淀复生成。

（2）取氯霉素1mL，加乙醇溶解，加入锌粉1mg，氯化钙2mg，加入醋酸钠2mg，苯甲酰氯2mL，再加盐酸5mL，加入氯化铁1mL，生成紫红色的配位化合物。不加锌粉，不显色。

实验记录如下：

药　品	试剂和反应条件	实 验 现 象
氯霉素		

（二）注释

[1] 青霉素钠有引湿性，遇酸、碱、氧化剂等分解变质，故应在实验使用前开封使用。

[2] 所用试药若为注射剂（液）可直接使用，若为片剂，应剥去肠溶衣，用乳钵研细后，取适量细粉使用。

六、思考习题

1. 本实验中的抗生素各属哪种类型？还有什么类型的抗生素？
2. 四种抗生素结构不稳定的原因是什么？

第三节 心血管类药物

合成实训项目一 地巴唑的合成

一、目的要求

1. 熟悉合成杂环药物的方法。
2. 掌握脱水反应原理及操作技术。

二、特性与用途

地巴唑化学名为2-苄基苯并咪唑盐酸盐。化学结构如下：

(2-苄基苯并咪唑结构式：苯并咪唑环，NH，N，2位连 CH_2—苯环) · HCl

地巴唑作为降压药，对血管平滑肌有直接松弛作用，使血压略有下降。可用于轻度的高血压和脑血管痉挛等。本品为白色结晶性粉末，无臭。熔点为182～186℃，几乎不溶于氯仿和苯，略溶于热水或乙醇。

三、合成原理

邻苯二胺与盐酸反应生成邻苯二胺单盐酸盐，再与苯乙酸反应成环，即得地巴唑。

合成路线如下：

$$C_6H_4(NH_2)_2 + HCl \longrightarrow C_6H_4(NH_2)_2 \cdot HCl$$

$$C_6H_4(NH_2)_2 \cdot HCl + C_6H_5CH_2COOH \longrightarrow \text{2-苄基苯并咪唑（NH，N，}CH_2\text{—苯环）} \cdot HCl$$

四、预习内容

1. 有机化学中抽滤的主要技术。
2. 脱水反应原理及操作技术
3. 重结晶精制常用的方法。

五、主要仪器

布氏漏斗、抽滤瓶、搅拌棒、搅拌器、温度计、三口烧瓶、烧杯。

六、合成方法

1. 原料及试剂

名称	规格	用量	名称	规格	用量
苯乙酸	C. P.	2.12g	浓盐酸	C. P.	11.2mL
邻苯二胺	C. P.	2g	活性炭	C. P.	适量
氢氧化钠	10%	适量			

2. 操作

(1) 成盐　将浓盐酸 11.2mL 稀释至 17.4mL，取其半量加入 50mL 烧杯中，盖上表面皿，于石棉网上加热至近沸。一次加入邻苯二胺，用玻璃棒搅拌，使固体溶解[1]，然后加入余下的盐酸和活性炭 1g，搅匀，趁热抽滤。滤液冷却后，析出结晶，抽滤，结晶用少量乙醇洗三次，抽干，干燥，得白色或粉红色针状结晶，即为邻苯二胺单盐酸盐。测熔点，计算收率。

(2) 环合　在装有搅拌器、温度计和蒸馏装置的 60mL 三口烧瓶中，加入苯乙酸适量(苯乙酸与邻苯二胺单盐酸盐的摩尔比为 1.06∶1)，砂浴加热，使内温达 99～100℃。待苯乙酸熔化后，在搅拌下加入邻苯二胺单盐酸盐（将上一步产品全部投入）。升温至 150℃开始脱水，然后慢慢升温，于 160～240℃反应 3h（大部分时间控制在 200℃左右）[2]。反应结束后，使反应液冷却到 150℃以下，趁热慢慢向反应液中加入 4 倍量的沸水（按邻苯二胺单盐酸盐计算），搅拌溶解，加活性炭脱色，趁热抽滤，将滤液立即转移到烧杯中，搅拌，冷却，结晶（防止结成大块），抽滤，结晶用少量水洗三次，得地巴唑盐基粗品。

(3) 盐基的精制　取约为地巴唑盐基湿粗品 5.5 倍量的水，加入烧杯中，加热煮沸，投入地巴唑盐基粗品，加热溶解后，用 10% 氢氧化钠调节至 pH 9，冷却，抽滤，结晶用少量蒸馏水洗至中性，抽干，即得地巴唑盐基精品[3]。

(4) 成盐　将地巴唑盐基湿品用 1.5 倍量蒸馏水调成糊状，加热，抽滤，结晶用盐酸调节 pH4～5，使完全溶解。加活性炭脱色，趁热抽滤，使滤液冷却，析出结晶，用蒸馏水洗三次，得地巴唑盐粗品。

(5) 精制　将地巴唑盐粗品用二倍量蒸馏水加热溶解，加活性炭脱色，趁热抽滤，滤液冷却，析出结晶。抽滤，用蒸馏水洗三次，抽干，干燥，得地巴唑精品，测熔点，计算收率。

3. 注释

[1] 用盐酸溶解邻苯二胺时，温度不宜过高，80～90℃即可，否则所生成的邻苯二胺单盐酸盐颜色变深。由于邻苯二胺单盐酸盐在水中溶解度较大，故所用仪器应尽量干燥。邻苯二胺单盐酸盐制好后，应先在空气中吹去大部分溶媒，然后再于红外灯下干燥。否则，产品长时间在红外灯下照射，易被氧化成浅红色。

[2] 在环合反应过程中，气味较大，可将出气口导至水槽，温度上升速度根据蒸出水的速度而定。开始由 160℃逐渐升至 200℃，较长时间维持在 200℃左右，最后 30min 升至 240℃，但不得超过 240℃，否则邻苯二胺被破坏，产生黑色树脂状物，产率明显下降。在加入沸水前，反应液需冷却到 150℃以下，以防反应瓶破裂。

[3] 在精制地巴唑盐基时，结晶用少量蒸馏水洗至中性的目的是洗去未反应的苯乙酸。

七、思考习题

1. 在邻苯二胺单盐酸盐制备中，取半量盐酸加热近沸，此时为什么温度不宜过高？
2. 环合反应温度太高有何不利？为什么？

合成实训项目二 氯贝丁酯的合成

一、目的要求

1. 掌握缩合、酯化和氯化反应等反应类型的原理及基本操作技术。
2. 熟悉减压蒸馏的具体操作。

二、特性与用途

氯贝丁酯又名安妥明、心血安、降脂乙酯，化学名称为2-甲基-2-(4-氯苯氧基）丙酸乙酯。化学结构为：

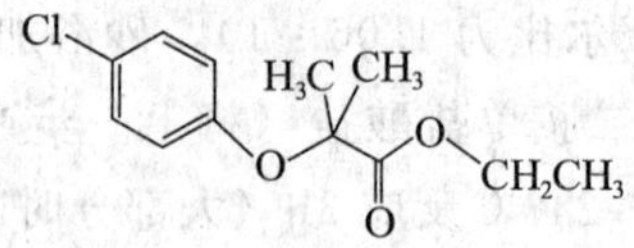

氯贝丁酯作为降血脂药，临床上可抑肝脏分泌脂蛋白，能抑制胆固醇和甘油三酯的合成，增加胆固醇的排泄，降低血中 VLDL 的含量，本品降低甘油三酯的作用较降胆固醇作用明显，对Ⅲ、Ⅳ、Ⅴ型高脂血症有效。此外，能降低血浆纤维蛋白朊的含量和血小板的黏性，因而有利于防止血栓的形成，减少心肌梗死的发病率，用于高脂血症及动脉硬化症等。

本品为无色或黄色的澄清油状液体，略有异臭及异味，味初辛辣后变甜；遇光色渐变深。在乙醇、丙酮、氯仿、乙醚或石油醚中易溶，在水中几乎不溶。沸点为148～150℃。

三、合成原理

方法A：以对氨基苯酚为原料经重氮化，置换制得对氯苯酚，再经缩合，水解，酸化得对氯苯氧异丁酸，最后酯化得氯贝丁酯。

这条路线步骤较长，原料对氨基苯酚不稳定，产率较低，因此常用方法B合成。

方法B：以苯酚为原料，经缩合生成苯氧异丁酸，再于乙醇中通氯，进行氯化和酯化反应生成氯贝丁酯。合成路线如下：

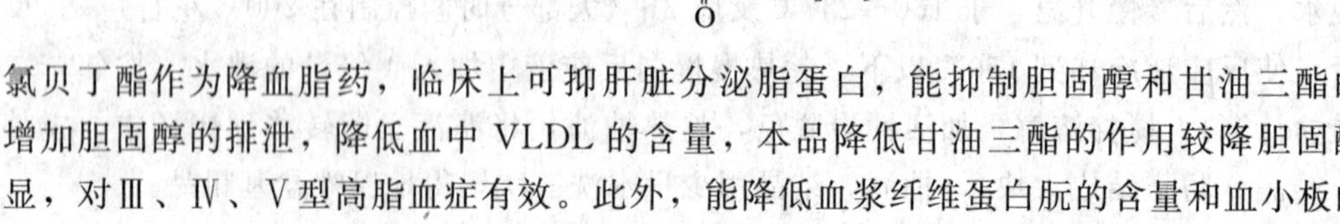

$$\text{C}_6\text{H}_5\text{-OH} \xrightarrow[\text{CHCl}_3,\text{NaOH}]{\text{CH}_3\text{COCH}_3} \text{C}_6\text{H}_5\text{-O-C(CH}_3)_2\text{COOH} \xrightarrow[\text{Cl}_2,\text{C}_2\text{H}_5\text{OH}]{\text{氯化,酯化}} \text{4-Cl-C}_6\text{H}_4\text{-O-C(CH}_3)_2\text{COOCH}_2\text{CH}_3$$

四、预习内容

1. 有机化学中有机物发生缩合反应的条件。
2. 有机化学中有机物发生氯化反应、酯化反应的原理。
3. 萃取的基本原理和操作。
4. 减压蒸馏的基本操作。

五、主要仪器

搅拌器、三口烧瓶、球形冷凝管、温度计、分液漏斗等。

六、合成方法

(一) 苯氧异丁酸的制备

1. 原料及试剂

名称	规格	用量	名称	规格	用量
苯酚	C. P.	15.4g	丙酮	C. P.	100g
氢氧化钠	C. P.	36g	氯仿	C. P.	24g
盐酸	15%	适量	碳酸氢钠	饱和溶液	适量

2. 操作

将苯酚 15.4g、丙酮 100g、氢氧化钠 36g 投入 500mL 三口烧瓶中，搅拌下，用水浴加热至开始回流时，停止加热，缓慢滴加氯仿 24g[1]，滴加速度以能维持回流为度。加完氯仿后继续加热回流 3h，反应温度为 56～59℃，蒸馏回收丙酮（约为加入量的 60%），加水约 16mL，升温至 70℃使溶解，用 15%盐酸中和至 pH＝2，放置过夜。抽滤，得棕色结晶。结晶用饱和碳酸氢钠溶解，用氯仿提取后，水层用 15%盐酸处理得黄色结晶。深棕色油状物用饱和碳酸钠溶液提取，提取液经氯仿洗涤后，以 15%盐酸中和至 pH 约等于 2，又可得部分黄色结晶[2]。合并所得固体，于 60℃左右干燥，即得氯贝丁酯精品，测熔点，计算收率。若熔点与文献值相同（93～95℃），放置备用。

3. 注释

[1] 氯仿滴加速度要控制好，保证均匀，以维持回流为度。

[2] 抽滤时，尽可能将深棕色油状物抽尽。

(二) 氯贝丁酯的制备

1. 原料及试剂

名称	规格	用量	名称	规格	用量
苯氧异丁酸	自制	24g	无水乙醇	C. P.	40mL
碳酸氢钠	饱和溶液	适量			

2. 操作

取苯氧异丁酸 24g，无水乙醇 40mL，置于长三口烧瓶中，搅拌溶解，在 20～40℃下通氯气。通毕得红棕色稠状液体，以水洗后加氯仿溶解。用饱和碳酸氢钠洗涤氯仿层，并再用水洗 2 次，油层用无水氯化钙干燥，回收氯仿，减压蒸馏，收集沸点 124～129℃部分，得无色透明的液体即为氯贝丁酯精品（可供后续药物定性实验用），称重，计算收率。

七、思考习题

1. 处理苯氧异丁酸结晶时，为什么要多次用饱和碳酸氢钠溶液和 15%的盐酸处理？

2. 从苯氧异丁酸的处理来看，你认为对于一个已知的中间产物，应如何确定其纯度就可以进行下一步反应。

3. 简要说明氯化反应和酯化反应的反应机理。

合成实训项目三　亚硝酸异戊酯的合成

一、目的要求

1. 掌握亚硝酸异戊酯的合成原理。
2. 掌握精馏原理及操作基本方法。

二、特性与用途

亚硝酸异戊酯又名亚硝戊酯，化学结构如下：

$$\begin{matrix} CH_3 \\ \diagdown \\ \quad CHCH_2CH_2ONO \\ \diagup \\ CH_3 \end{matrix}$$

亚硝酸异戊酯能使平滑肌松弛、血管扩张，特别是扩张冠状血管和脑血管，使血压降低。吸入后 30s 即显效，持续数分钟。大剂量可使血红蛋白转变为高铁血红蛋白，与氰化物形成无毒的氰化高铁血红蛋白，恢复组织的呼吸功能，故有解毒作用。

亚硝酸异戊酯为淡黄色澄清液体；臭似醚，带水果香；在室温下能挥发，易燃烧。几乎不溶于水，能与乙醇、乙醚、氯仿或苯任意混合。

三、合成原理

异戊醇与亚硝酸钠在硫酸的作用条件下反应生成亚硝酸异戊酯。

合成路线如下：

$$2H_3C\underset{\underset{CH_3}{|}}{C}HCH_2CH_2OH + 2NaNO_3 + H_2SO_4 \longrightarrow 2H_3C\underset{\underset{CH_3}{|}}{C}HCH_2CH_2ONO + Na_2SO_4 + 2H_2O$$

四、预习内容

1. 使用浓硫酸的正确操作方法。
2. 分液萃取的主要操作步骤。
3. 精密分馏的主要原理及操作。

五、主要仪器

三口烧瓶、搅拌器、温度计、分液漏斗等。

六、合成方法

1. 原料及试剂

名称	规格	用量	名称	规格	用量
亚硝酸钠	C. P.	11. 4g	浓硫酸	C. P.	4. 1mL
异戊醇	C. P.	16. 3mL	氯化钠	C. P.	13g
碳酸氢钠	C. P.	1g	无水氯化钙	C. P.	2g

2. 操作

于100mL三口烧瓶中，投入11.4g化学纯的亚硝酸钠和蒸馏水46mL，将三口烧瓶置于冰浴中，搅拌，直至温度在0℃左右。再将100mL烧杯置于冰浴中，加95mL水。缓缓加入4.1mL浓硫酸[1]，再加入异戊醇16.3mL冷至0℃以下，然后用分液漏斗把冷至0℃的混合液，从亚硝酸钠溶液的液面下，慢慢加入，同时不断搅拌，醇混合液要加得相当慢，并使温度保持在±1℃，使得无气体放出[2]。搅拌反应1.5～2h。将所得的混合物置于冰盐浴中，静置稍许，使分成两层，再倾入分液漏斗中，静置稍许，除去下层水溶液，亚硝酸异戊酯用1g$NaHCO_3$和13gNaCl配成100mL水溶液洗两次，每次10mL左右，酯层再用2g干燥的无水氯化钙干燥过夜。合并两组反应产物，加入沸石进行精密分馏，收集95～97℃馏分即为亚硝酸异戊酯精品[3]，计算收率。

3. 注释

[1] 实验中异戊醇的硫酸水溶液的配制注意是硫酸加到水中，有放热现象，稍冷后加入异戊醇，混合液应是澄清的无色液体。

[2] 注意观察反应中棕色NO_2产生的情况。

[3] 精馏中注意收集馏分的温度。

七、思考习题

1. 操作中为何将异戊酯及硫酸的混合液用分液漏斗从亚硝酸钠的液面下慢慢加入？
2. 反应完毕，静置分层，下层水溶液中含有何种化合物？
3. 用$NaHCO_3$及NaCl水溶液洗的目的何在？
4. 为何有的产品可直接蒸馏法精制，而有些产品用减压蒸馏或水蒸气蒸馏精制？为什么亚硝酸异戊酯要加分馏柱，用精密分馏法精制？

合成实训项目四 葡甲胺的合成

一、目的要求

1. 通过实验了解高压反应釜的性能及结构。
2. 掌握加压氢化操作。
3. 掌握一种活性镍催化剂的制备方法。

二、特性与用途

葡甲胺化学名为*N*-甲基-D-葡糖胺。化学结构式如下：

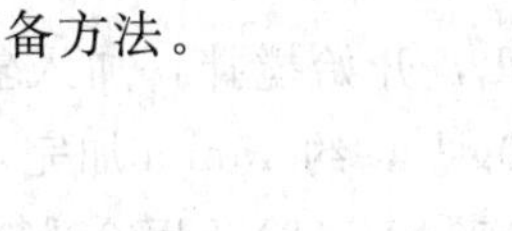

H, N, OH OH, OH, OH OH

葡甲胺（NMG）是医药工业中常见造影剂的助溶剂及表面活性剂。本品为白色结晶性粉末；几乎无臭，味微甜，带咸涩。在水中易溶，在乙醇中略溶，在氯仿中几乎不溶，熔点为128～132℃。

三、合成原理

葡萄糖与甲胺醇溶液在雷尼镍的作用条件下合成葡甲胺。合成路线如下：

$$\begin{array}{c} CHO \\ | \\ H-C-OH \\ | \\ OH-C-H \\ | \\ H-C-OH \\ | \\ H-C-OH \\ | \\ CH_2OH \end{array} + CH_3NH_2 \xrightarrow[Ni,1471kPa]{C_2H_5OH} \begin{array}{c} CH_2-NH-CH_3 \\ | \\ H-C-OH \\ | \\ OH-C-H \\ | \\ H-C-OH \\ | \\ H-C-OH \\ | \\ CH_2OH \end{array}$$

四、预习内容

1. 掌握活性镍催化剂的主要作用及制备方法。
2. 雷尼镍活性的主要检测方法。
3. 甲胺含量测定的分析方法。
4. 高压反应釜的主要性能和结构。
5. 加压氢化操作的主要步骤。

五、主要仪器

搅拌器、温度计、烧杯、圆底烧瓶、锥形瓶、回流冷凝管、容量瓶、胶头滴管、高压釜、抽滤瓶、布氏漏斗等。

六、合成方法

(一) 雷尼镍的制备

1. 原料及试剂

名称	规格	用量	名称	规格	用量
镍-铝合金	含镍40%～50%	50g	氢氧化钠	C. P.	50g
乙醇	95%	150mL			

2. 操作

在800mL烧杯中投入水200mL，开始搅拌，加入氢氧化钠使溶解。利用溶解热，在50～85℃分次少量加入镍-铝合金50g[1]，约45min加完，于85～100℃保温30min。用蒸馏水洗到pH为7。用蒸馏水洗涤（150mL×2），用95%的乙醇（50mL×3）洗涤。检查活性[2]，最后浸没于乙醇中，密闭，避光保存。

3. 注释

[1] 由于反应很剧烈，加快易溢料。

[2] 用刮刀取活性镍少许置于滤纸上，干后易自燃。

(二) 甲胺醇溶液的制备

1. 原料及试剂

名称	规格	用量	名称	规格	用量
甲胺水溶液	工业	500g	乙醇	药用	480mL

2. 操作

在锥形瓶中投入乙醇，在圆底烧瓶中投入甲胺水溶液500g，缓慢加热使甲胺蒸发，甲胺气体通过回流冷凝管顶端，导入装有固体氢氧化钠的干燥塔干燥后进入吸收瓶。当蒸发瓶内温上升到92℃时，停止蒸发，取样分析[1]，吸收瓶中甲胺含量应在15%以上。若含量不足就继续通甲胺，浓度过高，要加入计算量的乙醇稀释到15%。

3. 注释

[1] 甲胺含量的测定：精密吸收甲胺醇液1mL，置于100mL容量瓶中，加水至刻度，摇匀。吸取20mL，加入盛有40mL0.1mol/L HCl液的锥形瓶中，加酚酞指示剂数滴，用0.1mol/L NaOH溶液滴定到显红色不褪为止。

（三）葡甲胺的制备

1. 原料及试剂

名称	规格	用量	名称	规格	用量
葡萄糖	药用	6g	甲胺醇溶液	自制(15%)	29g
雷尼镍	自制	1.3g	活性炭	C.P.	适量

2. 操作

在高压釜中投入葡萄糖、甲胺醇液、雷尼镍，加毕用少量乙醇冲洗附着在釜壁上的雷尼镍。仔细地盖上釜盖，逐步对称地上紧螺帽。按照规定的顺序排除釜内的空气后[1]，通氢气使釜内的压力达1.5MPa，开始搅拌，等搅拌正常后，开始加热，使内温保持（68±2)℃进行反应。当釜内压力降至1.0MPa时，即补加氢气到1.5MPa，直至不再消耗氢气为止，约需反应6h，冷至室温后，打开排气阀排尽釜内残余氢气，出料于小烧杯中，滤去镍催化剂[2]，滤液在5℃以下冷却结晶、抽滤，得葡甲胺粗品。

将葡甲胺粗品放入250mL圆底烧瓶中，加入约为粗品6～8倍量的蒸馏水，少量活性炭，再加入含有EDTA 0.5g的水溶液，加热回流40min，过滤，滤液缓慢倾入搅动的乙醇（适量）。在5℃下进行冷却结晶。抽滤，烘干约得葡甲胺精品，测熔点，计算收率[3]。

3. 注释

[1] 高压氢化釜排除空气的操作步骤如下：先通入氢气（0.3MPa)，关闭进气阀，检查是否漏气，若漏气，应待解除压力后采取相应措施（如上紧螺栓、换垫圈、重装不合适的部件等)，然后打开排气阀排气，排完后观察排气阀。再如上操作通氮两次。再充以氢气(0.3MPa)。再检查是否漏气后，重复以上操作，排除釜中氮气3次。最后通入氢气(1.5MPa)，关闭所有阀，进行反应。

[2] 反应后的镍催化剂仍有相当的活性，过滤时，切勿滤干！以防催化剂燃烧！并立即以少量乙醇洗涤两次，然后将潮湿的催化剂滤渣连同滤纸移入盛有乙醇的烧杯中回收。

[3] 葡甲胺产量约为3g，熔点为128～131℃，收率约为46.15%。

七、思考习题

1. 为什么将制备好的活性镍置于滤纸上，干后会自燃？

2. 本实验中共包括哪几步反应？若用氨的醇溶液代替甲胺醇溶液，将得到什么产物？

3. 葡甲胺精制时，为什么要加入EDTA？

药物性质实验　心血管系统药物的定性鉴别

一、目的要求

进一步熟悉几种常用心血管系统药物的结构、鉴定原理和操作方法。

二、特性与用途

硝酸异山梨酯又名硝异梨醇、消心痛。本品具有冠脉扩张作用，临床上用于心绞痛、冠状循环功能不全、心肌梗死等的预防。化学名为1,4,3,6-二脱水-D-山梨醇-2,5-二硝酸酯。化学结构如下：

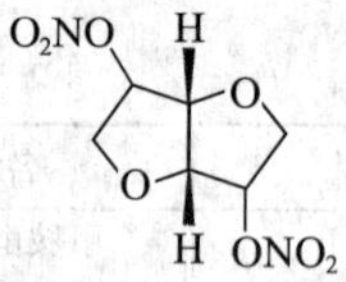

硝酸异山梨酯为白色结晶性粉末，在丙酮或氯仿中易溶，在乙醇中略溶，在水中微溶。在室温下呈干燥状态，较稳定，但遇强热会发生爆炸。

卡托普利又名开博通、巯甲丙脯酸。临床上具有舒张外周血管，降低醛固酮分泌，影响钠离子的重吸收，降低血容量的作用。化学名为1-(3-巯基-2-D-甲基-1-氧丙基)-L-脯氨酸。化学结构如下：

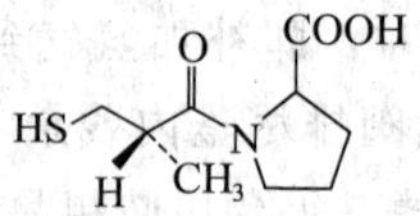

卡托普利是一种白色或类白色结晶粉末，略带有大蒜气味。卡托普利有两种晶型，一种为不稳定的，熔点较低，为87～88℃；另一种为稳定型，熔点较高，为105.2～105.9℃。

盐酸胺碘酮又名乙胺碘呋酮、安律酮，是一种抗心律失常药，适用于快速型室性及室上性心律失常的治疗和预防，对奎尼丁或β-受体拮抗剂无效的顽固性阵发性心动过速有效。化学名为（2-丁基-3-苯并呋喃基)-[4-[2-(二乙氨基）乙氧基]-3,5-二碘苯基］甲酮盐酸盐，化学结构如下：

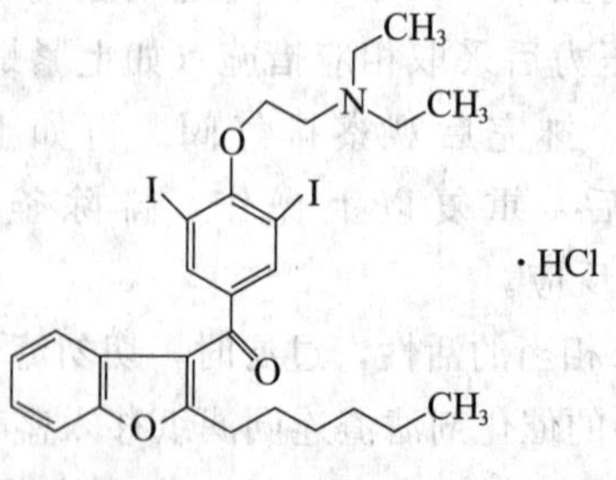

盐酸胺碘酮为类白色或淡黄色结晶粉末，无臭无味。易溶于氯仿、甲醇，溶于乙醇，微溶于丙酮、四氯化碳、乙醚，几乎不溶于水，熔点为156～158℃。

氯贝丁酯的特性与用途参见本节合成实训项目二。

三、实验原理

1. 硝酸异山梨酯

（1）硝酸异山梨酯被硫酸破坏生成硝酸，加硫酸亚铁后，生成硫酸氧氮合亚铁，使两液层界面显棕色环。

反应式如下：

$$2HNO_3+6FeSO_4+3H_2SO_4 \longrightarrow 3Fe_2(SO_4)_3+4H_2O+2NO$$

$$FeSO_4+NO \longrightarrow Fe(NO)SO_4\text{（棕色）}$$

（2）硝酸异山梨酯被硫酸水解生成的硝酸，使儿茶酚生成对亚硝基儿茶酚，在硫酸溶液中变成醌肟，又与过量的儿茶酚缩合生成暗绿色的靛酚类化合物。

反应式如下：

HO, OH（儿茶酚） —HNO_3→ 对亚硝基儿茶酚（ON） —H_2SO_4→ 醌肟（HON） —儿茶酚→ 靛酚类化合物（HO, HO, N, HO, O）

2. 卡托普利

卡托普利其结构中的—SH与亚硝酸作用生成红色的亚硝酰硫醇酯。

反应式如下：

$$R—SH+HNO_2 \longrightarrow O=N—S—R$$

3. 盐酸胺碘酮

盐酸胺碘酮其结构中的羰基与2，4-二硝基苯肼反应，生成黄色的沉淀。

反应式如下：

$$R'(R)C=O + H_2N—NH—C_6H_3(NO_2)_2 \longrightarrow R'(R)C=N—NH—C_6H_3(NO_2)_2\downarrow$$

4. 氯贝丁酯

氯贝丁酯具有酯的性质，在碱性条件下与羟胺生成异羟肟酸，加1%的氯化铁试液生成紫色的异羟肟酸铁。

反应式如下：

$$Cl—C_6H_4—O—C(CH_3)_2—COOCH_2CH_3 + FeCl_3 \xrightarrow[OH^-]{NH_2OH} [Cl—C_6H_4—O—C(CH_3)_2—CO—NHO]_3Fe$$

四、主要试剂与仪器

硝酸异山梨酯、卡托普利、盐酸胺碘酮、氯贝丁酯（可用本节合成实训二自制的药物）；

硫酸、硫酸亚铁试液、儿茶酚溶液、乙醇、亚硝酸钠、2,4-二硝基苯肼高氯酸溶液、硝酸银试液、氨试液、硝酸、盐酸羟胺、氢氧化钾、氯化铁溶液；

研钵、试管、玻璃棒、滴管。

五、实验方法

（一）操作

1. 硝酸异山梨酯的定性鉴别[1]

（1）取本品 10mg（约 2 片）[4]，加水 1mL，加硫酸 2mL，摇匀使药品溶解，放冷，沿管壁缓慢加硫酸亚铁试液 3mL，不振摇，使成两液层，界面处出现棕色环。

（2）取本品约 2mg，加新制的 10%儿茶酚溶液 3mL，摇匀后缓慢滴加硫酸 6mL，溶液变成暗绿色。

实验记录如下：

药　品	试剂和反应条件	实　验　现　象
硝酸异山梨酯		

2. 卡托普利的定性鉴别[2]

取约 25mg（1 片），加乙醇 2～4mL 溶解，加亚硝酸钠结晶少量和稀硫酸 10 滴，室温放置，呈红色。

实验记录如下：

药　品	试剂和反应条件	实　验　现　象
卡托普利		

3. 盐酸胺碘酮的定性鉴别

（1）取约 20mg，加乙醇 2mL 溶解，加 2,4-二硝基苯肼高氯酸溶液 2mL[3]，加水 5mL，黄色沉淀析出。

（2）显氯化物的鉴别反应。

实验记录如下：

药　品	试剂和反应条件	实　验　现　象
盐酸胺碘酮		

4. 氯贝丁酯的定性鉴别

取约 20mg，加乙醚溶解，滴加盐酸羟胺的饱和乙醇溶液和氢氧化钾的饱和乙醇溶液各 2～3 滴，于水浴中加热 2min，冷却，加稀盐酸和 1%的氯化铁溶液 1～2 滴，溶液显紫色。

实验记录如下：

药　品	试剂和反应条件	实　验　现　象
氯贝丁酯		

（二）注释

［1］硝酸异山梨酯室温下较稳定，遇强热就会发生爆炸，实验中要注意。

［2］卡托普利具有巯基结构，故有类似蒜的特臭。

［3］2,4-二硝基苯肼高氯酸溶液配制方法：取 2,4-二硝基苯肼 1.2g，加 30%高氯酸溶液 50mL，使溶解。

［4］若供试药品为片剂，则将片剂研细，取片剂适量（约相当于硝酸异山梨酯 20mg、卡托普利 50mg、盐酸胺碘酮 25mg），用溶剂振摇提取（硝酸异山梨酯用氯仿 10mL、卡托普利用乙醇 4mL、盐酸胺碘酮用氯仿 10mL），提取液过滤；卡托普利用滤液进行鉴别反应，其他两种药物将滤液蒸干，得到滤渣，用滤渣进行鉴别。

六、思考习题

1. 心血管系统药物分成哪几类？每类各有哪些代表药物？指出本实验中三种药品的适应证。

2. 写出硝酸异山梨酯的结构、化学名，简述其鉴别原理。

第四节　麻醉用药

合成实训项目一　苯佐卡因的合成

一、目的要求

1. 学习多步骤合成制备苯佐卡因的原理和方法。
2. 练习多步骤合成的实验操作技术。
3. 巩固回流、过滤和结晶等基本操作技术。
4. 掌握氧化、酯化和还原反应的原理及基本操作。

二、特性与用途

苯佐卡因化学名为对氨基苯甲酸乙酯，化学结构式如下：

NH_2

$COOC_2H_5$

苯佐卡因可用作局部麻醉剂或止痛剂。外用为撒布剂，用于手术后创伤止痛、溃疡痛、一般性痒疹等。作用特点是起效迅速，约30s即可产生止痛作用，且对黏膜无渗透性，毒性低，不会影响心血管系统和神经系统。

苯佐卡因为白色结晶性粉末，味微苦而麻；熔点为88～90℃；易溶于乙醇，极微溶于水。

三、合成原理

苯佐卡因有多种合成方法。若以对硝基甲苯为原料可有三种不同的合成路线：

(1)

CH_3 / NO_2 $\xrightarrow{\text{还原}}$ CH_3 / NH_2 $\xrightarrow{\text{乙酯化}}$ CH_3 / $NHCOCH_3$ $\xrightarrow{\text{氧化}}$ $COOH$ / $NHCOCH_3$ $\xrightarrow[\text{水解}]{\text{酯化}}$ $COOC_2H_5$ / NH_2

(2)

CH_3 / NO_2 $\xrightarrow{\text{氧化}}$ $COOH$ / NO_2 $\xrightarrow{\text{酯化}}$ $COOC_2H_5$ / NO_2 $\xrightarrow{\text{还原}}$ $COOC_2H_5$ / NH_2

(3)

$$\text{CH}_3\text{C}_6\text{H}_4\text{NO}_2 \xrightarrow{\text{氧化}} \text{HOOC}\text{C}_6\text{H}_4\text{NO}_2 \xrightarrow{\text{还原}} \text{HOOC}\text{C}_6\text{H}_4\text{NH}_2 \xrightarrow{\text{酯化}} \text{C}_2\text{H}_5\text{OOC}\text{C}_6\text{H}_4\text{NH}_2$$

第一条合成路线步骤多，产率较低；第二、三条路线则步骤较少，产率高。尤以第三条线路效果最佳，具有实验步骤少、操作方便、产率高的优点，也可利用前面一般合成中的产品（对硝基苯甲酸）作为原料，可节约药品。

四、预习内容

1. 合成苯佐卡因的原理。
2. 苯佐卡因的结构和性质。
3. 固体有机物纯度的检验方法。
4. 多步骤有机合成的方法。

方法 A

一、合成原理

本实验采用第二条路线，硝基甲苯与重铬酸钠氧化生成对硝基苯甲酸，乙醇酯化为对硝基苯甲酸乙酯，铁粉还原得对氨基苯甲酸乙酯。

$$\text{CH}_3\text{C}_6\text{H}_4\text{NO}_2 \xrightarrow{\text{氧化}} \text{HOOC}\text{C}_6\text{H}_4\text{NO}_2$$

$$\text{O}_2\text{N}\text{C}_6\text{H}_4\text{COOH} + \text{CH}_3\text{CH}_2\text{OH} \rightleftharpoons \text{O}_2\text{N}\text{C}_6\text{H}_4\text{COOC}_2\text{H}_5 + \text{H}_2\text{O}$$

$$\text{O}_2\text{N}\text{C}_6\text{H}_4\text{COOC}_2\text{H}_5 \xrightarrow[\text{H}^+]{\text{Fe}} \text{H}_2\text{N}\text{C}_6\text{H}_4\text{COOC}_2\text{H}_5$$

二、主要仪器

三口烧瓶、圆底烧瓶、冷凝管、滴液漏斗、布氏漏斗、抽滤瓶、烧杯、温度计、水浴锅、冰浴、电磁搅拌器、电热套、乳钵、分液漏斗、pH 试纸。

三、合成方法

（一）对硝基苯甲酸的制备（氧化）

1. 原料及试剂

名称	规格	用量	名称	规格	用量
重铬酸钠	C. P.	23.6g	浓硫酸	C. P.	32mL
对硝基甲苯	C. P.	8g	硫酸	5%	35mL
水		50mL	硫酸	15%	50mL
氢氧化钠	5%	70mL	活性炭	C. P.	0.5g

2. 操作

在装有搅拌棒和球形冷凝管的250mL三口烧瓶中，加入重铬酸钠（含两个结晶水）23.6g，水50mL，开动搅拌，待重铬酸钠溶解后，加入对硝基甲苯8g，用滴液漏斗滴加32mL浓硫酸。滴加完毕，直火加热，保持反应液微沸60～90min[1]。冷却后，将反应液倾入80mL冷水中，抽滤。残渣用45mL水分三次洗涤。将滤渣转移到烧杯中，加入5%硫酸35mL，在沸水浴上加热10min，并不时搅拌，冷却后抽滤，滤渣溶于温热的5%氢氧化钠溶液70mL中，在50℃左右抽滤[2]，滤液加入活性炭0.5g脱色（5～10min），趁热抽滤。冷却，在充分搅拌下，将滤液慢慢倒入15%硫酸50mL中，抽滤，洗涤，干燥得对硝基苯甲酸，计算收率。

3. 注释

[1] 反应中，球形冷凝管中可能会有白色针状的对硝基甲苯析出，可适当关小冷凝水，使其熔融。

[2] 用5%氢氧化钠处理滤渣时，温度应保持在50℃左右，若温度过低，对硝基苯甲酸钠会析出而被滤去。

（二）对硝基苯甲酸乙酯的制备（酯化）

1. 原料及试剂

名称	规格	用量	名称	规格	用量
对硝基苯甲酸	自制	6g	碳酸钠溶液	5%	10mL
无水乙醇	C. P.	24mL	浓硫酸	C. P.	2mL

2. 操作

在干燥的100mL圆底瓶中[1]，加入对硝基苯甲酸6g，无水乙醇24mL，逐渐加入浓硫酸2mL[2]，振摇使混合均匀，装上附有氯化钙干燥管的球形冷凝管，在水浴上加热回流90min[3]；稍冷，将反应液倾入100mL水中，抽滤[4]；滤渣移至乳钵中，研细，加入5%碳酸钠溶液10mL（由0.5g碳酸钠和10mL水配成），研磨5min，测pH（检查反应物是否呈碱性），抽滤，用少量水洗涤，干燥得对硝基苯甲酸乙酯，计算收率。

3. 注释

[1] 酯化反应需在无水条件下进行，如有水进入反应系统中，收率将降低。无水操作的要点是：原料干燥无水；所用仪器、量具干燥无水；反应期间避免水进入反应瓶。

[2] 加浓硫酸一定要缓慢，以防乙醇被炭化或脱水。

[3] 在回流过程中，反应液逐渐澄明，澄明后要继续回流一段时间，使反应趋于完全。

[4] 对硝基苯甲酸乙酯及少量未反应的对硝基苯甲酸均溶于乙醇，但均不溶于水。反应完毕，将反应液倾入水中，乙醇的浓度降低，对硝基苯甲酸乙酯及对硝基苯甲酸便会析出。这种分离产物的方法称为稀释法。

（三）对氨基苯甲酸乙酯的制备（还原）

A法

1. 原料及试剂

名称	规格	用量	名称	规格	用量
对硝基苯甲酸乙酯	自制	6g	乙醇	95%	35mL
冰醋酸	C.P.	2.5mL	乙醇	稀溶液	适量
铁粉	C.P.	8.6g	碳酸钠	饱和溶液	30mL

2. 操作

在装有搅拌棒及球形冷凝管的250mL三口烧瓶中，加入35mL水、2.5mL冰醋酸和已经处理过的铁粉8.6g[1]，开动搅拌[2]，加热到95～98℃，反应5min，稍冷，加入对硝基苯甲酸乙酯6g和95%乙醇35mL，在激烈搅拌下，回流反应90min。稍冷，在搅拌下，分次加入温热的碳酸钠饱和溶液（由碳酸钠3g和水30mL配成），搅拌片刻，立即趁热抽滤（布氏漏斗需预热），滤液冷却后析出结晶，抽滤，用稀乙醇洗涤，干燥得对氨基苯甲酸乙酯粗品。

3. 注释

［1］铁粉一定要活化，否则，还原效果不佳。铁粉需预处理方法为：称取铁粉10g置于烧杯中，加入2%盐酸25mL，在石棉网上加热至微沸，抽滤，水洗至pH5～6，烘干，备用。

［2］因铁粉密度大，沉于瓶底，必须将其搅拌起来，才能使反应顺利进行，充分激烈搅拌是铁酸还原反应的重要因素。

B法

1. 原料及试剂

名称	规格	用量	名称	规格	用量
对硝基苯甲酸乙酯	自制	5g	盐酸	5%	90mL
氯化铵	C.P.	0.7g	碳酸钠	饱和溶液	少量
铁粉	C.P.	4.3g	氢氧化钠	40%	适量
氯仿	C.P.	40mL			

2. 操作

在装有搅拌棒及球形冷凝管的250mL三口烧瓶中，加入水17mL，氯化铵0.7g，直火加热至95℃，加入铁粉4.3g，在95～98℃活化20min，慢慢加入对硝基苯甲酸乙酯5g，在95～98℃活化90min，冷至40℃左右，加入少量碳酸钠饱和溶液至pH7～8，加入氯仿30mL，搅拌3～5min，抽滤，用氯仿7～10mL洗三口烧瓶及滤渣，抽滤，合并滤液，将滤液倾入100mL分液漏斗中，静置，分层，弃去水层，氯仿层用5%盐酸90mL分三次萃取，合并提取液，用40%的NaOH调至pH8，析出结晶，抽滤，得苯佐卡因粗品。

（四）对氨基苯甲酸乙酯的精制

1. 原料及试剂

名称	规格	用量	名称	规格	用量
对氨基苯甲酸乙酯	粗品	上步得量	活性炭	C.P.	105mL
乙醇	50%	粗品10～15倍(mL/g)			

2. 操作

将粗品置于装有球形冷凝管的100mL圆底瓶中，加入10～15倍（mL/g）50%乙醇，在水浴上加热溶解。稍冷，加活性炭脱色[1]，加热回流20min，趁热抽滤[2]。将滤液趁热转移至烧杯中，自然冷却，待结晶完全析出后，抽滤，用少量50%乙醇洗涤两次，压干，干燥的对氨基苯甲酸乙酯精制品，测熔点，计算收率。

3. 注释

[1] 脱色时，加入活性炭的用量要根据粗品的颜色来定。

[2] 趁热抽滤时，布氏漏斗、抽滤瓶应该预热。

四、思考习题

1. 氧化反应完毕，依据哪些性质将对硝基苯甲酸从混合物中分离出来？

2. 酯化反应为什么需无水操作？

3. 说明铁酸还原反应机理。

方法 B

一、合成原理

本实验采用第三条路线，以对硝基苯甲酸为原料，先还原、后酯化合成苯佐卡因。分两步进行。

第一步是还原反应。以对硝基苯甲酸为原料，锡粉为还原剂，在酸性介质中，苯环上的硝基还原成氨基，产物为可溶于水对氨基苯甲酸。这是一个既含有羧基又含有氨基的两性化合物。故可通过调节反应液的酸碱性将产物分离出来。

$$HOOC-C_6H_4-NO_2 \xrightarrow[HCl]{Sn} HOOC-C_6H_4-NH_2 \cdot HCl + SnCl_4$$

还原反应是在酸性介质中进行的，产物对氨基苯甲酸形成盐酸盐而溶于水中，还原反应后锡生成四氯化锡也溶于水中，反应完毕加入浓氨水至碱性，四氯化锡转化为 $Sn(OH)_4$ 沉淀可被滤去。

$$SnCl_4 + 4NH_3 \cdot H_2O \longrightarrow Sn(OH)_4\downarrow + 4NH_4Cl$$

而对氨基苯甲酸在碱性条件下生成羧酸铵盐仍溶于水。然后再用冰乙酸中和过滤，而对氨基苯甲酸固体析出。对氨基苯甲酸为两性物质，酸化或碱化时都必须小心控制酸碱用量，否则严重影响产量与质量，有时甚至生成钠盐而得不到产物。

$$HOOC-C_6H_4-NH_2 \cdot HCl \xrightarrow{NH_3 \cdot H_2O} H_4NOOC-C_6H_4-NH_3 \xrightarrow{CH_3COOH} HOOC-C_6H_4-NH_3 + CH_3COONH_4$$

第二步是酯化反应：由于酯化反应有水生成，且为可逆反应，故使用无水乙醇和过量的硫酸。酯化产物与过量的硫酸形成盐而溶于溶液中，反应完毕加入碳酸钠中和，得苯佐卡因。

$$H_2N-C_6H_4-COOH + CH_3CH_2OH \rightleftharpoons H_2N-C_6H_4-COOC_2H_5 + H_2O$$

二、主要仪器

三口烧瓶、圆底烧瓶、滴液漏斗、回流冷凝管、电热套、磁力搅拌器、表面皿、量筒、球形冷凝管、烧杯、布氏漏斗、吸滤瓶、培养皿、循环水真空泵、蓝色石蕊试纸。

三、合成方法

（一）对氨基苯甲酸的制备（还原）

1. 原料及试剂

名称	规格	用量	名称	规格	用量
对硝基苯甲酸	C.P.	4g	浓盐酸	C.P.	20mL
锡粉	C.P.	9g	浓氨水	C.P.	适量
冰乙酸	C.P.	适量			

2. 操作

在 100mL 三口烧瓶上安装回流冷凝管和滴液漏斗。三口烧瓶中加入 4g 对硝基苯甲酸、9g 锡粉和磁力搅拌子，滴液漏斗中加入 20mL 浓 HCl[1]。开动磁力搅拌，用滴液漏斗滴加浓 HCl，反应立即开始。如有必要可稍稍加热以维持反应正常进行（反应液中锡粉逐渐减少）。20～30min 后反应接近终点，反应液呈透明状。

稍冷后，将反应液倾斜倒入 250mL 烧杯中，用少量水洗涤留存的锡块固体。反应液冷至室温，慢慢地滴加浓氨水（使 4-氨基苯甲酸形成 4-氨基苯甲酸铵盐）[3]，边滴加边搅拌，使溶液 pH 调为 7～8，澄清反应液变为糊状物［$Sn(OH)_4$］。抽滤弃去不溶物，用少许水洗涤沉淀，合并滤液和洗液，注意总体积不要超过 55mL[2]。若体积超过 55mL，可在水浴上浓缩。向滤液中小心地滴加冰乙酸[4]，有白色晶体析出。再滴加少量冰乙酸，有更多的固体析出，用蓝色石蕊试纸检验到呈酸性为止（pH=5）。在冷水浴中冷却，过滤得白色固体，晒干后得对氨基苯甲酸，称重，产量约为 2g。

3. 注释

［1］加料次序不要颠倒，浓盐酸的量切不可过量，否则浓氨水用量将增加，最后导致溶液体积过大，造成产品损失。

［2］如果溶液体积过大，则需要浓缩。浓缩时，氨基可能发生氧化而导入有色杂质。

［3］对氨基苯甲酸是两性物质，碱化或酸化时都要小心控制酸、碱用量。如果未能将反应后的清液用氨水调节至碱性，那么仍将有部分对氨基苯甲酸以其盐酸盐的形式存在，而该盐酸盐是可溶解于水的。也不能加过量的浓氨水，过量的氨水会使沉淀锡盐以配合物的形式重新溶解，影响产物的质量。

［4］在滴加冰乙酸时，需特别小心慢慢滴加。避免过量或形成内盐溶解，降低产率。酸化得不够，也会使产物以对硝基苯甲酸铵盐的形式留在水层中。

（二）对氨基苯甲酸乙酯的制备（酯化）

1. 原料及试剂

名称	规格	用量	名称	规格	用量
对氨基苯甲酸	自制	2g	碳酸钠粉末	C.P.	适量
无水乙醇	C.P.	20mL	碳酸钠	10%	适量
浓硫酸	C.P.	2mL			

2. 操作

在 100mL 干燥的三口烧瓶中加入自制的 2g 对氨基苯甲酸、20mL 无水乙醇和 2mL 浓硫酸[1]。将混合物充分摇匀，投入沸石，安上回流冷凝管，在电热套中加热回流1.5h，反应液呈无色透明状。

趁热将反应液倒入盛有85mL水的250mL烧杯中[2]。溶液稍冷后，慢慢加入碳酸钠固体粉末，边加边搅拌，使碳酸钠粉末充分熔解[3]，当液面有少许白色沉淀出现时，慢慢加入10%碳酸钠溶液，将溶液pH调至8～9，所得固体产品用布氏漏斗抽滤[4]。用少量水洗涤固体，抽干，晾干后得对氨基苯甲酸乙酯粗品，称重，产量为1～2g。

3. 注释

[1] 酯化反应中，仪器需干燥。浓硫酸的用量较多，一是催化剂，二是脱水剂。加浓硫酸时要慢慢滴加并不断振荡，可流水冷却，以免加热引起炭化。乙醇和浓硫酸的用量可根据每人得到的对氨基苯甲酸的多少而作相应调整。

[2] 酯化反应结束时，反应液要趁热倒出，冷却后可能有苯佐卡因硫酸盐析出。

[3] 用固体碳酸钠中和时，应慢慢加入，以防生成大量泡沫而溢出。碳酸钠的用量要适宜，太少产品不析出，太多则可使酯水解。

[4] 终产物结晶时，很可能使得到的晶体非常细小，而且量也很少，使得不宜抽滤。可采用以下方法解决：a. 长时间静置，使晶体尽可能长大；b. 轻微晃动烧杯或者搅拌，增加其碰撞的机会，但略微剧烈的搅拌则可能会使晶体重新溶解；c. 将得到的晶体重新加热溶解后，再冷却结晶；或者加极少量HCl溶解后，再用碳酸钠（Na_2CO_3）调节pH至7，结晶。

(三) 苯佐卡因精制与表征（重结晶）

在所得产品中加入10mL50%乙醇，加热溶解，滤去不溶物，冷却结晶得纯品，晾干得苯佐卡因精制品、称重，测熔点表征（理论90～91℃）。

四、思考习题

1. 如何判断合成苯佐卡因的还原反应已经结束？为什么？

2. 酯化反应中用浓硫酸的作用是什么？酯化反应为何先用固体碳酸钠中和，再用10%碳酸钠中和反应液？

3. 本实验采用什么方法提高酯化反应的产率？

合成实训项目二　盐酸普鲁卡因的合成

一、目的要求

1. 通过局部麻醉药盐酸普鲁卡因的合成，学习酯化、还原等单元反应。

2. 掌握利用水和二甲苯共沸脱水的原理进行羧酸的酯化操作。

3. 掌握盐酸普鲁卡因成盐的条件和水溶性大的盐类用盐析法进行分离的操作及其精制方法。

二、特性与用途

盐酸普鲁卡因化学名为对氨基苯甲酸-2-二乙氨基乙酯盐酸盐，习惯名称为奴佛卡因。化学结构式如下：

$$\left[H_2N-C_6H_4-\overset{O}{\overset{\|}{C}}-O-(CH_2)_2-N\begin{matrix} C_2H_5 \\ C_2H_5 \end{matrix} \right] \cdot HCl$$

盐酸普鲁卡因为局部麻醉药，作用强，毒性低。临床上主要用于浸润麻醉、阻断麻醉或腰椎麻醉。本品由于普鲁卡因有扩张小血管的作用，故吸收快、麻醉时间短。常酌加肾上腺素于盐酸普鲁卡因中，不仅可增强麻醉作用，延长作用时间并能降低毒性。

本品为白色结晶性粉末，无臭、味微苦，随后有麻痹感。熔点为 154～157℃。易溶于水（1∶1），略溶于乙醇（1∶30），微溶于氯仿，几乎不溶于乙醚；在空气中稳定，但对光线敏感，故宜避光贮存。水溶液加氢氧化钠或碳酸钠溶液，有油状的普鲁卡因析出，放置后可形成结晶，熔点为 57～59℃。

三、合成原理

盐酸普鲁卡可由对硝基苯甲酸，与二乙氨基乙醇酯化，经二甲苯共沸蒸馏脱水得硝基卡因。在稀盐酸中用铁粉还原得普鲁卡因。与浓盐酸作用后，冷却下盐析得到盐酸盐。

合成路线如下：

$$O_2N-C_6H_4-COOH \xrightarrow[\sim 145^\circ C, 6h]{HOCH_2CH_2N(C_2H_5)_2,\text{二甲苯}} O_2N-C_6H_4-COOCH_2CH_2N(C_2H_5)_2 \xrightarrow[45^\circ C, 2h]{Fe/HCl}$$

$$H_2N-C_6H_4-COOCH_2CH_2N(C_2H_5)_2 \cdot HCl \xrightarrow{20\%NaOH} H_2N-C_6H_4-COOCH_2CH_2N(C_2H_5)_2$$

$$\xrightarrow[pH=5.5]{\text{浓 }HCl} H_2N-C_6H_4-COOCH_2CH_2N(C_2H_5)_2 \cdot HCl$$

四、预习内容

1. 有机化学中有关酯类化合物的合成方法，结合本实验，比较各方法之间的优缺点。
2. 物理化学中有关共沸带水的原理，结合二相图理解本实验中所用的反应体系。
3. 酒精喷灯的使用，毛细管的拉制以及减压蒸馏的原理、方法及注意事项。
4. 有机化学中由硝基还原制备氨基的反应，结合本实验，思考为何选择用铁粉还原。
5. 铁粉还原反应的有关反应机理和实验注意事项。
6. 用硫化钠除铁，以及用盐酸除去硫的原理。
7. 有关盐酸普鲁卡因合成的原理，盐酸普鲁卡因的性质，分解产物。
8. 有关盐析的基本原理。

五、主要仪器

三口烧瓶、回流冷凝管、温度计、分水器、电加热套、减压蒸馏烧瓶、水泵、电动搅拌器装置一套、布氏漏斗，抽滤瓶、小烧杯等。

六、合成方法

（一）对硝基苯甲酸-β-二乙氨基乙醇（硝基卡因）的制备

1. 原料及试剂

名称	规格	用量	名称	规格	用量
对硝基苯甲酸	C.P.	15g(0.090mol)	二甲苯		95mL
β-二乙氨基乙醇	C.P.	11g(0.094mol)	盐酸	3%	105mL

2. 操作

在装有温度计、分水器及回流冷凝管的 250mL 三口烧瓶中[1]装置见图 1-31(d)，加入对硝基苯甲酸 15g、二甲苯 95mL 和沸石，在搅拌下，加入β-二乙氨基乙醇 11g（12.5mL），加热套加热维持内温为 144～146℃，回流共沸带水 6h[2]。反应毕，撤去热源，放置冷却，析出固体[3]。将上清液用倾泻法转移至减压蒸馏烧瓶中，水泵减压蒸除二甲苯。残余物以 3%的盐酸 105mL 溶解，并与三口烧瓶中的固体合并，用布氏漏斗过滤，除去未反应的对硝基苯甲酸[4]。滤液（含硝基卡因）供下步还原反应使用。

3. 注释

[1] 羧酸和醇之间进行的酯化反应是一个可逆反应

$$RCOOH + R'OH \rightleftharpoons RCOOR' + H_2O$$

反应达到平衡时，生成酯的量比较少（约 65.2%），为使反应平衡向右移动，需向反应体系中不断加入反应原料或不断除去生成物。本反应利用二甲苯和水形成共沸混合物的原理，将生成的水不断除去，从而打破平衡，使酯化反应趋于完全。由于水的存在对反应产生不利的影响，故实验中所用的药品和仪器应事先干燥。

常用的共沸脱水体系如下所示：

组分 A		组分 B		共沸混合物	
名称	沸点/℃	名称	沸点/℃	组分质量分数/%	共沸沸点/℃
水	100	苯	80.2	8.83	69.25
水	100	甲苯	110.7	13.5	84.1
水	100	二甲苯	139	35.8	92
水	100	氯苯	131.8	28.4	90.2
水	100	硝基苯	210.85	88	98.6
水	100	乙苯	136.2	33	92

[2] 考虑到教学实验的需要和可能，将分水反应时间定为 6h，若延长反应时间，收率尚可提高。

[3] 也可不经放冷，直接蒸去二甲苯，但蒸馏至后期，固体增多，毛细管堵塞，操作不方便。回收的二甲苯可以套用。二甲苯必须除尽，否则，残留在二甲苯中的对硝基苯甲酸将影响产品质量。

[4] 对硝基苯甲酸应除尽，否则影响产品质量，回收的对硝基苯甲酸经处理可以套用。

（二）对氨基苯甲酸-β-二乙氨基乙醇酯（普鲁卡因）的制备

1. 原料及试剂

名称	规格	用量	名称	规格	用量
硝基卡因盐酸溶液	自制	上步得量	盐酸	稀溶液	适量
铁粉	工业	35g(0.625mol)	硫化钠	饱和溶液	适量
氢氧化钠	20%	适量	活性炭		适量

2. 操作

将上步得到的滤液转移至装有搅拌器、温度计的 250mL 三口烧瓶中，搅拌下用 20%氢氧化钠调节 pH 至 4.0～4.2，充分搅拌下，于 25℃分次加入经活化的铁粉[1]。反应温度自动上升[2]，注意控制温度不要使其超过 70℃（必要时可冷却），待铁粉加毕，于 40～45℃保温反应 2h。抽滤，滤渣以少量的水洗两次，滤液以稀盐酸酸化至 pH5。滴加饱和硫化钠溶液至 pH7.8～8.0，沉淀反应液中的铁盐，抽滤，滤渣以少量的水洗涤两次，滤液用稀盐酸酸化至 pH6[3]加少量活性炭，于 50～60℃保温 10min 后抽滤，滤渣以少量水洗一次，将滤液冷却至 10℃以下，用 20%氢氧化钠碱化至普鲁卡因全部析出为止（pH 为 9.5～10.5），过滤，抽干，得普鲁卡因，供下一步成盐用。

3. 注释

[1] 铁粉活化的目的是除去其表面的铁锈，其方法为：取铁粉 47g，加水 100mL，浓盐酸 0.7mL，加热至微沸，用水倾泻法洗至近中性，置水中保存待用。

[2] 该反应系放热反应，铁粉应分次加入，以免反应过于激烈，加入铁粉后温度自然上升。铁粉加毕，待其温度降至 45℃进行保温反应。在反应过程中铁粉参加反应后，生成绿色沉淀 [$Fe(OH)_2$]，接着变成棕色 [$Fe(OH)_3$]，然后转变为棕黑色的 Fe_3O_4。因此在反应过程中经历绿色→棕色→棕黑色的颜色变化。若反应过程中，不转变为棕黑色，系反应尚未完全。可补加适量铁粉，继续反应一段时间。

[3] 因除铁时，溶液中有过量的硫化钠存在，加酸后可使其形成胶体硫，加活性炭后过滤，便可使其除去。

（三）盐酸普鲁卡因的制备

1. 原料及试剂

名称	规格	用量	名称	规格	用量
普鲁卡因	自制	上步得量	盐酸	C. P.	适量
食盐	精制品	适量至饱和	乙醇	C. P.	适量
保险粉	C. P.	适量			

2. 操作

(1) 成盐　将上步所得普鲁卡因置于小烧杯中[1]，外用冰浴冷却，慢慢滴加浓盐酸至 pH5.5[2]，加热至 50℃，加精制食盐至饱和。升温至 60℃，加入适量保险粉[3]，再加热至 65～70℃，趁热过滤，滤液冷却结晶，待冷至 10℃以下，过滤，即得普鲁卡因粗品。

(2) 精制　将上步粗品置于洁净的小烧杯中，滴加蒸馏水至维持在 70℃时恰好溶解，加入适量的保险粉，于 70℃保温反应 10min，趁热过滤，滤液自然冷却。当有结晶析出时，冰浴冷却，使结晶完全。过滤，滤饼用少量冷乙醇洗涤两次，在红外灯下干燥得盐酸普鲁卡因成品（可供后续药物稳定性和定性鉴别实验用），产量为 8～10g，熔点为 153～157℃，以对硝基苯甲酸计算总收率（24.5%～30.7%）。

3. 注释

[1] 盐酸普鲁卡因水溶性很大，所用仪器必须干燥，用水量严格控制，否则影响收率。

[2] 严格控制 pH5.5，以免芳氨基成盐。

[3] 保险粉为强还原剂，可防止芳氨基氧化，同时可除去有色杂质，以保证产品色泽洁白，若用量过多，则成品含硫量不合格。

七、思考习题

1. 在盐酸普鲁卡因制备中为何用对硝基苯甲酸为原料先酯化，然后再进行还原，能否反之先还原后酯化，即用对氨基苯甲酸为原料进行酯化？为什么？

2. 酯化反应中，为何加入二甲苯作溶剂？

3. 酯化反应结束后，放冷除去的固体是什么？为什么要除去？

4. 在铁粉还原过程中，为什么会发生颜色变化？说出其反应机制。

5. 还原反应结束，为什么要加入硫化钠？

6. 在盐酸普鲁卡因成盐和精制时，为什么要加入保险粉？解释其原理。

药物性质实验一 盐酸普鲁卡因稳定性实验

一、目的要求

1. 了解 pH 对盐酸普鲁卡因溶液稳定性的影响。

2. 了解薄层色谱法检查药物中杂质的方法。

二、特性与用途

盐酸普鲁卡因的特性与用途参见本节合成实训项目二。

三、实验原理

盐酸普鲁卡因分子中含有酯键，溶液不稳定，易被水解，水解后生成对氨基苯甲酸和二乙氨基乙醇，失去局麻作用。反应如下：

$$H_2N-C_6H_4-COOCH_2CH_2N(C_2H_5)_2 \xrightarrow{H_2O} H_2N-C_6H_4-COOH + HOCH_2CH_2N(C_2H_5)_2$$

盐酸普鲁卡因水溶液水解速率受温度和 pH 的影响较大。在 pH3～3.5 时最稳定，在碱性、中性及强酸性条件下易水解。在一定温度下，水解速率随氢氧根浓度的增加而加快。盐酸普鲁卡因碱化后，即析出普鲁卡因的白色沉淀。沉淀初热时熔融呈油状物，继续加热则酯基分解，热至油状物消失后放冷，加酸酸化后析出对氨基苯甲酸的白色沉淀。

反应如下：

$$H_2N-C_6H_4-COOCH_2CH_2N(C_2H_5)_2 \cdot HCl \xrightarrow{NaOH} H_2N-C_6H_4-COOCH_2CH_2N(C_2H_5)_2\downarrow$$

（白色沉淀）

$$\xrightarrow[\text{加热}]{NaOH} HOCH_2CH_2N(C_2H_5)_2\uparrow + H_2N-C_6H_4-COONa \xrightarrow{HCl} H_2N-C_6H_4-COOH\downarrow$$

（白色沉淀）

四、主要试剂与仪器

0.4%盐酸普鲁卡因、硅胶 GF_{254}、0.5%CMC、0.1mol/L 盐酸、0.1mol/L 氢氧化钠、0.2%对氨基苯甲酸、丙酮、1%盐酸、30%盐酸、甲醇、对二甲氨基苯甲醛；

研钵、玻璃板（5cm×20cm）、毛细管、展开槽、电吹风、喷雾器（或紫外灯）。

五、实验方法

（一）操作

1. 薄层展开板的制备

取薄层色谱用硅胶 GF_{254} 粉 2.5g，加 0.5%CMC 溶液 7.5mL，于研钵中研磨成糊状，涂铺在平滑洁净玻璃板（5cm×20cm）上，涂铺展开板时，可将吸附剂倾于玻璃板中间，左右前后摇动，使布满玻片，再用玻璃板轻敲玻片边缘，使其分布均匀后[1]，水平放在水平台面上阴干，备用。

2. 试液的制备

（1）标准液的制备

0.2%对氨基苯甲酸溶液，作为点样液 A。

0.4%盐酸普鲁卡因溶液（可用本节合成实训二自制的药物配制），作为点样液 B。

（2）供试液的制备

取 0.4%盐酸普鲁卡因溶液 5mL，用 0.1mol/L 盐酸调 pH2～3，沸水浴中加热 25min，倾入 10mL 烧杯中，作为点样液 C。

取 0.4%盐酸普鲁卡因溶液 5mL，用 0.1mol/L 氢氧化钠调 pH9～10，沸水浴中加热 25min，倾入 10mL 烧杯中，作为点样液 D。

3. 点样

在制好的展开板上，距下端边缘 2.5cm 处，分别用毛细管取点样液 A、B、C、D 进行点样，两点间相距 1cm，于靠边一侧相距约 1cm[2]。

4. 展开

用丙酮与 1%盐酸（9∶1）混合液作为展开剂，置于密闭的展开槽中，盖上展开槽的盖子，并使展开板吸附蒸气达到饱和，防止边沿效应，待饱和 30min 后，将已点样的展开板放入，用倾斜上行法展开，展开剂上升与点样的位置相距一定距离处（一般为 10～15cm），取出展开板，风干。

5. 显色

用对二甲氨基苯甲醛试液（对二甲氨基苯甲醛 1g，溶于 30%盐酸 25mL 及甲醇 75mL 混合液中）喷雾显色，或在紫外灯下看展开的斑点，用铅笔画好。

6. 计算

根据点样液原点到展开剂上行的前沿距离与点样原点到上行色点中心距离相比求出比移值（R_f）。

（二）注释

[1] 铺板用的匀浆不宜过稠或过稀：过稠，板容易出现拖动或停顿造成的层纹；过稀，水蒸发后，板表面较粗糙。涂层薄，点样易过载；涂层厚，显色不那么明显。

[2] 点样尽量用小的点样管。点的斑点较小，展开的色谱图分离度好，颜色分明。

六、思考习题

1. 盐酸普鲁卡因溶液的稳定性受哪些因素影响？
2. 为什么用对二甲氨基苯甲醛试液显色？

药物性质实验二　麻醉药的定性鉴别

一、目的要求

1. 掌握常用麻醉药的定性鉴别原理及操作方法。
2. 盐酸普鲁卡因的芳伯氨基反应与酯化反应。
3. 盐酸利多卡因成苦味酸盐的反应及其与金属离子的络合反应。

二、特性与用途

盐酸利多卡因化学名为 *N*-(2,6-二甲苯基)-2-(二乙氨基) 乙酰胺盐酸盐一水合物。化学结构式如下：

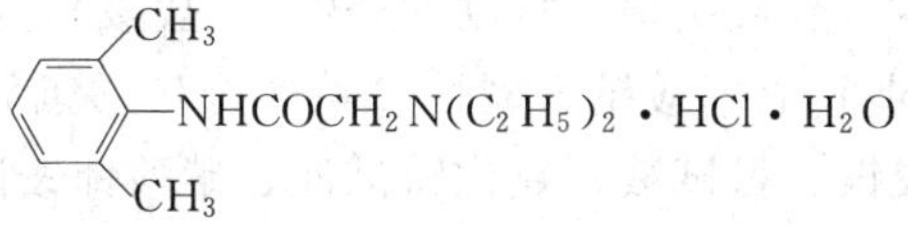

$$\text{2,6-}(CH_3)_2C_6H_3\text{—}NHCOCH_2N(C_2H_5)_2 \cdot HCl \cdot H_2O$$

盐酸利多卡因为局部麻醉药，麻醉作用比普鲁卡因强两倍，迅速而持久，刺激性较小，可作表面麻醉、浸润及传导等麻醉。本品又为抗心律不齐药，主要用于室性心动过速及频发室性期前收缩，疗效较普鲁卡因胺显著。无蓄积作用，可反复使用。本品为白色结晶性粉末；无臭，味苦，继有麻木感。在水或乙醇中易溶，在氯仿中溶解，在乙醚中不溶。熔点为 75～79℃。

羟丁酸钠化学名为 4-羟基丁酸钠，化学结构式如下：

$$HOCH_2CH_2CH_2COONa$$

羟丁酸钠为全麻药，静脉注射可达全麻状态。对呼吸的影响轻微，可作为体弱或外伤休克病人的麻醉药。本品为白色结晶性粉末；微臭，味咸；有引湿性。在水中极易溶解，在乙醇中溶解，在乙醚或氯仿中不溶。

盐酸普鲁卡因的特性与用途参见本节合成实训项目二。

三、实验原理

盐酸普鲁卡因的鉴别：利用酯基水解反应进行鉴别。盐酸普鲁卡因碱化后，即析出普鲁卡因的白色沉淀。沉淀初热时熔融呈油状物，继续加热则酯基分解，放出二乙氨基乙醇的碱性蒸气，能使湿润的红色石蕊试纸变蓝；热至油状物消失后放冷，加酸酸化后析出对氨基苯甲酸的白色沉淀。

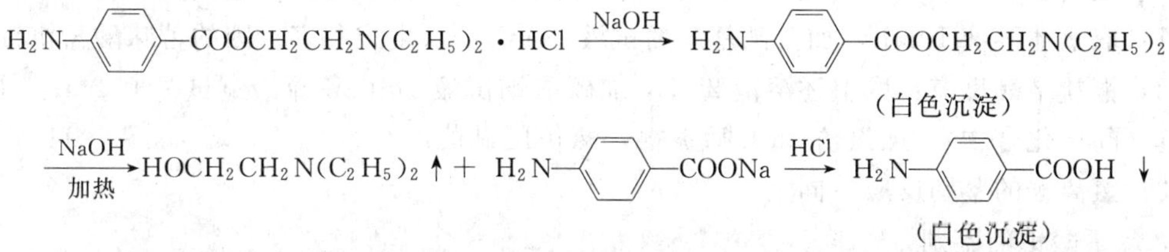

$$H_2N\text{—}C_6H_4\text{—}COOCH_2CH_2N(C_2H_5)_2 \cdot HCl \xrightarrow{NaOH} H_2N\text{—}C_6H_4\text{—}COOCH_2CH_2N(C_2H_5)_2\downarrow$$

（白色沉淀）

$$\xrightarrow[\text{加热}]{NaOH} HOCH_2CH_2N(C_2H_5)_2\uparrow + H_2N\text{—}C_6H_4\text{—}COONa \xrightarrow{HCl} H_2N\text{—}C_6H_4\text{—}COOH\downarrow$$

（白色沉淀）

结构中具有芳伯氨基，其水溶液易被氧化变色，pH 增大和温度升高均可加速氧化，紫外线、氧、重金属离子可加速氧化变色。结构中芳伯氨基可发生重氮化-偶合反应，在稀盐酸中与亚硝酸钠反应生成重氮盐，再加碱性 *β*-萘酚试液生成猩红色偶氮染料。

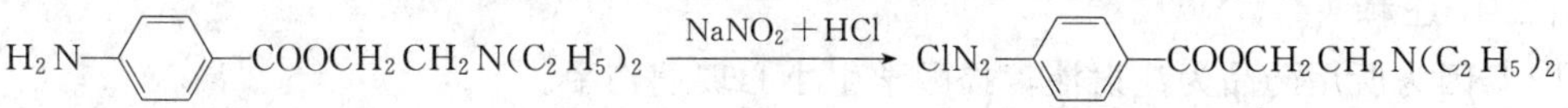

$$H_2N\text{—}C_6H_4\text{—}COOCH_2CH_2N(C_2H_5)_2 \xrightarrow{NaNO_2+HCl} ClN_2\text{—}C_6H_4\text{—}COOCH_2CH_2N(C_2H_5)_2$$

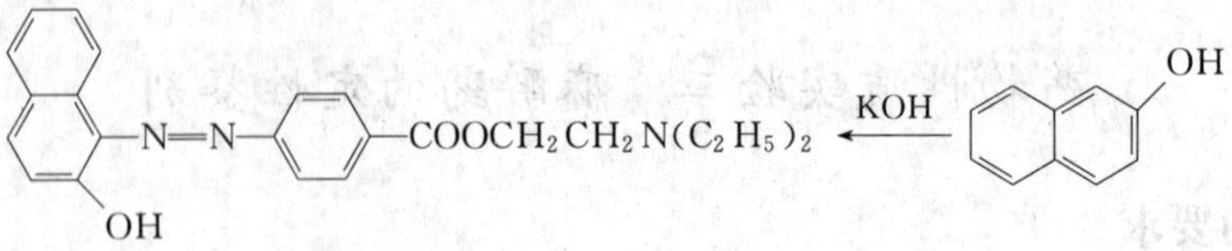

$$\text{(萘酚偶氮苯甲酸二乙氨基乙酯)}-COOCH_2CH_2N(C_2H_5)_2 \xleftarrow{KOH} \beta\text{-萘酚}$$

（猩红色）

盐酸利多卡因的鉴别：盐酸利多卡因在碱性条件下析出利多卡因，与铜盐生成蓝紫色配位化合物。加氯仿振摇后放置，氯仿层显黄色。其他局麻药不显此反应。

羟丁酸钠的鉴别：羟丁酸钠的水溶液加 $FeCl_3$ 试液显红色。

$$HOCH_2CH_2CH_2COONa \xrightarrow{FeCl_3} (HOCH_2CH_2CH_2COO)_3Fe$$

四、主要试剂与仪器

盐酸普鲁卡因（可用本节合成实训二自制的药物）、盐酸利多卡因、羟丁酸钠；

稀盐酸、盐酸、0.1mol/L 亚硝酸钠、碱性 β-萘酚、10%氢氧化钠、碳酸钠试液、硫酸铜试液、氯仿、硝酸、硝酸银、氨试液、氯化铁试液、硝酸铈铵试液。

五、实验方法

（一）操作

1. 盐酸普鲁卡因的鉴别

（1）芳伯氨基的鉴别反应：于试管中加入盐酸普鲁卡因约 50mg[1]，继续加稀盐酸 1mL，振摇，加 0.1mol/L 亚硝酸钠溶液 4～5 滴，充分振摇，再滴加碱性 β-萘酚数滴[2]，即生成红色偶氮沉淀。

（2）酯水解反应：取盐酸普鲁卡因约 0.1g，加蒸馏水 2mL 溶解后，加 10%氢氧化钠 1mL，即生成白色沉淀；酒精灯微火直热，白色沉淀变为油状物；在试管口覆盖一片用水湿润过的红色石蕊试纸，继续加热，发生的蒸气（二乙氨基乙醇）使石蕊试纸变蓝；放冷，滴加盐酸酸化至析出白色沉淀（对氨基苯甲酸）。

（3）氯离子的鉴别反应：取盐酸普鲁卡因约 0.1g，加入 2mL 水，滴入硝酸 5 滴[5]，再加入硝酸银试液 5～10 滴，有白色沉淀生成；加入氨试液，沉淀溶解，继续加入硝酸银则沉淀又生成。

2. 盐酸利多卡因的鉴别

取盐酸利多卡因 0.2g（1 支），加水 20mL 溶解后[3]，分取溶液，鉴别如下。

（1）取上述溶液 10mL，加三硝基苯酚试液 10mL[4]，生成利多卡因的苦味酸盐沉淀；

（2）铜盐结晶反应：取上述溶液 2mL，加碳酸钠试液 1mL 和硫酸铜试液 0.2mL，即显蓝紫色（配位化合物），加氯仿 2mL 后振摇，氯仿层显黄色。

（3）氯离子的鉴别反应：同上。

3. 羟丁酸钠的鉴别

（1）取本品约 0.1g，加水 1mL 溶解后，加氯化铁试液 3～5 滴，即显红色。

（2）取本品约 0.1g，加水 1mL 溶解后，加硝酸铈铵试液 1mL，显橙红色。

（二）注释

[1] 因为所用药品为注射液，提醒学生小心玻璃伤手。

[2] 盐酸普鲁卡因结构中因有游离的芳伯氨基，对日光和空气中的氧敏感，重金属能促其氨基氧化。实验准备中，注意不要过早分装，不要使用铁器，以免外观变红影响实验结果。

[3] 盐酸利多卡因属酰胺类药物，酰氨键的两个邻位的甲基产生的空间位阻效应，使其不易水解。

[4] 苦味酸试剂配制：取相当于 1g 的干燥三硝基酚，加蒸馏水 100mL，加热溶解。

[5] 氯离子的鉴别反应要用到硝酸，提醒学生小心伤害皮肤。

实验记录如下：

药　　品	试剂和反应条件	实　验　现　象
盐酸普鲁卡因		
盐酸利多卡因		
羟丁酸钠		

六、思考习题

盐酸普鲁卡因、盐酸利多卡因属于哪类结构的局麻药？分析两者鉴别方法的异同。

第五节　镇静催眠药和抗精神失常药

合成实训项目一　巴比妥的合成

一、目的要求

1. 通过巴比妥的合成掌握反应原理和合成的基本过程，掌握无水操作技术。
2. 利用理化性质的差异来分离纯化产品。
3. 了解合成反应中 pH、温度等反应条件的重要性。

二、特性与用途

巴比妥化学名为 5,5-二乙基巴比妥酸，又称巴比通、巴比特鲁、佛罗那、5,5-二乙基巴比土酸、二乙基丙二酰脲。化学结构式为：

巴比妥属于长效催眠药，主要用于神经过度兴奋、狂躁或忧虑引起的失眠。由于安全性、有效性及反复使用产生耐药性等原因，巴比妥类催眠药的使用已趋于减少。巴比妥片剂是卫生部 1982 年 9 月公布的淘汰药品之一。巴比妥可作过氧化氢稳定剂，用于配制缓冲溶液、蛋白质电泳、肝功能测定等。

本品为无色针状结晶或白色粉末，无气味，微苦。在真空中能升华，能溶于热水、醇、醚、丙酮、氯仿等。在氢氧化碱溶液或碳酸碱溶液中溶解。无臭，味微苦。熔点为188～192℃。

三、合成原理

丙二酸二乙酯和溴乙烷在醇钠的作用下，生成二乙基丙二酸二乙酯。二乙基丙二酸二乙酯和尿素反应成环，生成巴比妥钠，用盐酸处理，能使巴比妥钠变成巴比妥。合成路线如下：

$$H_2C(COOC_2H_5)_2 + C_2H_5Br \longrightarrow (C_2H_5)_2C(COOC_2H_5)_2 \xrightarrow[C_2H_5ONa]{H_2NCONH_2}$$

$$\text{5,5-}(C_2H_5)_2\text{-4,6-dioxo-hexahydropyrimidin-2-}=ONa \xrightarrow{HCl} \text{5,5-}(C_2H_5)_2\text{-pyrimidine-2,4,6-trione}$$

四、预习内容

1. 有机化学中有关碳碳键连接的方法。
2. 有机化学中酯和氨的反应。
3. 蒸馏的基本原理、装置以及操作。
4. 检验乙醇是否有水分的方法。
5. 分液漏斗和滴液漏斗的使用，操作时的注意事项。

五、主要仪器

球形冷凝管、圆底烧瓶、尾接管、温度计、电炉、量筒、试管、搅拌器、滴液漏斗、干燥管、三口烧瓶、油浴锅、滴管、分液漏斗、烧杯、玻璃棒、真空泵、布氏漏斗、抽滤瓶等。

六、合成方法

（一）绝对乙醇的制备

1. 原料及试剂

名称	规格	用量	名称	规格	用量
氯化钙	C. P.	少量	无水乙醇	C. P.	180mL
金属钠	C. P.	2g	邻苯二甲酸二乙酯	C. P.	6mL
无水硫酸铜	C. P.	少量			

2. 操作

在干燥的250mL圆底烧瓶[1]中加入无水乙醇180mL[2]，金属钠2g[3]，几粒沸石，然后装上球形冷凝管（顶端附氯化钙干燥管），加热回流30min。然后加入邻苯二甲酸二乙酯6mL[4]，再回流10min。将回流装置改为蒸馏装置，蒸去前馏分。用干燥圆底烧瓶做接收器，蒸馏至几乎无液滴流出为止。量其体积，计算回收率，密封贮存[5]，得到绝对乙醇。

用常用的检验乙醇是否有水分的方法，检验所制备的绝对乙醇是否含水。取一支干燥试管，加入制得的绝对乙醇 1mL，随即加入少量无水硫酸铜粉末，并观察其颜色。如乙醇中含水分，则无水硫酸铜变为蓝色硫酸铜。

3. 注释

[1] 本实验中所用仪器均需彻底干燥。

[2] 为了便于制备，所用的无水乙醇，水分不能超过 0.5 %。

[3] 取用金属钠时需用镊子，先用滤纸吸去黏附的油后，用小刀切去表面的氧化层，再切成小条。切下来的钠屑应放回原瓶中，切勿与滤纸一起投入废物缸内，并严禁金属钠与水接触，以免引起燃烧爆炸事故。

[4] 为了避免乙醇和氢氧化钠生成的乙醇钠再和水作用，本实验加入邻苯二甲酸二乙酯，能利用它和氢氧化钠进行以下反应，这样制得的乙醇可达到极高的纯度。

$$C_6H_4(COOC_2H_5)_2 + 2NaOH \longrightarrow C_6H_4(COONa)_2 + 2C_2H_5OH$$

[5] 操作及存放时，必须防止水分侵入。因为无水乙醇有很强的吸水性，所以要做好防水工作。

(二) 二乙基丙二酸二乙酯的制备

1. 原料及试剂

名称	规格	用量	名称	规格	用量
氯化钙	C. P.	少量	绝对乙醇	自制	75mL
金属钠	C. P.	6g	丙二酸二乙酯	C. P.	18mL
溴乙烷	C. P.	20mL	乙醚	C. P.	60mL
无水硫酸钠	C. P.	5g			

2. 操作

将 75mL 绝对乙醇、6g 金属钠（分次加入）放入装有搅拌器、滴液漏斗及球形冷凝管（顶端附有氯化钙干燥管）的 250mL 三口烧瓶中。搅拌，油浴加热至金属钠消失（油浴温度不超过 90℃），然后在 10～15min 内用滴液漏斗滴加 18mL 丙二酸二乙酯，然后回流 15min，加完当油浴温度降到 50℃[1]以下时，慢慢滴加溴乙烷[2]20mL，约 15min 加完，然后继续回流 2.5h。将回流装置改为蒸馏装置，蒸去乙醇（但不要蒸干），放冷，药渣用 40～45mL 水溶解，转到分液漏斗中，分取酯层，水层以乙醚提取 3 次（每次用乙醚 20mL），合并酯与醚提取液，再用 20mL 水洗涤一次，醚液倾入 125mL 锥形瓶内，加无水硫酸钠 5g，放置。得到二乙基丙二酸二乙酯粗品。

3. 注释

[1] 内温降到 50℃，再慢慢滴加溴乙烷，以避免溴乙烷的挥发及生成乙醚的副反应。

$$C_2H_5ONa + C_2H_5Br \longrightarrow C_2H_5OC_2H_5 + NaBr$$

[2] 溴乙烷的用量，也要随室温而变。当室温为 30℃左右时，应加 28mL 溴乙烷，滴加溴乙烷的时间应适当延长，若室温在 30℃以下，可按本实验投料。

（三）二乙基丙二酸二乙酯的蒸馏

1. 原料及试剂

名　　称	规格	用量
二乙基丙二酸二乙酯乙醚液	自制	上步得量

2. 操作

抽滤上一步制得的二乙基丙二酸二乙酯乙醚液，滤液蒸去乙醚。瓶内剩余液，用装有空气冷凝管的蒸馏装置于砂浴[1]上蒸馏，收集218～222℃馏分[2]，计算收率，密封贮存，得到二乙基丙二酸二乙酯粗品。

3. 注释

[1] 因为砂浴传热慢，因此砂要铺得薄，也可用减压蒸馏的方法。

[2] 蒸馏液用预先称量的50mL锥形瓶接收。

（四）巴比妥的制备

1. 原料及试剂

名称	规格	用量	名称	规格	用量
氯化钙	C. P.	少量	绝对乙醇	自制	50mL
金属钠	C. P.	2.6g	二乙基丙二酸二乙酯	自制	10g
尿素	C. P.	4.4g	稀盐酸	C. P.	18mL

2. 操作

将绝对乙醇50mL加入装有搅拌器、球形冷凝管（顶端附有氯化钙干燥管）及温度计的250mL三口烧瓶中，然后分次加入金属钠2.6g，待反应缓慢时，开始搅拌。在金属钠消失后，加入10g二乙基丙二酸二乙酯及4.4g尿素[1]，然后将反应器中的温度升至80℃。停止搅拌，保温反应80min，让料液呈微沸状态。反应毕，将回流装置改为蒸馏装置。在搅拌下慢慢蒸去乙醇[2]，至常压不易蒸出时，再减压蒸馏尽。残渣用80mL水溶解，倾入盛有18mL稀盐酸（盐酸：水＝1：1）的250mL烧杯中，调pH 3～4之间，析出结晶，抽滤，得巴比妥粗品。

3. 注释

[1] 尿素需要干燥，需要在60℃下干燥4h。

[2] 蒸乙醇不宜快，至少要用80min，反应才能顺利进行。

（五）精制

1. 原料及试剂

名称	规格	用量	名称	规格	用量
巴比妥	自制	上步得量	活性炭	工业	少许

2. 操作

将巴比妥粗品，置于150mL圆底烧瓶中，用水（16mL/g）加热溶解粗品，稍冷，加入活性炭少许[1]，脱色15min，趁热抽滤，滤液冷至室温，析出白色结晶，抽滤，水洗[2]，干燥，得到巴比妥精品，测熔点，计算收率。

3. 注释

[1] 少量活性炭即可，若加多了，则抽滤时难以除尽。

［2］洗滤饼的水用量要少，以免损失产物。

七、思考习题

1. 本实验中为什么在加热回流和蒸馏时冷凝管的顶端和接收器支管上要装氯化钙干燥管？制备无水试剂时应注意什么问题？

2. 金属钠的使用过程中应该注意些什么？

3. 本实验用什么液体洗涤提取液，目的是什么？

合成实训项目二　苯巴比妥的合成

一、目的要求

1. 掌握苯巴比妥合成的反应原理和合成操作技能。
2. 理解药物合成中控制反应条件的重要性。
3. 掌握分离纯化产品的方法。

二、特性与用途

苯巴比妥化学名为5-乙基-5-苯基-2,4,6-(1*H*,3*H*,5*H*)嘧啶三酮，又称鲁米那。

化学结构式如下：

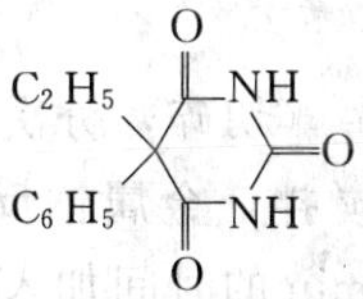

$$\text{5-}C_2H_5\text{, 5-}C_6H_5\text{-嘧啶-2,4,6-三酮（NH, O, NH, O, O）}$$

本品为镇静催眠药，具有催眠、镇静作用，还能治疗癫痫大发作。长期用药可成瘾，用量大时，能抑制呼吸中枢而导致死亡。本品为白色有光泽的结晶或白色结晶性粉末，无臭，味微苦，熔点为174.5～178℃。

三、合成原理

苯乙酸乙酯与草酸二乙酯在醇钠存在下进行反应，然后用盐酸酸化，再加热使分解释出CO，得苯基丙二酸二乙酯。在醇钠作用下，用溴乙烷将苯基丙二酸二乙酯进行乙基化，得苯基乙基丙二酸二乙酯，再在醇钠存在下与尿素缩合，制得苯巴比妥。合成路线如下：

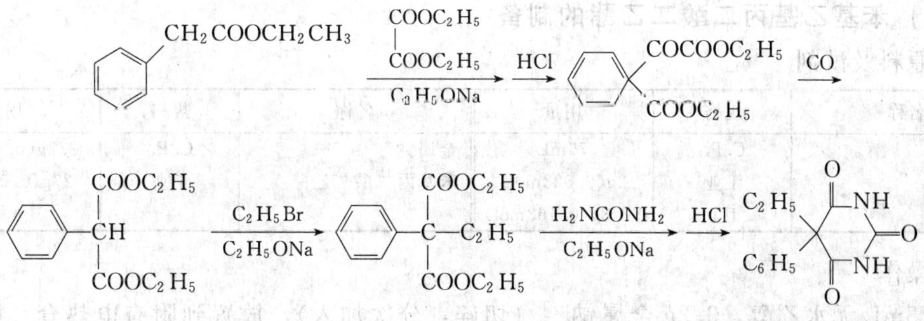

$$C_6H_5CH_2COOCH_2CH_3 \xrightarrow[C_2H_5ONa]{(COOC_2H_5)_2} \xrightarrow{HCl} C_6H_5CH(COCOOC_2H_5)(COOC_2H_5) \xrightarrow{-CO}$$

$$C_6H_5CH(COOC_2H_5)_2 \xrightarrow[C_2H_5ONa]{C_2H_5Br} C_6H_5C(C_2H_5)(COOC_2H_5)_2 \xrightarrow[C_2H_5ONa]{H_2NCONH_2} \xrightarrow{HCl} \text{苯巴比妥}$$

四、预习内容

1. 巴比妥药物的合成通法，如用一般巴比妥类药物的合成方法来合成苯巴比妥是否可行。

2. 巴比妥的理化性质。

3. 蒸馏的操作方法。

五、主要仪器

三口烧瓶、球形冷凝管、电热套、电炉、圆底烧瓶、蒸馏弯管、真空泵、搅拌机、真空接收管、温度计、吸滤瓶、布氏漏斗、分液漏斗。

六、合成方法

（一）苯基丙二酸二乙酯的制备

1. 原料及试剂

名称	规格	用量	名称	规格	用量
无水乙醇	C. P.	60mL	金属钠	C. P.	4.2g(0.183mol)
草酸二乙酯	工业	5g+32g(0.253mol)	苯乙酸乙酯	工业	29g(0.177mol)
盐酸	10%	100mL			

2. 操作

将 60mL 无水乙醇，4.2g 金属钠[1]（切碎，分次加入）置于附有电热套、搅拌机、温度计及球形冷凝管的三口烧瓶[2]中，搅拌，金属钠反应完后，加入 5g 草酸二乙酯，反应 10min，升温至 70℃，边搅拌，边用 1min 的时间加入 32g 草酸二乙酯及 29g 苯乙酸乙酯的混合液，搅拌 10min，改成蒸馏水装置用水泵减压回收乙醇，冷至 30℃以下，慢慢加入 10% 盐酸 100mL，振摇使溶解，转移至分液漏斗中，静置 0.5h，分出酯层[3]。将粗酯在 2.63kPa 减压下，逐渐将油浴加热至 100℃，蒸去水及乙醇，更换接收瓶，在 1.33kPa 减压下收集 159℃以上蒸馏物。得到苯基丙二酸二乙酯粗品。

3. 注释

[1] 为了避免反应过猛，金属钠不宜切得过细。因有氢气产生，严防火源。金属钠严禁接触水，防止燃烧爆炸。

[2] 所用的仪器必须是干燥的。

[3] 酯层在下面。

（二）苯基乙基丙二酸二乙酯的制备

1. 原料及试剂

名称	规格	用量	名称	规格	用量
无水乙醇	C. P.	75mL	金属钠	C. P.	3.2g(0.139mol)
乙酸乙酯	工业	2g(0.023mol)	苯基丙二酸二乙酯	工业	27g(0.014mol)
溴乙烷	工业	17.8g(0.163mol)			

2. 操作

将 75mL 无水乙醇，3.2g 金属钠[1]（切碎，分次加入），放置到附有电热套、搅拌机、温度计及球形冷凝管的三口烧瓶[2]中，搅拌，金属钠反应完毕后，加 2g 乙酸乙酯，80～85℃搅拌 30min，降温至 58～60℃，加 27g 苯基丙二酸二乙酯，搅拌 10min，加 17.8g 溴乙烷，65～75℃搅拌反应 3h。改为蒸馏装置，蒸出 120℃以前馏物，冷却至 35℃以下，加水 30mL，振摇使 NaBr 完全溶解，用分液漏斗分出水层，得苯基乙基丙二酸二乙酯[3]粗品。将粗酯在 2.63kPa 减压下，于 80℃左右蒸去乙醇和水，升温至 180～190℃，收集 160～165℃/1.58kPa 蒸馏物。

3. 注释

[1] 为了避免反应过猛，金属钠不宜切得过细。因有氢气产生，严防火源。金属钠严禁接触水，防止燃烧爆炸。

[2] 所用的仪器必须是干燥的。

[3] 如有苯基乙基丙二酸二乙酯原料，可直接用其制备苯巴比妥。

（三）精制

1. 原料及试剂

名称	规格	用量	名称	规格	用量
苯基乙基丙二酸二乙酯	自制	上步得量	浓硫酸	C.P.	0.15mL
活性炭	工业	1g			

2. 操作

将苯基乙基丙二酸二乙酯粗品放到 2000mL 烧杯中，加入 1000mL 水、0.15mL 浓硫酸[1]，直火加热，等粗品溶解 10min 后，稍冷，加 1g 活性炭，再加热煮沸 5～10min。趁热抽滤[2]，滤液自然冷却。析出白色针状结晶，抽滤，干燥得苯巴比妥精品（可供后续药物定性实验用）。

3. 注释

[1] 浓硫酸有腐蚀性，切勿弄到身上。

[2] 趁热抽滤时，吸滤瓶、布氏漏斗放在热水浴中预热。

七、思考习题

1. 为什么苯巴比妥的合成，不使用巴比妥类药物的合成通法来制备？
2. 写出苯巴比妥的合成路线。

合成实训项目三　苯妥英钠的合成

一、目的要求

1. 熟悉安息香缩合反应的原理和应用氰化钠及维生素 B_1 为催化剂进行反应的实验方法。
2. 了解氰化钠这个剧毒药品的性质以及使用规则，掌握有害气体的回收方法。
3. 学习二苯羟乙酸重排反应机理。
4. 掌握用硝酸氧化的原理及实验方法。

二、特性与用途

苯妥英钠化学名为 5,5-二苯基乙内酰脲钠，又称为大仑丁、二苯乙内酰脲。

化学结构式如下：

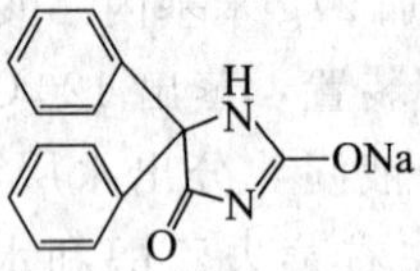
H
N
ONa
N
O

苯妥英钠为抗癫痫药，对大脑皮层运动区有高度选择性的抑制作用。防止了异常放电的传播而抗癫痫。主要用于防治癫痫大发作及精神运动性发作，对小发作无效。本品也可用于三叉神经痛、坐骨神经痛及某些类型心律失常的治疗。制剂有片剂、注射剂。

本品为白色无臭粉末，在空气中易潮解，并吸收二氧化碳析出二苯乙酰脲。易溶于水，常因一部分被水解呈浑浊状。本品为白色粉末；无臭，味苦；微有引湿性；在空气中渐渐吸收二氧化碳，分解成苯妥英；水溶液显碱性反应，常因部分水解而发生浑浊。本品在水中易溶，在乙醇中溶解，在氯仿或乙醚中几乎不溶。

三、合成原理

1. 安息香缩合反应（安息香的制备）

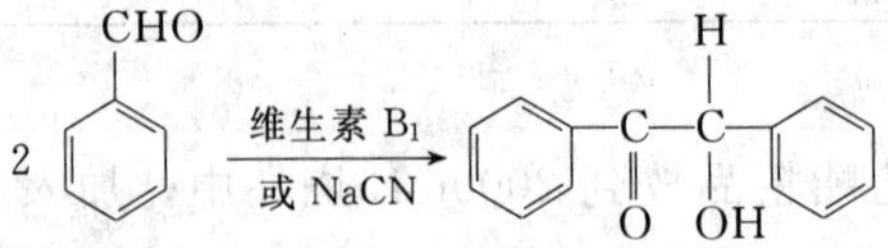
CHO
2
维生素 B1
或 NaCN
H
C
C
O
OH

2. 氧化反应（二苯乙二酮的制备）

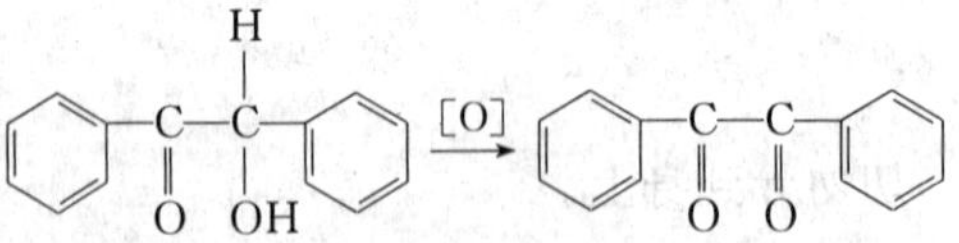
H
C
C
O
OH
[O]
C
C
O
O

3. 二苯羟乙酸重排及缩合反应（苯妥英的制备）

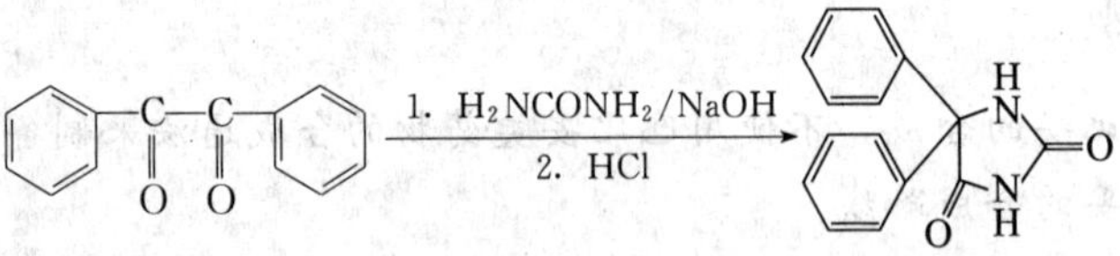
C
C
O
O
1. H2NCONH2/NaOH
2. HCl
H
N
O
N
H
O

4. 成盐反应（苯妥英钠的制备）

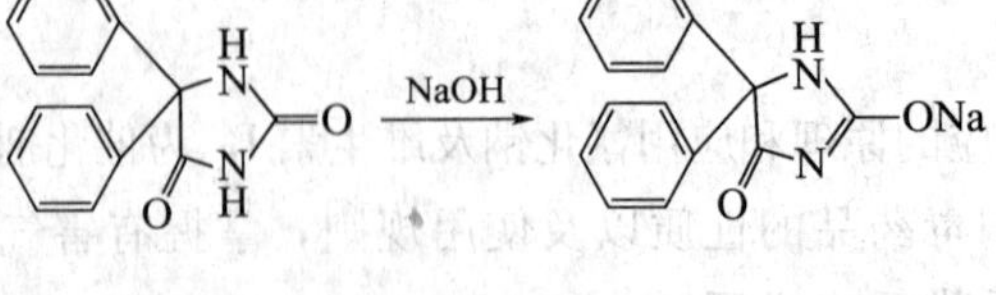
H
N
O
N
H
O
NaOH
H
N
ONa
N
O

四、预习内容

1. 二苯羟乙酸重排及缩合反应的原理。
2. 有哪些方法能将羟基氧化成羰基？
3. 熟悉操作过程，了解药物的理化性质。

五、主要仪器

搅拌器、温度计、球形冷凝管、三口烧瓶、水浴锅、真空泵、布氏漏斗，抽滤瓶、圆底烧瓶、油浴锅、滴管、量筒、烧杯、玻璃棒、小漏斗等。

六、合成方法

（一）安息香的制备

1. 原料及试剂

方法 A：

名称	规格	用量	名称	规格	用量
苯甲醛	C. P.	12mL	乙醇	C. P.	20mL
NaOH	20%	少量	氰化钠	C. P.	0.3g(0.006mol)
二甲苯	C. P.	95mL			

方法 B：

名称	规格	用量	名称	规格	用量
维生素 B_1	C. P.	2.7g	乙醇	C. P.	20mL
NaOH	2mol/L	7.5mL	苯甲醛	C. P.	7.5mL

2. 操作

方法 A：

将苯甲醛 12mL，乙醇 20mL 放到装有搅拌器、温度计、球形冷凝管的 100mL 三口烧瓶中，用 20% NaOH 调至 pH 8，加入 0.3g 氰化钠[1]，搅拌，在水浴上加热回流 1.5h。反应完毕，冷却，析晶，抽滤，用少量水洗，干燥，得安息香粗品。

方法 B：

将维生素 B_1 2.7g、水 10mL、95% 乙醇 20mL 加入三口烧瓶中，搅拌。等维生素 B_1 溶解，加入 2mol/L NaOH 7.5mL，充分搅拌。加入新蒸馏的苯甲醛 7.5mL，放置一周。抽滤得淡黄色结晶，用冷水洗，得安息香粗品。

3. 注释

[1] 氰化钠为剧毒药品，微量即可致死，因此实验时应该严格遵守操作规则：

① 使用时必须戴好口罩、手套，若手上有伤口，应预先用胶布贴好。

② 称量和投料时，避免撒落它处，一旦撒出，可在其上倾倒过氧化氢溶液，稍过片刻，再用湿抹布抹去即可。粘有氰化钠的容器、称量纸等要按上法处理，不允许不加处理乱丢乱放。

③ 投入氰化钠前，一定要用 20% NaOH 调至 pH 8，pH 低可产生剧毒的氰化氢气体（氰化氢为无色气体，空气中最高允许量为 10uL/L）。

（二）联苯甲酰的制备

1. 原料及试剂

方法 A：

名称	规格	用量	名称	规格	用量
安息香	自制	6g(0.03mol)	稀硝酸	C. P.	9.38mL

方法 B：

名称	规格	用量	名称	规格	用量
安息香	自制	8.5g(0.04mol)	硝酸	65%～68%	25mL
氢氧化钠	C.P.	适量			

2. 操作

方法 A：

将安息香 6g 和稀硝酸[1]（HNO_3 : H_2O=1∶0.6）15mL，放到装有搅拌器、温度计、球形冷凝管（冷凝管顶端装一导管，导管的另一端接一个小漏斗，将小漏斗放到饱和的氢氧化钠溶液中）的 100mL 三口烧瓶中。开动搅拌，用油浴加热，缓慢将温度升至 110～120℃，反应 2h。反应完毕后，将反应液倾入 40mL 热水中，搅拌至结晶全部析出。抽滤，用少量水洗滤饼，干燥，得联苯甲酰粗品。

方法 B：

将安息香 8.5g 和 25mL 硝酸[1]（65%～68%），置于装有搅拌器、温度计、球形冷凝管的 100mL 圆底烧瓶中（冷凝管顶端装一导管，导管的另一端接一个小漏斗，将小漏斗放到饱和的氢氧化钠溶液中）。低压加热并搅拌，逐渐升高温度，直至二氧化氮逸去（1.5～2h）。反应完毕，在搅拌下趁热将反应液倒入盛有 150mL 冷水的烧杯中，充分搅拌，直至油状物呈黄色固体全部析出。抽滤，结晶用水充分洗涤至中性，干燥得联苯甲酰粗品。用乙醇重结晶（1∶25）。

3. 注释

[1] 硝酸为强氧化剂，使用时应避免与皮肤、衣服等接触。氧化过程中，硝酸被还原产生氧化氮气体，该气体具有一定刺激性，所以需要控制反应温度，以防止反应激烈，大量氧化氮气体逸出。应用气体连续吸收装置，避免逸至室内影响健康。

（三）苯妥英的制备

1. 原料及试剂

方法 A：

名称	规格	用量	名称	规格	用量
联苯甲酰	自制	4g(0.019mol)	尿素	C.P.	1.4g(0.023mol)
氢氧化钠	20%	12mL	乙醇	50%	20mL
活性炭	工业	少量	盐酸	10%	18mL

方法 B：

名称	规格	用量	名称	规格	用量
联苯甲酰	自制	8g(0.03mol)	尿素	C.P.	3g(0.05mol)
氢氧化钠	15%	25mL	乙醇	95%	40mL
醋酸钠	C.P.	1g(0.007mol)			

2. 操作

方法 A：将联苯甲酰 4g，尿素 1.4g，20% NaOH 12mL，50% 乙醇 20mL 放置到装有搅拌器、温度计、球形冷凝管的 100mL 三口烧瓶中。开动搅拌，直火加热，回流反应 30min。反应完毕后，将反应液倾入装有 120mL 沸水的烧杯中，加入少量活性炭，煮沸 10min，放冷，抽滤。滤液用 10%盐酸调至 pH6，放置析出结晶，抽滤，滤饼用少量水洗，压干，得苯妥英粗品。

方法 B：将 8g 联苯甲酰，3g 尿素，15%NaOH 25mL，95%乙醇 40mL，投入装有搅拌器及球形冷凝管的 250mL 圆底烧瓶中。开动搅拌，加热回流 60min。反应完毕，反应液倾入 250mL 水中，加入 1g 醋酸钠，搅拌后放置 1.5h，抽滤。滤除黄色二苯乙炔二脲沉淀。滤液用 15%盐酸调至 pH6，放置析出结晶，抽滤，结晶用少量水洗，压干，得白色苯妥英粗品。

（四）成盐与精制

1. 原料及试剂

方法 A：

名称	规格	用量	名称	规格	用量
苯妥英粗品	自制	制备的全部量	氢氧化钠	20%	适量
活性炭	工业	少量	氯化钠	C. P.	适量

方法 B：

名称	规格	用量	名称	规格	用量
苯妥英粗品	自制	制备的全部量	活性炭	工业	少量
氢氧化钠	C. P.	适量	95%乙醇-乙醚混合液	1∶1	少量

2. 操作

方法 A：将苯妥英粗品放置在 100mL 烧杯中，加入水（按粗品与水为 1∶4 的比例加入水）[1]，水浴加热至 40℃，加入 20% NaOH 至全溶，加活性炭少许，在搅拌下加热 5min，趁热抽滤，滤液加氯化钠至饱和。冷却，析晶，抽滤，用少量冰水[2]洗涤滤饼，干燥得苯妥英钠精品，称重，计算收率。

方法 B：将苯妥英粗品放置在 100mL 烧杯中，然后加入与苯妥英粗品等物质的量的氢氧化钠（先用少量蒸馏水将固体氢氧化钠溶解），水浴加热至 40℃，使其溶解，加少量活性炭，在 60℃下搅拌加热 5min，趁热抽滤。滤液用蒸发皿浓缩至原体积的 1/3。冷却后析出结晶，抽滤。滤饼用少量冷的 95%乙醇-乙醚（1∶1）混合液[2]洗涤，抽干，得苯妥英钠精品（可供后续药物定性实验用），真空干燥，称重，计算收率。

3. 注释

[1] 制备钠盐时，要严格按比例加水，水量稍多，可使收率受到明显影响。

[2] 苯妥英钠可溶于水和乙醇，洗涤时要少用溶剂，洗涤后要尽量抽干。

七、思考习题

1. 试述安息香缩合反应的机理。
2. 制备联苯甲酰时，反应温度为什么要逐渐升高？氧化剂为什么用稀硝酸？
3. 苯妥英钠精制过程的原理是什么？

合成实训项目四　苯妥英锌的合成

一、目的要求

1. 掌握苯妥英锌合成过程中的重排反应机理。

2. 掌握用氯化铁作为氧化试剂的实验方法。

二、实验原理

苯妥英锌化学名为5,5-二苯基乙内酰脲锌。化学结构式如下：

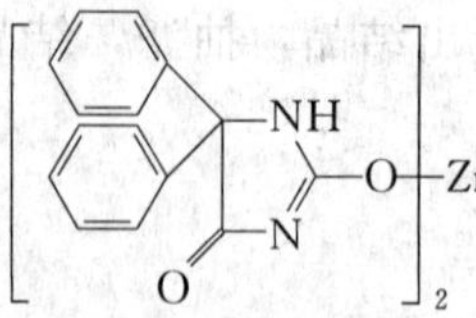

苯妥英锌可作为抗癫痫药，用于治疗癫痫大发作，也可用于三叉神经痛。

苯妥英锌为白色粉末，微溶于水，不溶于乙醇、氯仿及乙醚，熔点为222～227℃（分解）。

三、合成原理

安息香在氯化铁的氧化作用下，生成联苯甲酰。联苯甲酰在碱性条件下，和尿素成环生成苯妥英钠，然后用盐酸处理，得到苯妥英，然后和硫酸锌反应，生成苯妥英锌。

合成路线如下：

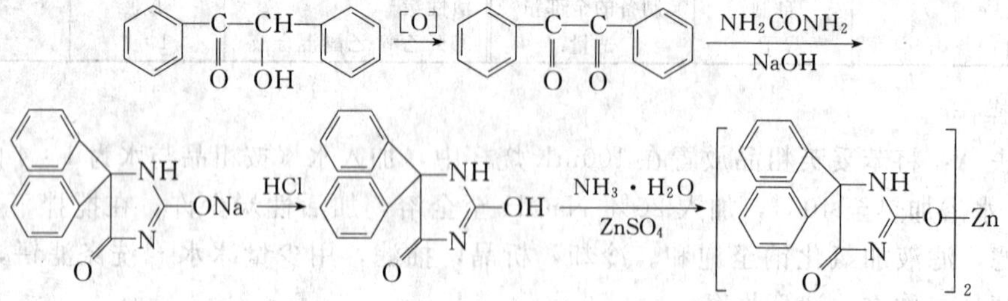

四、预习内容

1. 有机化学中有关将羟基氧化成羰基的方法，以及氧化试剂。
2. 查找本实验所涉及的试剂的理化性质。
3. 找出本实验中需要注意的有毒有害物质。

五、主要仪器

球形冷凝管、石棉网、电炉、圆底烧瓶、量筒、玻璃棒、小漏斗、真空泵、布氏漏斗、抽滤瓶、小烧杯等。

六、合成方法

（一）联苯甲酰的制备

1. 原料及试剂

名称	规格	用量	名称	规格	用量
$FeCl_3 \cdot 6H_2O$	C. P.	14g(0.052mol)	冰乙酸	C. P.	15mL
沸石	工业	少许	安息香	C. P.	2.5g(0.012mol)

2. 操作

将14g$FeCl_3 \cdot 6H_2O$、15mL冰乙酸、6mL水及沸石一粒加到装有球形冷凝管的250mL

圆底烧瓶中，直火加热沸腾[1] 5min。稍冷，加入 2.5g 安息香，再加沸石一粒，加热回流 50min。稍冷，加水 50mL 及沸石一粒，再加热至沸腾后，将反应液倾入 250mL 烧杯中，搅拌，放冷，析出黄色固体，抽滤。结晶用少量水洗，干燥，得联苯甲酰粗品，测熔点，熔点为 88～90℃，计算收率。

3. 注释

[1] 制备联苯甲酰时，直火加热至中沸，不要让其沸腾太厉害。可用测其熔点的方法控制质量。

（二）苯妥英的制备

1. 原料及试剂

名称	规格	用量	名称	规格	用量
联苯甲酰	自制	2g(0.010mol)	尿素	C.P.	0.7g(0.011mol)
氢氧化钠	20%	6mL	乙醇	50%	10mL
盐酸	10 %	适量	沸石	工业	少许
活性炭	工业	0.3g			

2. 操作

将 2g 联苯甲酰，0.7g 尿素，20%氢氧化钠 6mL，50%乙醇 10mL 及沸石一粒加到装有球形冷凝管的 100mL 圆底烧瓶中，直火加热，回流反应 30min。反应完后，加入 60mL 沸水，0.3g 活性炭，煮沸脱色 10min，冷却，抽滤，滤液用 10% 盐酸调 pH6[1]，析出晶体，抽滤。滤饼用少量水洗，干燥，得苯妥英粗品，计算收率。

3. 注释

[1] 用 10 %盐酸调 pH 到 6 时，如果调过头，不能加氢氧化钠反调。

（三）苯妥英锌的制备

1. 原料及试剂

名称	规格	用量	名称	规格	用量
苯妥英	自制	0.5g(0.002mol)	氨水	C.P.	15mL
$ZnSO_4 \cdot 7H_2O$	C.P.	0.3g			

2. 操作

取自制苯妥英粗品 0.5g，放置到 50mL 烧杯中，加入氨水（15mL$NH_3 \cdot H_2O$+10mLH_2O）[1]，使苯妥英刚好溶解，如有不溶物抽滤除去。另取 0.3g$ZnSO_4 \cdot 7H_2O$ 加 3mL 水溶解，然后加到苯妥英铵水溶液中，析出白色沉淀，抽滤，滤饼用少量水洗，干燥，得苯妥英锌，称量，测分解点，计算收率。

3. 注释

[1] 配制的氨水不能全部加到苯妥英中，加到苯妥英刚溶解即可。

七、思考习题

1. 试述联苯甲酰和尿素成环反应机理。

2. 在苯妥英锌的制备过程中，为什么不利用生成的苯妥英钠直接和硫酸锌反应制备苯妥英锌，而是把已生成的苯妥英钠制成苯妥英后，再与氨水和硫酸锌作用制备苯妥英锌？

合成实训项目五 丙戊酸钠的合成

一、目的要求

1. 掌握烃化、脱羧、水解等反应原理以及具体的实验操作方法。
2. 了解丙戊酸钠的性质和用途。

二、特性与用途

丙戊酸钠化学名为2-丙基戊酸钠，又称为二丙二乙酸钠。化学结构式如下：

$$(C_3H_7)_2CH\text{—}CO_2Na$$

本品对人的各型癫痫如各型小发作、肌阵挛性癫痫、局限性发作、大发作和混合型癫痫均有效。用于其他抗癫痫药无效的各型癫痫病人，尤以小发作为最佳。主要用于单纯或复杂失神发作，大发作的单药或合并用药治疗，有时对复杂部分性发作也有一定疗效。

本品为白色结晶性粉末或颗粒；味微涩；有强吸湿性。本品在水中极易溶解，在甲醇或乙醇中易溶，在丙酮中几乎不溶。熔点为300°C。

三、合成原理

丙二酸二乙酯和溴丙烷反应，生成二丙基丙二酸二乙酯。二丙基丙二酸二乙酯在碱性条件下水解，生成二丙基丙二酸，然后在高温下脱羧，生成α-正丙基戊酸。α-正丙基戊酸和氢氧化钠反应生成丙戊酸钠。合成路线如下：

$$C_2H_5COOCH_2COOC_2H_5 + CH_3CH_2CH_2Br \xrightarrow[\text{回流 } 2\sim4h]{EtONa} (C_3H_7)_2C(CO_2C_2H_5)_2 \xrightarrow[\text{回流 } 4h]{40\%NaOH}$$

$$(C_3H_7)_2C(CO_2H)_2 \xrightarrow{180℃} (C_3H_7)_2CHCO_2H \xrightarrow[H_2O]{NaOH} (C_3H_7)_2CH\text{—}CO_2Na$$

四、预习内容

1. 有机化学中有关生成C—C键的方法。
2. 有机化学中的烃化、脱羧、水解等反应原理。
3. 分液漏斗和滴液漏斗的使用方法以及注意事项。

五、主要仪器

滴液漏斗、三口烧瓶、冷凝管、分液漏斗、油浴锅、真空泵、搅拌器、布氏漏斗、抽滤瓶、小烧杯、量筒、玻璃棒等。

六、合成方法

（一）二丙基丙二酸二乙酯的制备

1. 原料及试剂

名称	规格	用量	名称	规格	用量
丙二酸二乙酯	C. P.	16mL	溴丙烷	C. P.	24mL
乙醇钠	C. P.	13g	乙醚	C. P.	适量
无水硫酸钠	C. P.	少量			

2. 操作

将 13g 乙醇钠加入装有搅拌器、滴液漏斗的 250mL 三口烧瓶中，然后用滴液漏斗加入 16mL 丙二酸二乙酯，逐渐加入 24mL 溴丙烷（约 30min 滴完），回流 3h，放冷。先除去生成的溴化钠，再继续回收乙醇至无乙醇流出，残留物用水溶解，转入分液漏斗中，用乙醚[1]提取 3 次（每次 20mL），合并乙醚液，用水洗一次，用无水硫酸钠干燥，蒸除乙醚，残液在油浴上蒸馏，收集沸点为 218～222℃的馏出物，得到二丙基丙二酸二乙酯粗品。

3. 注释

［1］乙醚是易燃试剂，使用过程中应注意安全，切勿使用明火。

（二）二丙基丙二酸的制备

1. 原料及试剂

名称	规格	用量	名称	规格	用量
二丙基丙二酸二乙酯	自制	上步得量	氢氧化钾	40%	适量
乙醇	C. P.	适量	浓盐酸	C. P.	适量

2. 操作

将二丙基丙二酸二乙酯∶40%KOH 溶液∶乙醇∶浓 HCl＝1∶3.4∶1.34∶3.53，溶液混合搅拌，回流 4h，回收乙醇，冷却，用浓 HCl 调 pH 至 1[1]，放置、抽滤、干燥，得二丙基丙二酸粗品，熔点为 150～155℃。

3. 注释

［1］用浓 HCl 调 pH 时，如果调过了，不能用氢氧化钠反调。

（三）α-正丙基戊酸的制备

1. 原料及试剂

名称	规格	用量
二丙基丙二酸	自制	上步得量

2. 操作

在反应瓶中加入二丙基丙二酸，加热升温至 180℃，反应物渐渐熔化，逸出大量二氧化碳气体，待反应物全部溶解至二氧化碳气体逸出完为止。减压蒸馏，收集 120～156℃，得 α-正丙基戊酸粗品。

（四）丙戊酸钠的制备

1. 原料及试剂

名称	规格	用量	名称	规格	用量
α-正丙基戊酸	自制	上步得量	氢氧化钠	C. P.	适量
乙酸乙酯	C. P.	适量	浓盐酸	C. P.	适量

2. 操作

α-正丙基戊酸∶氢氧化钠∶水＝1∶0.292∶1。在三口烧瓶中加入α-正丙基戊酸，边搅拌边滴加氢氧化钠水溶液至pH8～9。继续搅拌反应30min，加热浓缩，得α-正丙基戊酸钠粗品。再加1.5倍的乙酸乙酯回流15min，放置自然结晶，抽滤、干燥，得丙戊酸钠精品[1]。

3. 注释

[1] 丙戊酸钠为白色粉状结晶，吸水性极强，操作时应注意，在存放时，应保存在干燥密闭的容器里。

七、思考习题

丙二酸二乙酯和溴丙烷反应时，为什么两个羰基中间的碳比较活泼？

药物性质实验 镇静催眠药和抗精神失常药的定性鉴别

一、目的要求

掌握地西泮、艾司唑仑、卡马西平、苯巴比妥、苯妥英钠的定性鉴别原理，以及鉴别操作方法。

二、实验内容

地西泮、艾司唑仑、卡马西平、苯巴比妥、苯妥英钠的定性鉴别。

三、实验原理

1. 地西泮的鉴别：利用地西泮遇酸或碱易水解开环，水解在1,2-位时，生成产物无芳伯氨基的性质，对它进行鉴别。

$\xrightarrow[OH^-]{H^+}$ + NH_2CH_2COOH

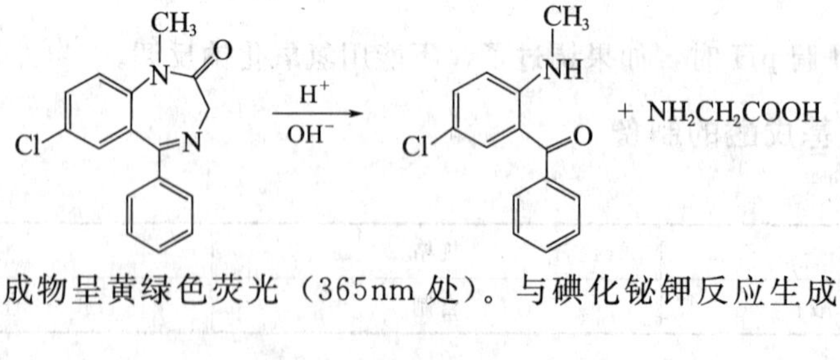

加入硫酸后生成物呈黄绿色荧光（365nm处）。与碘化铋钾反应生成橘红色沉淀（$B \cdot HBiI_4$）。

2. 艾司唑仑的鉴别：利用艾司唑仑遇酸或碱易水解开环，水解在1,2-位时，生成产物有芳伯氨基的性质，对它进行鉴别。

$\xrightarrow[OH^-]{H^+}$

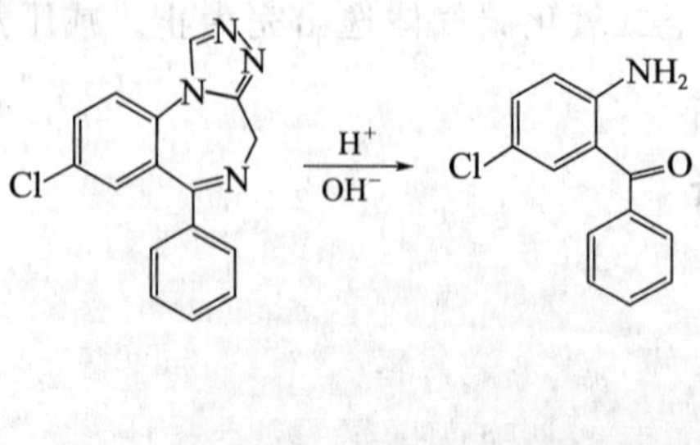

加入稀硫酸后生成物呈天蓝色荧光（365nm 处）。

3. 卡马西平的鉴别：硝酸氧化成橙色物质。

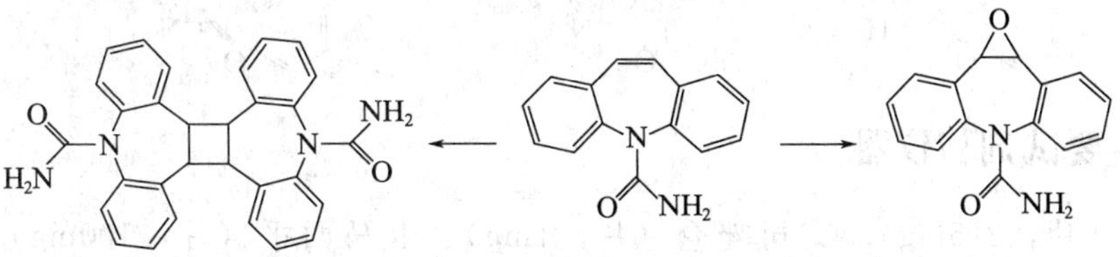

4. 苯妥英钠的鉴别：与吡啶-硫酸铜反应生成蓝色络合物；酸化后，析出苯妥英沉淀，加入氨试液，沉淀溶解，加入硝酸银后产生白色沉淀，不溶于氨试液。

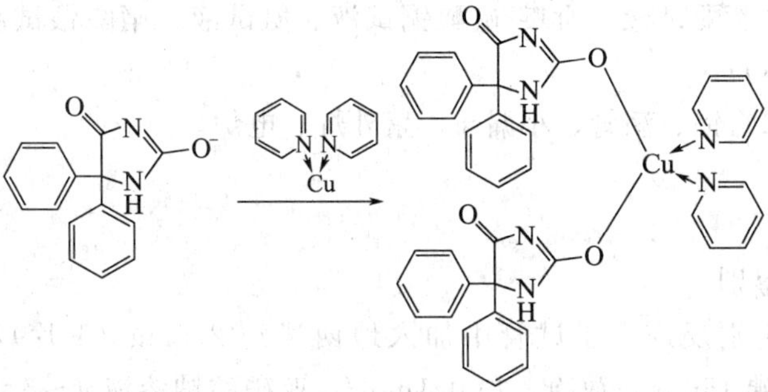

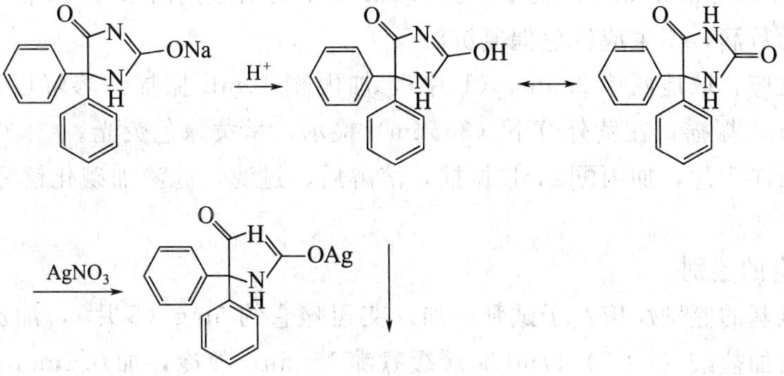

5. 苯巴比妥的鉴别：与吡啶-硫酸铜反应生成紫色络合物；钠盐水溶液，与硝酸银生成白色沉淀，溶于氨试液；因有苯环，溶于甲醛后，煮沸，加入硫酸，分层，接触面显玫瑰红色；与硫酸-亚硝酸钠反应生成橙黄色物质，渐变为橙红色。

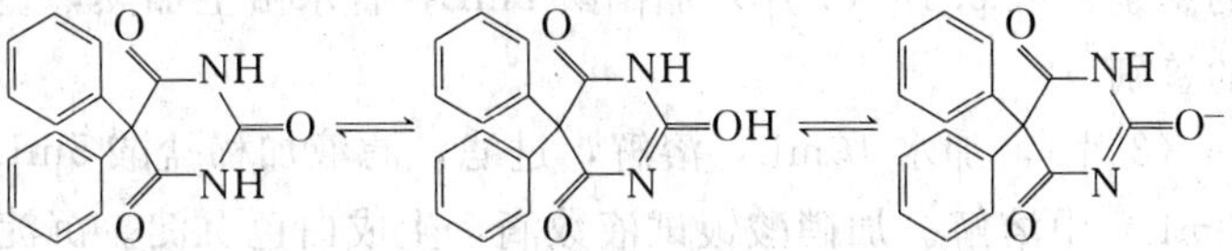

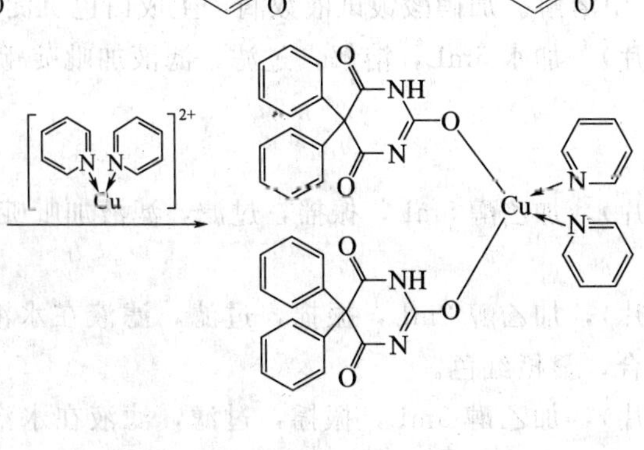

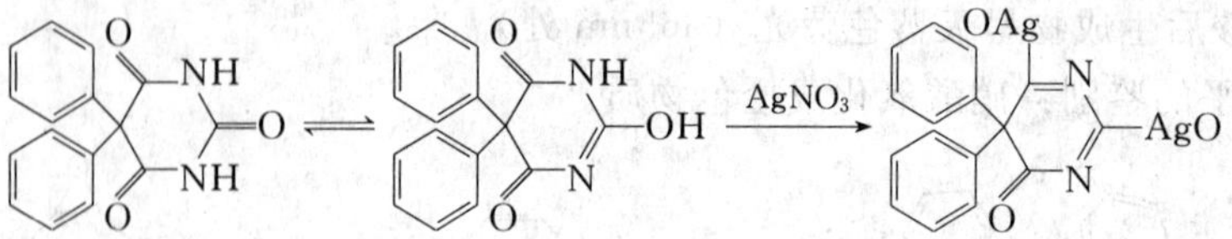

四、主要试剂与仪器

地西泮（片，2.5mg）、艾司唑仑（片，1mg）、卡马西平（片，100mg）、苯妥英钠（片，100mg）、苯巴比妥（片，30mg）（也可用本节合成实训二和三中自制的药物）；

硫酸、稀硫酸、盐酸（1∶2）、稀盐酸、硝酸、甲醛、丙酮、碘化铋钾试液、0.1mol/L亚硝酸钠试液、碱性β-萘酚试液、吡啶-硫酸铜试液、氨试液、硝酸银试液、10%氢氧化钠试液、亚硝酸钠（固体）；

试管、蒸发皿、水浴锅、滴管、小漏斗、紫外灯、电炉。

五、操作步骤

1. 地西泮的定性鉴别

（1）芳伯氨基的鉴别反应：于试管中加入地西泮约2.5mg（1片），加盐酸（1∶2）10mL，水浴中缓缓煮沸15min，放冷，加0.1mol/L亚硝酸钠溶液4～5滴，充分振摇，再滴加碱性β-萘酚数滴，不生成红色偶氮沉淀。

（2）荧光反应：取地西泮2.5mg（1片），加丙酮10mL振摇，溶解后，过滤，滤液蒸干，加硫酸3mL，振摇，在紫外灯下（365nm）检示，呈黄绿色荧光。

（3）取地西泮1片，加丙酮2mL振摇，溶解后，过滤，滤液加碘化铋钾试液10滴，成橘红色沉淀。

2. 艾司唑仑的鉴别

（1）芳伯氨基的鉴别反应：于试管中加入艾司唑仑约5mg（5片），加乙醇5mL，使溶解，过滤，滤液加盐酸（1∶2）17mL，缓缓煮沸15min，放冷，加0.1mol/L亚硝酸钠溶液4～5滴，充分振摇，再滴加碱性β-萘酚数滴，生成红色偶氮沉淀（白色沉淀，红色溶液）。

（2）荧光反应：取艾司唑仑1mg（1片），加乙醇5mL振摇，溶解后，过滤，滤液蒸干，加稀硫酸1～2滴，振摇，在紫外灯下（365nm）检示，呈天蓝色荧光。

3. 卡马西平的鉴别：取0.1g（1片）加硝酸2mL，置水浴上加热，显橙红色。

4. 苯妥英钠的鉴别

（1）取约0.3g（3片），加水10mL，溶解，过滤，滤液加稀盐酸5mL，生成白色沉淀，沉淀在氨试液（10mL）中溶解。加硝酸银试液数滴，生成白色沉淀。沉淀不溶于氨试液。

（2）取约0.1g（1片），加水5mL，溶解，过滤，滤液加吡啶-硫酸铜试液，生成蓝色络合物。

5. 苯巴比妥的鉴别

（1）取约0.9g（3片），加乙醇5mL，振摇，过滤，滤液加吡啶-硫酸铜试液，生成紫色络合物。

（2）取约0.3g（1片），加乙醇2mL，振摇，过滤，滤液在水浴上蒸干，加硫酸2滴，加入亚硝酸钠5mg，混合，显橙红色。

（3）取约0.6g（2片），加乙醇5mL，振摇，过滤，滤液在水浴上蒸干，加甲醛1mL，加热煮沸，冷却，沿管壁缓缓加硫酸 2mL，成两液层，水浴中加热，接界面显玫瑰红色。

六、实验记录如下

药品	试剂和反应条件	实验现象
地西泮		
艾司唑仑		
卡马西平		
苯妥英钠		
苯巴比妥		

七、思考习题

在鉴别地西泮、艾司唑仑、卡马西平、苯巴比妥、苯妥英钠时，各利用什么原理？

第六节 解热镇痛药和非甾体抗炎药

合成实训项目一 阿司匹林的合成

一、目的要求

1. 熟悉阿司匹林的性状、特点和化学性质。
2. 掌握酯化反应和重结晶的原理及基本操作。
3. 熟悉搅拌机的安装及使用方法。
4. 了解阿司匹林中杂质的来源和鉴别。

二、特性与用途

阿司匹林化学名为 2-(乙酰氧基) 苯甲酸，又称为乙酰水杨酸。化学结构式如下：

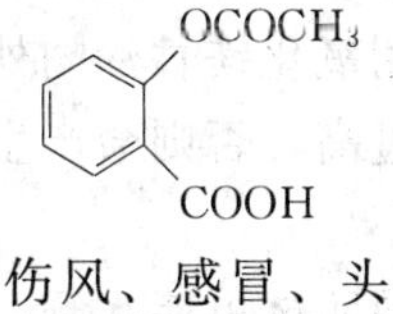

$$\text{C}_6\text{H}_4(\text{OCOCH}_3)(\text{COOH})$$

阿司匹林属于解热镇痛药，治疗伤风、感冒、头痛、发烧、神经痛、关节痛及风湿病等。近年来，又证明它具有抑制血小板凝聚的作用，预防血栓形成，治疗心血管疾患。

本品为白色结晶或结晶性粉末，无臭或微带醋酸臭，味微酸。熔点为 135～140℃。本品在乙醇中易溶，在三氯甲烷或乙醚中溶解，在水或无水乙醚中微溶，在氢氧化钠溶液或碳酸钠溶液中溶解，但同时分解。

三、合成原理

阿司匹林可由水杨酸与醋酐反应制得。醋酐作为乙酰化试剂，首先形成乙酰正离子，然后进攻水杨酸酚羟基的氧原子，使酚羟基乙酰化，生成阿司匹林。合成路线如下：

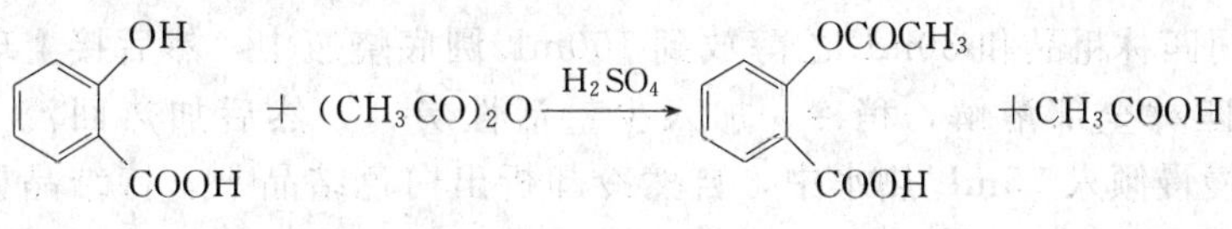

$$\text{C}_6\text{H}_4(\text{OH})(\text{COOH}) + (\text{CH}_3\text{CO})_2\text{O} \xrightarrow{\text{H}_2\text{SO}_4} \text{C}_6\text{H}_4(\text{OCOCH}_3)(\text{COOH}) + \text{CH}_3\text{COOH}$$

四、预习内容

1. 有机化学中有关酯类化合物的合成方法，并结合本实验比较各方法之间的优缺点。
2. 重结晶及抽滤的原理、操作和注意事项。
3. 水杨酸、醋酐、浓硫酸、阿司匹林的理化性质。
4. 反应装置的搭建和拆除次序，冷凝管进出水位置。

五、主要仪器

三口烧瓶、回流冷凝管、温度计、油浴锅、搅拌器、真空泵、电动搅拌器、布氏漏斗、抽滤瓶、小烧杯、量筒、滴管等。

六、合成方法

（一）酯化

1. 原料及试剂

名称	规格	用量	名称	规格	用量
水杨酸	C. P.	10g(0.075mol)	稀乙醇	C. P.	少量
醋酐	C. P.	14mL	浓硫酸	C. P.	5 滴

2. 操作

将 10g 水杨酸、14mL 醋酐[1]，5 滴浓硫酸[2]加入装有搅拌器及回流冷凝管的 100mL 三口烧瓶中。然后启动搅拌机，70℃[3]下油浴加热 30min[4]。停止搅拌，稍冷，将反应液倾入 150mL 冷水中，搅拌，析出阿司匹林晶体。抽滤，用少量稀乙醇洗涤滤饼，压干，得阿司匹林粗品。

3. 注释

[1] 醋酐挥发性大，蒸气对眼睛有刺激性，用后立即盖上瓶盖，最好在通风橱中操作。

[2] 浓硫酸有腐蚀性，用时应小心，切勿弄到身上。若不小心灼伤皮肤，应先用 5%碳酸氢钠溶液冲洗，然后用清水洗，再用氧化镁甘油糊外涂。

[3] 反应温度不可上升得过快或过高，否则会产生副产物（水杨酰水杨酸酯、乙酰水杨酰水杨酸酯）。

[4] 如果仪器中有水，醋酐和阿司匹林可能水解，因此反应仪器必须是干燥的。加热使用油浴，也能避免水浴加热时水蒸气进入圆底烧瓶内。

（二）精制

1. 原料及试剂

名称	规格	用量	名称	规格	用量
阿司匹林粗品	自制	上步得量	乙醇	C. P.	30mL
活性炭	工业	适量	稀乙醇	自制	少量

2. 操作

将所得阿司匹林粗品和 30mL 乙醇放到 100mL 圆底烧瓶中，然后接上球形冷凝管，水浴加热至阿司匹林全部溶解，稍冷，加入少量活性炭[1]，然后加热回流 10min，趁热抽滤[2]。将滤液慢慢倾入 75mL 热水中，自然冷却析出白色结晶[3]。待结晶析出完全后，抽滤，用少量稀乙醇洗涤滤饼[4]，压干，置红外灯下干燥（温度不超过60℃），得阿司匹林精品（可供后续药物定性实验备用）。测熔点，计算收率。

3. 注释

[1] 少量活性炭即可，若加多了，则抽滤时难以除尽。

[2] 趁热抽滤时需要预热布氏漏斗和滤瓶，以防产物在滤纸或滤瓶上析出而被损失。

[3] 自然冷却析出阿司匹林时，如果冷却到室温还没有阿司匹林析出，那么可用玻璃棒轻轻摩擦烧杯内壁，也能将烧杯放到冷水中，从而促使阿司匹林析出。

[4] 洗涤滤饼时，如果用的乙醇浓度过高或用的稀乙醇过多，则可能将阿司匹林洗到滤瓶中而损失掉。所以应该用很少量的稀乙醇润湿滤饼2～3次。

（三）水杨酸限量检查

1. 原料及试剂

名称	规格	用量	名称	规格	用量
阿司匹林	自制	0.1g	盐酸	1mol/L	1mL
水杨酸	C.P.	0.1g	乙醇	C.P.	1mL+1mL
冰乙酸	C.P.	1mL	稀硫酸铁铵指示液	C.P.	1mL+1mL

2. 操作

对照液的制备：精密称取0.1g水杨酸，加少量水将其溶解后，再加入1mL冰乙酸，摇匀；加冷水适量，制成1000mL溶液，摇匀。精密吸取1mL，加入1mL乙醇，48mL水，及1mL新配制的稀硫酸铁铵溶液[1]，摇匀。

精密称取0.1g自制阿司匹林，用1mL乙醇将其溶解后，加冷水适量，制成50mL溶液。立即加入1mL新配制的稀硫酸铁铵溶液[1]，摇匀，0.5min内显色，与对照液比较，不得更深（0.1%）。

3. 注释

[1] 稀硫酸铁铵溶液的制备：取盐酸（1mol/L）1mL，硫酸铁铵指示液2mL，加冷水适量，制成1000mL溶液，摇匀。

七、思考习题

1. 本实验中酯化反应使用的催化剂是什么？如果不加催化剂行吗？为什么？
2. 请写出本反应可能产生的副产物？
3. 为什么酯化反应需要在无水条件下进行？
4. 精制过程中，滤液冷却时为什么要自然冷却？

合成实训项目二　阿司匹林铝的合成

一、目的要求

1. 掌握阿司匹林铝的合成原理。
2. 掌握减压蒸馏的操作方法。

二、特性与用途

阿司匹林铝的化学名为羟基双（乙酰水杨酸）铝，又称乙酰水杨酸铝。化学结构式如下：

$$\left[\text{2-}(CH_3COO)C_6H_4COO\right]_2Al(OH)$$

阿司匹林临床应用极为广泛，但在大剂量口服时，对胃黏膜有刺激作用，甚至引起胃出血。为克服这一缺点，常做成盐、酯和酰胺。阿司匹林铝既是其中之一，它的疗效和阿司匹林相近，但对胃黏膜刺激性较小。本品为白色结晶性粉末，无臭或微带醋酸臭。本品在水、乙醇、苯或己烷中几乎不溶；在氢氧化钠试液或碳酸钠试液中溶解但同时分解。

三、合成原理

用异丙醇铝和阿司匹林反应，即可得到阿司匹林铝。

$$\text{2-}(CH_3COO)C_6H_4COOH + Al[OCH(CH_3)_2]_3 \longrightarrow \left[\text{2-}(CH_3COO)C_6H_4COO\right]_2Al(OH)$$

四、预习内容

1. 本试验中所用试剂的理化性质。
2. 减压蒸馏的操作方法

五、主要仪器

三口烧瓶、圆底烧瓶、回流冷凝管、干燥器、油浴锅、温度计、电动搅拌器、抽滤瓶、布氏漏斗、真空泵、小烧杯、量筒、滴管、玻璃棒等。

六、合成方法

(一) 异丙醇铝的制备

1. 原料及试剂

名称	规格	用量	名称	规格	用量
铝片	工业	1.8g(0.067mol)	异丙醇	C. P.	20mL
四氯化碳	C. P.	2 滴	二氯化汞	C. P.	少许

2. 操作

将剪细的铝片 1.8g[1]，少许二氯化汞[2]，20mL 异丙醇，放置到装好回流冷凝管及干燥管的 100mL 圆底烧瓶中。油浴加热至沸腾，从冷凝管上口加入四氯化碳 2 滴，维持油浴温度 120℃左右，反应 100min 左右，至铝片全部消失为止，改为减压蒸馏装置。水泵减压回收异丙醇，然后用油泵减压蒸出异丙醇铝（142～150℃/25mmHg)。得透明油状物或白色蜡状物。得到异丙醇铝粗品，计算收率。

3. 注释

[1] 铝片应剪成长短均匀的细丝，如有少量铝丝不溶，也应水泵减压蒸出异丙醇，不影

响产量。

［2］加入的二氯化汞的量为直径 1mm 的颗粒。

（二）阿司匹林铝的制备

1. 原料及试剂

名称	规格	用量	名称	规格	用量
异丙醇铝	自制	6.8g(0.033mol)	异丙醇	C.P.	14mL＋37mL＋10mL
阿司匹林	C.P.	12g(0.067mol)			

2. 操作

将 6.8g 异丙醇铝、14mL 异丙醇放入 100mL 三口烧瓶中，搅拌，于油浴中加热使反应器中的温度升至 45℃，搅拌下加入 12g 阿司匹林，几分钟后溶液呈透明，控制反应温度 55～57℃（不要超过 60℃），反应 30min。反应完后冷却至 30℃，搅拌下加入 40mL 异丙醇和水的混合液（37mL 异丙醇和 3mL 水）[1]，形成大量白色沉淀，再于 30℃下搅拌 30min，抽滤，用异丙醇 10mL 洗一次，干燥得白色粉末状阿司匹林铝。计算收率。

3. 注释

［1］由于阿司匹林分子中的乙酰氧基和铝原子呈络合状态，所以乙酰基不会水解下来。

七、思考习题

1. 本实验的操作中有哪些地方应该注意？

2. 叙述药物经常使用的成盐操作方法和意义。

合成实训项目三　扑热息痛的合成

一、目的要求

1. 熟悉乙酰化反应的基本原理、试剂以及操作。
2. 掌握扑热息痛的合成方法。了解扑热息痛的性状、特点和化学性质。
3. 掌握用重结晶的方法，对产物进行精制。

二、特性与用途

扑热息痛化学名为 *N*-(4-羟基苯基）乙酰胺，又称为退热净、醋氨酚、对醋氨酚等。化学结构式如下：

$$HO-C_6H_4-NH-\overset{\overset{O}{\|}}{C}-CH_3$$

本品为解热镇痛药。通过抑制下丘脑体温调节中枢前列腺素合成酶，减少前列腺素 PGE_1 的合成和释放，导致外周血管扩张、出汗而达到解热的作用；通过抑制前列腺素 PGE_1、缓激肽和组胺等的合成和释放，提高痛阈而起到镇痛作用，属于外周性镇痛药，适用于感冒引起的发热、头痛及缓解轻中度疼痛，如关节痛、神经痛、偏头痛、痛经等。

本品为白色结晶或结晶性粉末。无臭，味微苦，本品在热水或乙醇中易溶，在丙酮中溶解，在水中微溶。饱和溶液呈酸性。本品的 pK_a 为 9.7，在 45℃以下稳定，但如暴露在潮湿的条件下会水解成对氨基酚，对氨基酚可进一步氧化，生成醌亚胺类化合物，颜色逐渐变成粉红色至棕色，最后成黑色。本品水溶液的稳定性与溶液的 pH 有关。在 pH 为 6 时最为稳定。半衰期为 21.8 年（25℃）。

三、合成原理

扑热息痛可由对氨基酚，与醋酸经乙酰化反应，生成对乙酰氨基酚。也能由对氨基酚，与醋酐经乙酰化反应，生成对乙酰氨基酚。醋酐的乙酰化效果较好，但是价格较贵，生产成本较高。

常用的乙酰化试剂有醋酸、醋酐、乙酰氯等。合成路线如下：

$$HO-C_6H_4-NH_2 + HOC(=O)CH_3 \rightleftharpoons HO-C_6H_4-NH-C(=O)-CH_3 + H_2O$$

$$HO-C_6H_4-NH_2 + (CH_3CO)_2O \rightleftharpoons HO-C_6H_4-NH-C(=O)-CH_3 + HOC(=O)CH_3$$

四、预习内容

1. 有机化学中有关乙酰化反应的基本原理，结合本实验，比较各方法之间的优缺点。
2. 用醋酐做酰化试剂与醋酸做酰化试剂的区别是什么？反应中有什么副反应发生？
3. 在可逆反应中，怎样能使反应向正向进行？
4. 选择性地乙酰化对氨基酚中的氨基而保留酚羟基的方法。

五、主要仪器

三口烧瓶、圆底烧瓶、油浴锅、回流冷凝管、水浴锅、温度计、分水器、电动搅拌器装置、布氏漏斗、真空泵、抽滤瓶、小烧杯、量筒、玻璃棒等。

六、合成方法

方法 A

（一）扑热息痛的制备

1. 原料及试剂

名称	规格	用量	名称	规格	用量
对氨基酚	工业	10g(0.092mol)	冰乙酸	C. P.	16mL＋ 8mL
活性炭	工业	1g			

2. 操作

向装有回流冷凝管的 50mL 三口烧瓶[1]中依次加入 10g 对氨基酚和 16mL 冰乙酸[2]，在 120℃油浴锅上加热回流 1h。蒸除稀醋酸至内温 150℃，然后再加冰乙酸 8mL，同上法回流 1h 后，蒸除稀醋酸至内温 150℃[3]。停止蒸馏，将温度降至 120℃，向反应物中加水 30mL，待产物溶解后，加 1g 活性炭，煮沸脱色，趁热抽滤[4]，将滤液冷却，析出晶体，抽滤，得扑热息痛粗品。

3. 注释

[1] 反应仪器用前需要干燥。

[2] 冰乙酸具有一定的腐蚀性，使用时要注意安全。

[3] 使用醋酸时，由于该反应为可逆反应，水分的存在不利于正反应的进行，为使反应完全，需要蒸除稀醋酸。

[4] 趁热抽滤前仪器需要进行预热。反应物冷却后，固体产物立即析出，粘在瓶壁不易处理，产物若在滤纸上凝结会被损失掉。

(二) 精制

1. 原料及试剂

名称	规格	用量	名称	规格	用量
扑热息痛	自制	上步得量	亚硫酸氢钠	10%	0.5mL
活性炭	工业	1g	亚硫酸氢钠	0.5%	5mL

2. 操作

将自制的扑热息痛移入 100mL 圆底烧瓶中，加水 40mL，加 10%亚硫酸氢钠熔液 0.5mL[1]。加热，溶解，稍冷后，加入活性炭 1g，煮沸脱色 5min，趁热抽滤[2]。滤液冷却，析出结晶，抽滤，滤饼用 0.5%亚硫酸氢钠溶液 5mL 分 2 次洗涤，抽干，干燥，即得扑热息痛精品。如颜色深可再精制。熔点为 168～170℃。

3. 注释

[1] 加入亚硫酸氢钠能防止产物的氧化，但加的量不能过多，否则会影响产品质量。

[2] 趁热抽滤前，需要预热布氏漏斗和滤瓶。反应物冷却后，固体产物立即析出，粘在瓶壁不易处理，产物若在滤纸上凝结会被损失掉。

方法 B

(一) 扑热息痛的制备

1. 原料及试剂

名称	规格	用量	名称	规格	用量
对氨基酚	工业	10g(0.092mol)	醋酐	C.P.	12mL
活性炭	工业	1g			

2. 操作

向 100mL 三口烧瓶[1]中加入 10g 对氨基酚，30mL 水[2]和 12mL 醋酐[3]，搅拌，在 80℃油浴中加热反应 30min。反应结束后，冷却，析晶，抽滤，滤饼用 10mL 冷水洗 2 次，抽滤，干燥，得到扑热息痛粗品。

3. 注释

[1] 反应仪器用前需要干燥。

[2] 酰化反应中加水，能让醋酐选择性地酰化氨基而不与酚羟基作用。

[3] 用醋酸代替醋酐，使氧化副反应难以控制，反应时间长，而且产品质量差一些。

(二) 精制

1. 原料及试剂

名称	规格	用量	名称	规格	用量
扑热息痛	自制	上步得量	亚硫酸氢钠	10%	0.5mL
活性炭	工业	1g	亚硫酸氢钠	0.5%	5mL

2. 操作

将扑热息痛放到100mL圆底烧瓶中，加5倍量的水（即每克粗品加5mL水），加10%亚硫酸氢钠溶液0.5mL[1]，加热使之溶解，稍冷后加入活性炭1g，煮沸5min，趁热抽滤[2]。滤液冷却，析晶，抽滤，滤饼用0.5%亚硫酸氢钠溶液5mL分2次洗涤，抽滤，干燥得扑热息痛精品。如颜色深可再精制。熔点为168～170℃。

3. 注释

[1] 加入亚硫酸氢钠能防止产物的氧化，但加的量不能过多，否则会影响产品质量。

[2] 趁热抽滤前，需要预热布氏漏斗和滤瓶。反应物冷却后，固体产物立即析出，粘在瓶壁不易处理，产物若在滤纸上凝结会被损失掉。

七、思考习题

1. 试比较冰乙酸、醋酐、乙酰氯三种乙酰化试剂的优缺点。
2. 为什么精制产品时选水为溶剂？
3. 实验时应注意哪些操作上的问题？
4. 为什么要加亚硫酸氢钠？

合成实训项目四　扑炎痛的合成

一、目的要求

1. 了解氯化试剂的选择及操作中的注意事项。
2. 了解拼合原理在药物合成方面的应用。
3. 通过本实验熟悉酯化反应原理，掌握无水操作的技能。
4. 掌握反应中产生有害气体的吸收方法。

二、特性与用途

扑炎痛的化学名称为对乙酰氨基酚乙酰水杨酸酯，又称为贝诺酯、百乐来、苯乐来。化学结构式如下：

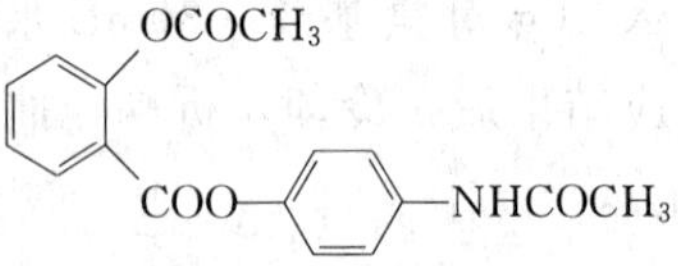

$OCOCH_3$

COO — — $NHCOCH_3$

本品为对乙酰氨基酚与阿司匹林的酯化物。它既保留了原药的解热镇痛功能，又减小了原药的毒副作用，并有协同作用。属非甾体类解热镇痛抗炎药，其作用机制与阿司匹林及对乙酰氨基酚相似，作用时间长。主要用于类风湿性关节炎、急慢性风湿性关节炎、风湿痛、感冒发烧、头痛、神经痛及术后疼痛等。不良反应小，易于耐受。本品为白色结晶性粉末，无臭无味。不溶于水，微溶于乙醇，溶于氯仿、丙酮。熔点为175～176℃。

三、合成原理

阿司匹林和氯化亚砜在吡啶的催化下反应，生成乙酰水杨酰氯。乙酰水杨酰氯再与扑热息痛的钠盐反应，生成扑炎痛。合成路线如下：

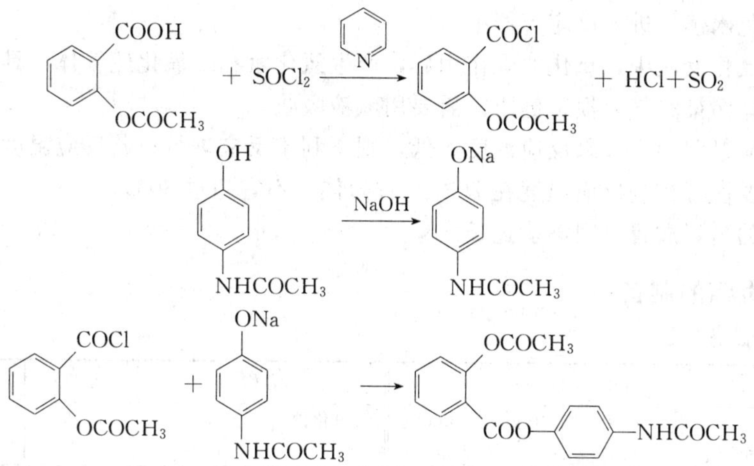

$$\text{(COOH, OCOCH}_3\text{)} + SOCl_2 \xrightarrow{\text{吡啶}} \text{(COCl, OCOCH}_3\text{)} + HCl + SO_2$$

$$\text{(OH, NHCOCH}_3\text{)} \xrightarrow{NaOH} \text{(ONa, NHCOCH}_3\text{)}$$

$$\text{(COCl, OCOCH}_3\text{)} + \text{(ONa, NHCOCH}_3\text{)} \longrightarrow \text{(OCOCH}_3\text{, COO—C}_6\text{H}_4\text{—NHCOCH}_3\text{)}$$

四、预习内容

1. 有机化学中有关酰氯化反应，以及使用酰氯制备酯的反应原理。
2. 化学反应中有关酯化修饰在药物结构修饰中的作用和意义。
3. 反应中产生有害气体的常用吸收方法。

五、主要仪器

圆底烧瓶、冷凝管、温度计、干燥管、油浴锅、滴液漏斗、小漏斗、真空泵、搅拌器、布氏漏斗、抽滤瓶、小烧杯、滴管、三口烧瓶、量筒、玻璃棒等。

六、合成方法

（一）乙酰水杨酰氯的制备

1. 原料及试剂

名称	规格	用量	名称	规格	用量
阿司匹林	药用	10g(0.056mol)	吡啶	C. P.	2 滴
氯化亚砜	C. P.	5.5mL	氢氧化钠	C. P.	少量
无水丙酮	C. P.	10mL			

2. 操作

将 10g 阿司匹林[1]、5.5mL 氯化亚砜[2]、2 滴吡啶[3]加入干燥的 100mL 圆底烧瓶中[4]，迅速接上冷凝管。冷凝管顶端连有装有氯化钙的干燥管，干燥管顶端连有导气管，导气管另一端接小漏斗，漏斗放在 NaOH 溶液中[5]。用油浴加热，用大约 10min 使温度缓慢上升至 70℃，维持油浴温度在 70℃±2℃[6]，反应 70min，冷却，加入无水丙酮 10mL，将反应液倾入干燥的 100mL 滴液漏斗中，混匀，密闭备用。得到乙酰水杨酰氯的丙酮溶液[7]。

3. 注释

[1] 反应用阿司匹林需在 60℃ 干燥 4h，除去所含的水分。

[2] 二氯亚砜是由羧酸制备酰氯最常用的氯化试剂。它的价格便宜，而且沸点低，生成的副产物均为挥发性气体，得到的酰氯产品易于纯化。

[3] 吡啶作为催化剂，用量不宜过多，否则影响产品的质量。

[4] 因为二氯亚砜遇水可分解为二氧化硫和氯化氢，所以所用仪器均需干燥；加热时不

能用水浴，以免水蒸气进入反应容器中。

[5] 在酰氯化反应中，氯化亚砜作用后，产生氯化氢和二氧化硫气体，具有刺激性、腐蚀性，这些气体污染空气，损害健康，需要用碱液吸收。

[6] 在反应过程中，如果反应温度太低，则不利于反应进行；若反应温度太高，则氯化亚砜易挥发。要注意控制反应温度在70℃左右为佳，不宜超过80℃。

[7] 制得的酰氯放置时间不能过长。

（二）扑炎痛的制备

1. 原料及试剂

名称	规格	用量	名称	规格	用量
扑热息痛	药用	10g(0.066mol)	氢氧化钠	C.P.	3.6g(0.09mol)
乙酰水杨酰氯丙酮溶液	自制	上步得量			

2. 操作

将10g扑热息痛、50mL水加入装有搅拌棒及温度计的250mL三口烧瓶中。用冰水浴冷却到10℃左右，边搅拌边用滴管滴加氢氧化钠溶液[1,2]（氢氧化钠3.6g，加20mL水配成）。加完氢氧化钠溶液后，在8～12℃之间，在强烈搅拌下，慢慢滴加自制的乙酰水杨酰氯丙酮溶液（在20min左右滴完）。滴加完毕，调至pH≥10，控制温度在8～12℃之间，继续搅拌反应60min，抽滤，水洗至中性，得扑炎痛粗品，计算收率。

3. 注释

[1] 由于扑热息痛苯环上的酚羟基与苯环共轭，而且苯环上又有吸电子的乙酰氨基，因此酚羟基上电子云密度较低，亲核反应性较弱。所以扑炎痛制备采用Schotten-Baumann方法酯化，即乙酰水杨酰氯与对乙酰氨基酚钠缩合酯化。成盐后酚羟基上氧原子电子云密度增高，有利于亲核反应。

[2] 将酚羟基修饰成酚钠的形式然后进行酯化反应，可以避免氯化氢的生成，使生成的酯键水解。

（三）精制

1. 原料及试剂

名称	规格	用量	名称	规格	用量
扑炎痛	自制	5g(0.016mol)	乙醇	95%	10倍量
活性炭	工业	适量			

2. 操作

将自制的5g扑炎痛粗品，10倍量95%乙醇，放入100mL圆底烧瓶中，接上球形冷凝管，在水浴上加热溶解。稍冷，加活性炭脱色[1]（活性炭用量视粗品颜色而定，若颜色深，则用量稍大一点；若颜色浅，则用量可以稍小一点），加热回流30min，趁热抽滤[2]，将滤液趁热转移至烧杯中，冷却，析晶，抽滤，用少量稀乙醇洗涤两次[3]（母液回收），压干，干燥，得扑炎痛精品，测熔点，计算收率。

3. 注释

[1] 少量活性炭即可，若加多了，则抽滤时难以除尽。

[2] 趁热抽滤时需要预热布氏漏斗和滤瓶，以防产物从滤纸上析出而损失。

[3] 洗滤饼的乙醇用量要少，以免损失产物。

七、思考习题

1. 乙酰水杨酰氯的制备过程中，在操作上有哪些需要注意的地方？

2. 扑炎痛的制备，为什么不直接酯化，而是采用先制备对乙酰氨基酚钠，再与乙酰水杨酰氯进行酯化？

3. 由羧酸制备酰氯一般有哪些方法？

4. 在由羧酸和氯化亚砜反应制备酰氯时，为什么加少量的吡啶？吡啶加多了会怎样？

合成实训项目五 水杨酰苯胺的合成

一、目的要求

1. 了解药物结构的修饰方法。
2. 掌握酚羟基酯化的原理和操作方法。
3. 掌握酰胺化的反应原理和操作方法。

二、特性与用途

水杨酰苯胺化学名为邻羟基苯甲酰苯胺，又称为 *N*-苯基水杨酰胺。化学结构式如下：

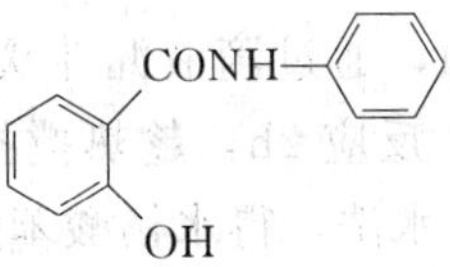

水杨酰苯胺为水杨酸类解热镇痛药，用于发热、头痛、神经痛、关节痛及活动性风湿症，作用较阿司匹林强，副作用小。

水杨酰苯胺为白色结晶性粉末，几乎无臭，熔点为 135.8～136.2℃。略溶于乙醚、氯仿、丙二醇，易溶于碱性溶液。在空气中稳定，遇光颜色变深。

三、合成原理

苯酚和水杨酸在三氯化磷的作用下，生成水杨酸苯酯。将反应得到的水杨酸苯酯与苯胺反应，生成水杨酰苯胺。合成路线如下：

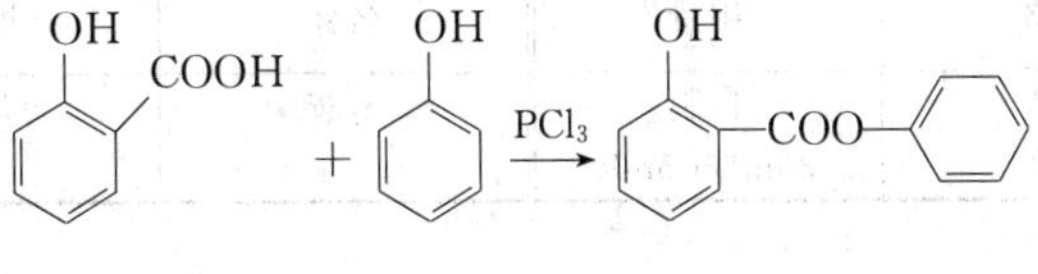

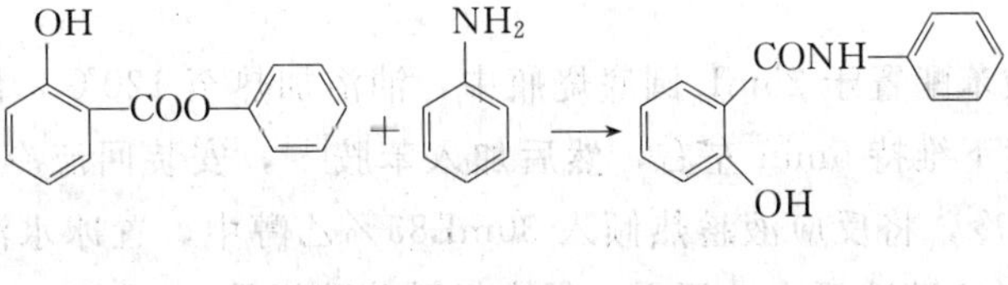

四、预习内容

1. 三氯化磷的物理性质和化学性质。

2. 羧酸的化学性质，苯胺的化学性质，羧酸和苯胺可能发生的反应。

3. 反应中产生有害气体的常用吸收方法。

4. 滴液漏斗的使用方法。

五、主要仪器

三口烧瓶、搅拌器、温度计、球形冷凝管、油浴锅、滴液漏斗、圆底烧瓶、真空泵、布氏漏斗、抽滤瓶、小烧杯、量筒、玻璃棒等。

六、合成方法

（一）水杨酸苯酯的制备

1. 原料及试剂

名称	规格	用量	名称	规格	用量
苯酚	C. P.	5g(0.053mol)	水杨酸	C. P.	7g(0.051mol)
三氯化磷	C. P.	2mL			

2. 操作

将5g苯酚、7g水杨酸[1]加入干燥的装有搅拌器、温度计和球形冷凝管的100mL三口烧瓶中[2]（冷凝管上端接一排气管，尾管接上小漏斗，小漏斗放在碱性溶液中），在140℃±2℃之间用油浴加热，使熔融，通过滴液漏斗缓缓加入三氯化磷2mL，三氯化磷加完后，维持油浴温度为140℃±2℃，反应2h，趁热搅拌下倾入50mL水（50℃）中，于冰水浴中不断搅拌，直至固化，抽滤、水洗，得水杨酸苯酯粗品。

3. 注释

[1] 氨基中氮原子的亲核能力较羟基的氧原子强，一般可用羧酸或羧酸酯为酰化剂，而酯基中则以苯酯最活泼，且避免了羧酸与氨基物成盐的问题，所以羧酸酯类作为酰化剂常被应用。因此本实验采用先合成水杨酸苯酯，然后再将苯胺酰化，而不是直接用水杨酸酰化。

[2] 反应用的仪器需要干燥。

（二）水杨酰苯胺的制备

1. 原料及试剂

名称	规格	用量	名称	规格	用量
水杨酸苯酯	C. P.	自制	苯胺	C. P.	0.45倍量
乙醇	85%	30mL+5mL			

2. 操作

将自制的水杨酸苯酯置于25mL圆底烧瓶中，油浴加热至120℃，使熔融，不时摇动圆底烧瓶，并在此温度下维持5min左右，然后加入苯胺[1]，安装回流冷凝管，加热至160℃±5℃，反应2h，稍冷，将反应液趁热倾入30mL85%乙醇中，置冰水浴中搅拌，直至结晶析出，抽滤，用85%乙醇洗两次，压干，得水杨酰苯胺粗品。

3. 注释

[1] 按1g水杨酸苯酯加0.45mL苯胺的比例加入苯胺。

（三）精制

1. 原料及试剂

名称	规格	用量	名称	规格	用量
水杨酸苯酯	自制	上步得量	苯胺	C. P.	0.45 倍量
乙醇	85%	30mL+5mL	活性炭	工业	少量
EDTA	C. P.	少量			

2. 操作

将自制的水杨酸苯酯粗品，放到装有回流冷凝管的圆底烧瓶中，加 4 倍量的 95%乙醇，在 60℃水浴中，使之溶解，加少量活性炭[1]及 EDTA[2]，脱色 10min，趁热抽滤，冷却、抽滤。滤饼用少量稀乙醇[3]洗两次（母液回收）。干燥得水杨酰苯胺精品。测熔点，计算收率。

3. 注释

[1] 活性炭加少量即可，如果加太多，则可能难以抽滤除干净。

[2] 由于水杨酰苯胺分子中含有酚羟基，酚羟基易受金属离子催化氧化，使产品带有颜色。加入 EDTA 的目的是络合掉金属离子，防止产品氧化着色，产品精制需加少量 EDTA。

[3] 滤饼用少量稀乙醇洗，用量太大，容易损失产物。

七、思考习题

1. 水杨酰苯胺的合成过程中，如果用水杨酸直接酯化会怎样？
2. 产品精制时，为什么要加入少量 EDTA？

合成实训项目六　吲哚美辛的合成

一、目的要求

1. 掌握充氮化合物的制备原理和操作方法。
2. 掌握 N^1-对甲氧苯基对氯苯甲酰肼的制备方法。
3. 理解吲哚环的合成原理及合成操作技术。
4. 反应终点的判断方法。

二、特性与用途

吲哚美辛化学名为 2-甲基-1-(4-氯苯甲酰基)-5-甲氧基-1*H*-吲哚-3-乙酸，又称消炎痛。化学结构式如下：

OH O N O Cl

吲哚美辛通过抑制体内前列腺素（PG）合成而产生解热、镇痛及消炎作用。它的解热作用、缓解炎性疼痛作用明显，用于急、慢性风湿性关节炎、痛风性关节炎及癌性疼痛，也可用于滑囊炎、腱鞘炎及关节囊炎等。也能抗血小板聚集，可防止血栓形成，但疗效不如阿司匹林。用于胆绞痛、输尿管结石症引起的绞痛；对偏头痛也有一定疗效，也可用于月经痛。

本品为类白色或微黄色结晶性粉末；几乎无臭，无味；溶于丙酮，略溶于乙醚、乙醇、甲醇及氯仿，微溶于苯，极微溶于甲苯，几乎不溶于水，可溶于氢氧化钠溶液。熔点为158～162℃。pK_a为4.5，室温下在空气中稳定，对光敏感。水溶液在pH为2～8时较稳定，在强酸或强碱条件下水解，生成的2-甲基吲哚-5-甲氧基-吲哚-3-乙酸或其脱羧物氧化变色。

三、合成原理

对甲氧基苯胺和酸性的亚硝酸钠反应，生成重氮化合物，然后和亚硫酸钠反应，再用醋酸和锌粉处理，得到对甲氧基苯肼磺酸钠。对甲氧基苯肼磺酸钠和对氯苯甲酰氯反应，再用氢氧化钠处理，得到N^1-对甲氧苯基对氯苯甲酰肼。N^1-对甲氧苯基对氯苯甲酰肼和乙酰丙酸反应，然后再用酸性的氯化锌处理，得到吲哚美辛。合成路线如下：

$$CH_3O-C_6H_4-NH_2 \xrightarrow{NaNO_2/HCl} CH_3O-C_6H_4-N_2Cl \xrightarrow{Na_2SO_3}$$

$$CH_3O-C_6H_4-N{=}NSO_3Na \xrightarrow{Zn/HAc} CH_3O-C_6H_4-NHNHSO_3Na \xrightarrow{Cl-C_6H_4-COCl}$$

$$CH_3O-C_6H_4-N(CO-C_6H_4-Cl)NHSO_3H \xrightarrow{H_2O} CH_3O-C_6H_4-N(CO-C_6H_4-Cl)NH_2\cdot H_2SO_4 \xrightarrow{NaOH}$$

$$CH_3O-C_6H_4-N(CO-C_6H_4-Cl)NH_2 \xrightarrow{CH_3COCH_2CH_2COOH} CH_3O-C_6H_4-N(CO-C_6H_4-Cl)N{=}C(CH_3)-CH_2CH_2COOH$$

$$\xrightarrow{H^+,ZnCl_2} \text{吲哚美辛（1-(4-氯苯甲酰基)-5-甲氧基-2-甲基-吲哚-3-乙酸）}$$

四、预习内容

1. 有机化学中有关重氮化合物的制备方法。
2. 重氮化合物的化学性质。
3. 找出本实验中，涉及的有毒物质，弄清它们的性质。

五、主要仪器

搅拌器、温度计、冷凝管、三口烧瓶、滴液漏斗、滴管、真空泵、布氏漏斗、抽滤瓶、小烧杯、量筒、玻璃棒、油浴锅。

六、合成方法

(一) 对甲氧基苯肼磺酸钠的制备

1. 原料及试剂

名称	规格	用量	名称	规格	用量
对甲氧基苯胺	C. P.	5g(0.04mol)	锌粉	C. P.	3.7g(0.0567mol)
冰乙酸	C. P.	7.5mL	盐酸	37%	10mL
亚硝酸钠	C. P.	6.7g+2.9g(0.053mol+0.042mol)	氢氧化钠	30%	少量

2. 操作

将5g对甲氧基苯胺、22mL水和10mL盐酸（37%），放到装有搅拌器、温度计和冷凝管的100mL三口烧瓶中，在冰盐浴中反应。开搅拌器，温度控制在0～5℃[1]，缓慢滴加亚硝酸钠[2]的水溶液（2.9g亚硝酸钠和7mL水配成的溶液），用碘化钾-淀粉试纸测定反应终点，然后继续反应15min。反应液用30%的氢氧化钠溶液，调pH至6[3]。整个过程温度不能超过5℃。加入亚硫酸钠6.7g（加入过程控制温度在8℃以下），然后在20～25℃下搅拌1.5h，加热至55℃后，慢慢加入7.5mL冰乙酸，分次加入3.7g锌粉。在80～85℃下搅拌0.5h，加水7.5mL，搅拌均匀后，抽滤，滤液放在冰浴中冷却1.5h，抽滤，用少量冰水洗涤滤饼，尽量压干，得对甲氧基苯肼磺酸钠粗品。

3. 注释

[1] 本反应通常将温度控制在0～5℃之间。这是因为重氮盐一般不稳定，在受热条件下容易被破坏，见光、有金属离子以及过量的亚硝酸存在的条件下都有可能加速其分解，放出氮气，并生成树脂状物质。

[2] 亚硝酸钠加得太多，可用尿素或氨基磺酸除去。本实验中用碘化钾-淀粉试纸检查。

[3] 重氮盐与亚硫酸钠反应，需要控制pH。

(二) *N*[1]-对甲氧苯基对氯苯甲酰肼的制备

1. 原料及试剂

名称	规格	用量	名称	规格	用量
对甲氧基磺酸钠	自制	上步得量	乙醇	C. P.	12.5mL
对氯苯甲酰氯	C. P.	5mL	氢氧化钠	30%	适量

2. 操作

将上步中制得的对甲氧基苯肼磺酸钠、38mL水放到装有搅拌器、温度计和冷凝管的100mL三口烧瓶中，搅拌，甘油浴加热，保持温度为40℃左右。溶解后加12.5mL乙醇，然后冷至20℃，加入对氯苯甲酰氯5mL[1]。将温度升至30℃，反应1.5h，然后用1h将温度缓慢升至70～80℃，继续搅拌1h，冷却至60℃，用30%氢氧化钠水溶液调pH到10～11，在60～65℃搅拌15min，冷却至20℃，抽滤，滤饼用水洗[2]，干燥，得N^1-对甲氧苯基对氯苯甲酰肼粗品。

3. 注释

[1] 用对氯苯甲酰氯酰化对甲氧基苯肼磺酸钠时，由于连接磺酸基的氮原子的碱性较弱，而与芳环直接相连的氮原子碱性较强，酰化反应主要发生在与芳环直接相连的氮原子上。

[2] 洗涤时不能用太多水，只能用少量的水，以防产物损失。

（三）吲哚美辛的合成

1. 原料及试剂

名称	规格	用量	名称	规格	用量
N^1-对甲氧苯基对氯苯甲酰肼	自制	上步得量	硫酸	98%	1.15mL
乙酰丙酸	96%	5.25mL	氯化锌	C. P.	3.4g(0.025mol)
乙醇	75%	少量	乙醇	95%	适量

2. 操作

将 5.5mL 水、1.15mL 浓硫酸（98%）和 5.25mL 乙酰丙酸（96%）放到装有搅拌器、温度计和冷凝管的三口烧瓶中，搅拌，再加 3.4g 氯化锌[1]，加热至 45℃，加 N^1-对甲氧苯基对氯苯甲酰肼 7.5g，在 80～85℃搅拌 3h。反应结束后，加水 23mL，冷却至 20℃，然后抽滤，滤饼用水洗至中性后，用 75%乙醇洗 1～2 次，抽干，干燥，得吲哚美辛粗品。将粗品用适量乙醇[2]加热溶解，然后再冷却结晶，得到吲哚美辛精品。

3. 注释

[1] 氯化锌催化能使反应的收率提高，产品质量好。如换成 85%磷酸催化，收率较低。

[2] 溶解粗品的乙醇，用量不能太大，否则可能冷却后析出的晶体减少，使产物损失。

七、思考习题

1. 重氮化合物生成的实验中，应该注意什么？

2. 对甲氧基苯肼磺酸钠的制备过程中，加入亚硝酸钠过多会怎样？反应终点如何检查？

3. 用对氯苯甲酰氯酰化对甲氧基苯肼磺酸钠时，为什么酰化反应发生在离苯环近的氮原子上？

合成实训项目七　苯噁丙嗪的合成

一、目的要求

1. 掌握噁唑杂环的合成方法。

2. 掌握环合反应的实验操作及其注意事项。

二、特性与用途

苯噁丙嗪化学名为 4，5-二苯基叶噁唑-2-丙酸，又称苯噁丙酸、奥沙普秦。结构式如下：

N O $CH_2CH_2CH_2COOH$

本品具有抗炎、镇痛、解热作用。它是一种抑制环氧化酶，进而抑制前列腺素生物合成的抑制剂。对消化道损伤作用轻微，而且药效具有持久性。用于慢性风湿性关节炎、变形性关节炎、腰痛症、变形性脊椎炎、颈肩腕综合征、肩关节周围炎、痛风发作、外伤后及手术后的消炎镇痛。本品为白色，带黄白色结晶性粉末，无臭或有微特异性臭，味微苦；几乎不溶于水，较难溶于甲醇、乙醇；难溶于乙醚和苯；较易溶于冰乙酸、丙酮和氯仿；易溶于二甲酰胺、甲酸和二噁烷。熔点为 160.5～161.5℃。

三、合成原理

先将安息香和琥珀酸酐在吡啶的作用下反应，然后将反应产物和醋酸铵反应成环。

合成路线如下：

$$C_6H_5-CH(OH)-CO-C_6H_5 \xrightarrow[90\sim95℃,3h]{琥珀酸酐,吡啶} C_6H_5-CH(O-CO-CH_2CH_2COOH)-CO-C_6H_5$$

$$\xrightarrow[90\sim95℃,3h]{CH_3COONH_4 \quad CH_3COOH} \text{4,5-二苯基噁唑-2-基}-CH_2CH_2CH_2COOH$$

四、预习内容

1. 含氮化合物的化学性质。
2. 弄清本实验中所用试剂的性质。
3. 预习杂环的环合方法。

五、主要仪器

搅拌器、温度计、冷凝管、三口烧瓶、滴管、真空泵、布氏漏斗、抽滤瓶、油浴锅等。

六、合成方法

1. 原料及试剂

名称	规格	用量	名称	规格	用量
安息香	C. P.	10g(0.05mol)	琥珀酸酐	C. P.	7.1g(0.07mol)
吡啶	C. P.	5.1mL	醋酸铵	C. P.	7.3g(0.09mol)
冰乙酸	C. P.	30mL			

2. 操作

将 10g 安息香、7.1g 琥珀酸酐和 5.1mL 吡啶放到装有搅拌器、回流冷凝管和温度计的圆底烧瓶中，在 90～95℃的水浴锅上加热，搅拌反应 4h[1]。反应完后，冷至室温，加入 7.3g 醋酸铵和 30mL 冰乙酸[2]。再将温度升至 90～95℃，搅拌反应 3h。停止反应，冷至室温后加入 50mL 蒸馏水，抽滤，用少量水洗涤滤饼。将滤饼放入反应瓶中，同时加入水适量，加热到 60～70℃搅拌 1.5h，冷却至室温，抽滤，滤饼用蒸馏水洗涤，干燥，得苯噁丙嗪白色针状结晶，熔点为 163～165℃。

3. 注释

[1] 水浴锅温度升至90℃开始计时。

[2] 冰乙酸挥发性较大，用时需注意。

七、思考习题

醋酸铵在反应中起什么作用？

药物性质实验一　解热镇痛药的定性鉴别

一、目的要求

1. 掌握酚类药物与氯化铁特殊颜色反应的用途以及操作方法。
2. 掌握用重氮化-偶合反应鉴别芳伯胺类药物的操作方法。
3. 了解利用水解反应使药物释放出潜在的可用于鉴别的基团。

二、实验内容

对阿司匹林、对乙酰氨基酚、安乃近进行鉴别。

三、实验原理

利用药物上的特殊基团，如酚羟基、芳伯胺能和特殊试剂发生特殊反应，而产生特定现象，而对药物进行鉴别。

1. 酚羟基与氯化铁的显色反应：

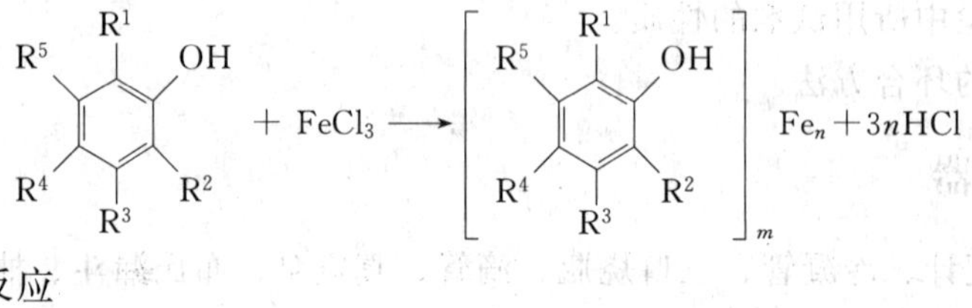

2. 重氮-偶合反应

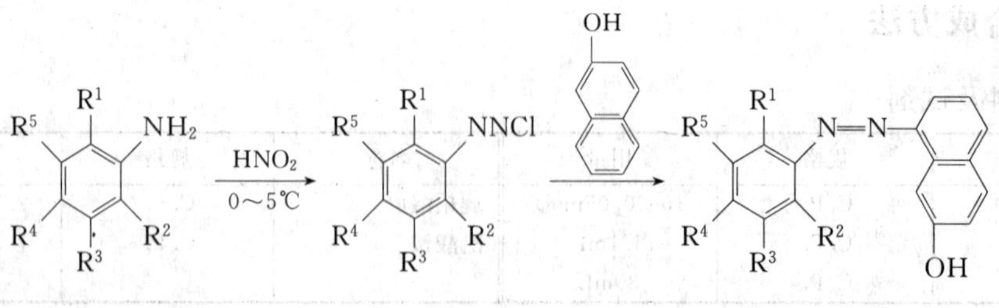

3. 酯和酰胺的水解反应

$$R^1COOR^2 \xrightarrow{\text{酸或碱}} R^1COOH + R^2OH$$

$$R^1CONHR^2 \xrightarrow{\text{酸或碱}} R^1COOH + R^2NH_2$$

4. 安乃近的鉴别反应

(1) 安乃近与次氯酸钠反应

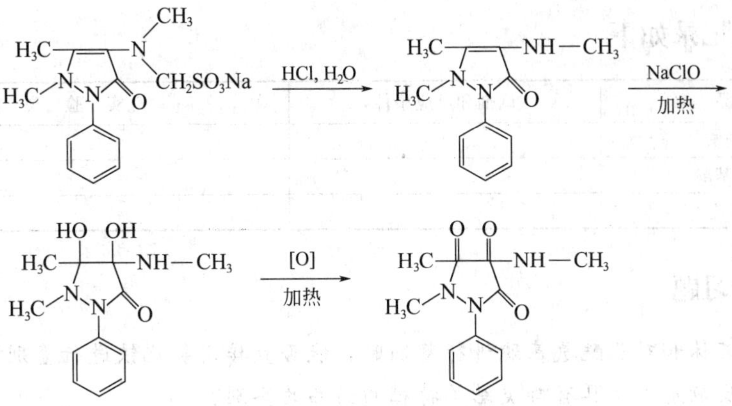

(蓝色)　　(黄色)

（2）安乃近与盐酸反应

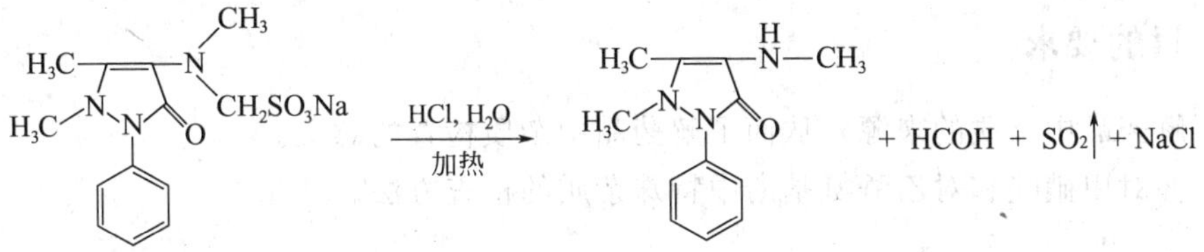

$\xrightarrow[\text{加热}]{HCl,\ H_2O}$ $+ HCOH + SO_2\uparrow + NaCl$

四、主要试剂与仪器

阿司匹林（可用本节合成实训一自制的药物）、对乙酰氨基酚、安乃近；

氯化铁试液、碳酸钠试液、稀盐酸、稀硫酸、亚硝酸钠试液、碱性β-萘酚、氢氧化钠溶液、氯化亚砜试液、乙醇、盐酸羟胺试液、次氯酸钠试液、20%氢氧化钠、0.03%重铬酸钾溶液、0.1%亚硝酸钠溶液；

电炉、酒精灯、试管、烧杯、玻璃棒、研钵、蒸发皿。

五、实验方法

1. 乙酰水杨酸的鉴别

（1）取0.1g（1片）加水10mL，煮沸放冷，加氯化铁1滴，呈紫色。

（2）取0.5g（2片）加碳酸钠熔液10mL，滤液煮沸，放冷，滴加稀硫酸至析出白色沉淀。

2. 对乙酰氨基酚的鉴别

（1）取微量，逐滴加水溶解，滴加氯化铁，呈蓝紫色。

（2）取0.1g左右，加稀盐酸5mL，水浴中加热40min，放冷，取0.5mL加亚硝酸钠5滴，加水3mL稀释，加碱性β-萘酚2mL呈红色。

3. 安乃近的鉴别

（1）取1片，研细，加稀盐酸2～3mL，溶解，加次氯酸钠试液2滴，产生蓝色。加热煮沸变黄（吡唑酮环氧化）。

（2）取1片，研细，加稀盐酸5mL，溶解，过滤，置蒸发皿中，加热产生二氧化硫的臭气，接着产生甲醛的臭气（分解）。

六、实验记录如下

药　品	试剂和反应条件	实 验 现 象
乙酰水杨酸		
对乙酰氨基酚		
安乃近		

七、思考习题

1. 对阿司匹林和对乙酰氨基酚进行鉴别时，能否直接用氯化铁进行鉴别？
2. 重氮化反应是用于具有哪类结构特征的药品的鉴别？

药物性质实验二　甲硝唑、对乙酰氨基酚中特殊杂质的检查

一、目的要求

1. 了解药品中杂质的来源，从而了解药品中杂质检查的意义。
2. 掌握对甲硝唑和对乙酰氨基酚中特殊杂质的检查方法。

二、实验内容

1. 甲硝唑中 2-甲基-5-硝基咪唑的检查。
2. 对乙酰氨基酚中对氨基酚的检查。

三、实验原理

1. 甲硝唑中 2-甲基-5-硝基咪唑的检查

利用 2-甲基-5-硝基咪唑结构中，由于强烈的吸电子基团（硝基），而使旁边氮原子上的氢带有一定酸性。而甲硝唑硝基旁的氮原子上没有氢，所以没有酸性。

$$\text{2-甲基-5-硝基咪唑 (}O_2N\text{, N–H, }CH_3\text{)} \xrightarrow{AgNO_3, NH_3, H_2O} \text{(}O_2N\text{, N–Ag, }CH_3\text{)}\downarrow$$

2. 对乙酰氨基酚中对氨基酚的检查

对氨基酚中的芳伯氨基团，能和亚硝基铁氰化钠在碱性条件下生成蓝色配位化合物。

$$Na_2[Fe(CN)_5NO] + H_2O \longrightarrow Na_2[Fe(CN)_5H_2O] + NO\uparrow$$

$$Na_2[Fe(CN)_5H_2O] + H_2N\text{–}C_6H_4\text{–}OH \longrightarrow Na_2[Fe(CN)_5H_2N\text{–}C_6H_4\text{–}OH] + H_2O$$

四、主要试剂与仪器

甲硝唑、对乙酰氨基酚；

1%氨溶液、对氨基酚硝酸银溶液、碱性亚硝基铁氰化钠溶液、甲醇溶液（1→2）；

锥形瓶、水浴锅、小漏斗、烧杯、玻璃棒、滴管、量筒、比色管。

五、实验方法

（一）操作

1. 甲硝唑中2-甲基-5-硝基咪唑的检查[1]

取0.5g甲硝唑放在锥形瓶中，加1%氨溶液20mL，放在水浴锅上加热，直到溶解。然后放冷，15min后，过滤，取滤液10mL放入纳氏比色管中，加硝酸银试液1mL，溶液澄清。

2. 对乙酰氨基酚中对氨基酚的检查[2]

取1.0g对乙酰氨基酚放在纳氏比色管中，加甲醇溶液（1→2）20mL溶解后，加碱性亚硝基铁氰化钠溶液1mL，摇匀，放置30min。如果显色，与对乙酰氨基酚对照品1.0g加对氨基酚50μg用同一方法制成的对照液比较，不得更深（0.005%）；如果不显色，则不用与对照液比较。

（二）注释

[1] 甲硝唑中2-甲基-5-硝基咪唑的产生，是由于合成过程中的中间体反应不完全带入。

[2] 对乙酰氨基酚中对氨基酚的引入有两种途径，一种是合成过程中乙酰化不完全而引入，另一种是由于储存过程中药品水解得到。

六、实验记录如下

药　品	试剂和反应条件	实　现　现　象
甲硝唑		
对乙酰氨基酚		

七、思考习题

1. 甲硝唑和对乙酰氨基酚中容易引入的杂质分别是什么？
2. 用什么方法能减少对乙酰氨基酚中对氨基酚的量？

第七节　抗菌药和抗病毒药

合成实训项目一　磺胺醋酰钠的合成

一、目的要求

1. 通过磺胺醋酰钠的合成，了解用控制pH、温度等反应条件纯化产品的方法。
2. 加深对磺胺类药物一般理化性质的认识。
3. 通过本实验操作，掌握乙酰化反应的原理。

二、特性与用途

磺胺醋酰钠化学名为*N*-[(4-氨基苯基)磺酰基]乙酰胺钠一水合物，又名磺胺乙酰钠，

SA-Na，化学结构式为：

NH_2

$\cdot H_2O$

SO_2NCOCH_3

Na

磺胺醋酰钠为短效磺胺类抗菌药物，具有广谱抑菌作用。临床上主要用于治疗结膜炎、沙眼及其他眼部感染。本品为白色结晶性粉末，无臭，微苦。熔点为257℃。易溶于水，微溶于乙醇、丙酮。

三、合成原理

磺胺醋酰钠，以磺胺为原料，与醋酐在碱性条件下发生乙酰化反应，酸化后得到磺胺醋酰，然后与氢氧化钠成盐得到磺胺醋酰钠。合成路线如下：

NH_2 ... SO_2NH_2 $+(CH_3CO)_2O \xrightarrow[pH12\sim13]{NaOH}$ NH_2 ... SO_2NCOCH_3 / Na

$\xrightarrow[pH4\sim5]{H^+}$ NH_2 ... $SO_2NHCOCH_3$ $\xrightarrow[pH7\sim8]{NaOH}$ NH_2 ... $\cdot H_2O$ SO_2NCOCH_3 / Na

四、预习内容

1. 磺胺类药物的结构特点及理化性质。
2. 在本反应中，控制 pH 的目的是什么？
3. 有机化学中乙酰化反应的方法和原理。
4. 不同浓度氢氧化钠溶液、盐酸溶液的配制方法。

五、主要仪器

三口烧瓶、温度计、电加热套、减压蒸馏烧瓶、电动搅拌器装置一套、水循环真空泵、布氏漏斗、抽滤瓶、小烧杯、天平、pH 试纸等。

六、合成方法

（一）磺胺醋酰的制备

1. 原料及试剂

名称	规格	用量	名称	规格	用量
磺胺	C.P.	17.2g(0.1mol)	氢氧化钠	22.5%	22mL
醋酐	C.P.	13.6mL(0.142mol)	氢氧化钠	77%	15mL
盐酸	36%	适量	氢氧化钠	40%	适量
盐酸	10%	适量			

2. 操作

在装有搅拌棒及温度计的 100mL 三口烧瓶中，加入磺胺 17.2g，22.5%氢氧化钠 22mL，开动搅拌，于水浴上加热至 50℃左右。待磺胺溶解后，分次加入醋酐 13.6mL，77%氢氧化钠 12.5mL（首先，加入醋酐 3.6mL，77%氢氧化钠 2.5mL[1]；随后，每次间隔 5min，将剩余的 77% 氢氧化钠和醋酐分 5 次交替加入[2]）。加料期间反应温度维持在 50～55℃，溶液 pH 维持在 12～13[3]；加料完毕继续保持此温度反应 30min。反应完毕，停止搅拌，将反应液倾入 250mL 烧杯中，加水 20mL 稀释，于冷水浴中用 36% 盐酸调至 pH7，放置 30min，并不时搅拌析出固体，抽滤除去[4]。滤液用 36% 盐酸调至 pH4～5，抽滤，得白色粉末[5]。

用 3 倍量（3mL/g）10%盐酸溶解得到的白色粉末，不时搅拌，尽量使单乙酰物成盐酸盐溶解，抽滤除不溶物。滤液加少量活性炭室温脱色 10min，抽滤。滤液用 40%氢氧化钠调至 pH5，析出磺胺醋酰，抽滤，压干[6]。干燥，测熔点（熔点为 179～184℃）。若产品不合格，可用热水（1∶5）精制。

3. 注释

［1］本实验中使用氢氧化钠溶液、盐酸溶液有多种不同的浓度，在实验中切勿用错，否则会导致实验失败。

［2］滴加醋酐和氢氧化钠溶液是交替进行的，每滴完一种溶液后，待其反应 5min 后，再滴入另一种溶液。滴加是用玻璃吸管加入，滴加速度以液滴一滴一滴滴下为宜。

［3］反应中保持反应液 pH 在 12～13 之间很重要，否则收率将会降低。

［4］在 pH7 时析出的固体不是产物，应弃去。产物在滤液中，切勿搞错。

［5］在 pH4～5 析出的固体是产物。

［6］在本实验中，溶液 pH 的调节是反应能否成功的关键，应小心注意，否则实验会失败或收率降低。

（二）磺胺醋酰钠的制备

1. 原料及试剂

名称	规格	用量	名称	规格	用量
磺胺醋酰	自制	上步得量	丙酮	C.P.	适量
氢氧化钠	22.5%	适量			

2. 操作

将上步所得磺胺醋酰置于 50mL 烧杯中，滴加少量水润湿（约 0.5mL）[1]。于 90℃热水浴上滴加计算量[2]的 22.5%氢氧化钠至固体恰好溶解，放冷，析出结晶，抽滤（用丙酮转移）[3]，压干，干燥，得磺胺醋酰钠晶体（可供后续药物定性实验用），计算收率。

3. 注释

［1］加入水的量以使磺胺醋酰略湿即可。

［2］将磺胺醋酰制成钠盐时，应严格控制 22.5% NaOH 溶液的用量，按计算量滴加。

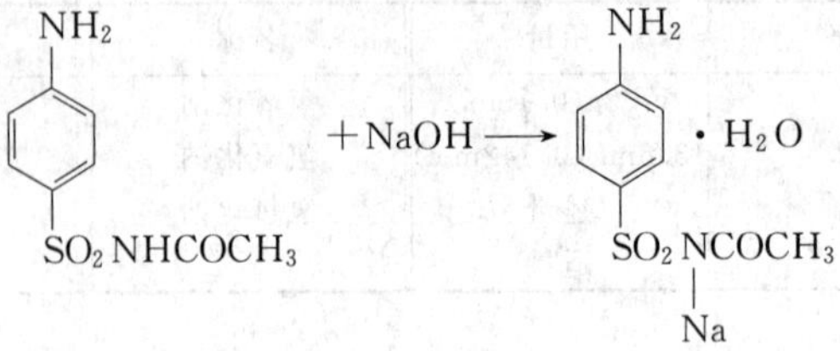

214　　　40

12.5　　　x

$214:40=12.5:x$　　　$x=2.3g$

由计算可知，若上步磺胺醋酰得量为 12.5g，则需 2.3g NaOH，即滴加 22.5% NaOH 110mL 便可。因磺胺醋酰钠水溶性大，由磺胺醋酰制备其钠盐时若 22.5% NaOH 的量多于计算量，则损失很大。

[3] 必要时可加少量丙酮，以使磺胺醋酰钠析出。

七、思考习题

1. 酰化液处理过程中，pH7 时析出的固体是什么？pH5 时析出的固体是什么？10%盐酸中的不溶物是什么？

2. 反应碱性过强其结果磺胺较多，磺胺醋酰次之，双乙酰物较少；碱性过弱其结果双乙酰物较多，磺胺醋酰次之，磺胺较少，为什么？

合成实训项目二　氟哌酸的合成

一、目的要求

1. 通过对氟哌酸的合成，对新药研制过程有一基本认识。

2. 通过对氟哌酸合成路线的学习，掌握选择实际生产工艺的几个基本要求。

3. 通过实际操作，对涉及的各类反应特点、机制、操作要求、反应终点的控制等有所了解，进一步巩固有机化学试验的基本操作，领会掌握理论知识。

4. 掌握各步中间体的质量控制方法。

二、特性与用途

氟哌酸的化学名为 1-乙基-6-氟-1,4-二氢-4-氧-7-(1-哌嗪基)-3-喹啉羧酸，又名诺氟沙星。化学结构式为：

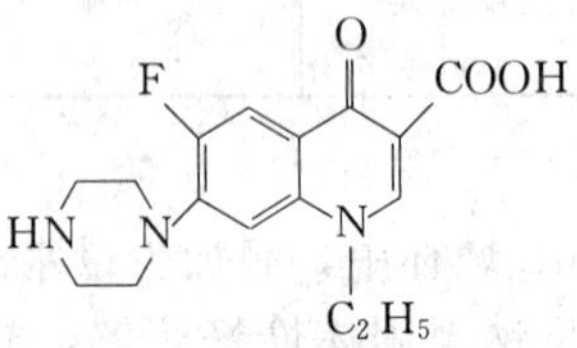

氟哌酸为喹诺酮类抗菌药，抗菌谱广，对革兰阳性菌和革兰阴性菌都有明显的抑制作用，临床上用于治疗敏感菌所引起的尿道、肠道等感染性疾病。

氟哌酸为微黄色针状晶体或结晶性粉末，熔点为 216～220℃，易溶于酸及碱，微溶于水。

三、合成原理

氟哌酸的制备方法很多，按不同原料及路线划分可有十几种。我国工业生产以以下路线为主。将氟氯苯胺与乙氧基次甲基丙二酸二乙酯（EMME）高温缩合、环合，得6-氟-7-氯-1,4-二氢-4-氧喹啉-3-羧酸乙酯（环合物），用溴乙烷乙基化，得1-乙基-6-氟-7-氯-1,4-二氢-4-氧喹啉-3-羧酸乙酯（乙基物），然后水解，再与醋酸和硼酸形成的 $(C_2H_5O)_3B$ 反应生成硼螯合物，在DMSO中与哌嗪缩合，最后经NaOH水解得氟哌酸。合成路线如下：

HNO_3, H_2SO_4 → KF, DMSO → Fe, HCl → EMME → C_2H_5Br → $(C_2H_5O)_3B$ → 哌嗪, DMSO → 1. NaOH 2. H^+

四、合成方法

（一）3,4-二氯硝基苯的制备

1. 原料及试剂

名称	规格	用量	名称	规格	用量
邻二氯苯	自制	35g(0.253mol)	硝酸	C. P.	51g(0.619mol)
硫酸	C. P.	79g(0.806mol)			

2. 操作

在装有搅拌器、回流冷凝管、温度计、滴液漏斗的四口烧瓶中，先加入硝酸51g，水浴冷却下，滴加硫酸79g[1]，控制滴加速度，使温度保持在50℃以下。滴加完毕，换滴液漏斗，于40～50℃内[2]滴加邻二氯苯35g，40min内滴完，升温至60℃，反应2h，静置分层，取上层油状液体倾入5倍量的水中，搅拌，固化，放置30min，过滤，水洗至pH6～7，真空干燥[3,4]，称重，得3,4-二氯硝基苯，计算收率。

3. 注释

[1] 本反应是用混酸硝化。硫酸可以防止副反应的进行，并可以增加被硝化物的溶解

度；硝酸生成 NO_2^+，是硝化剂。

［2］此硝化反应需达到 40℃才能反应，低于此温度，滴加混酸会导致大量混酸聚集，一旦反应引发，聚集的混酸会使反应温度急剧升高，生成许多副产物，因此滴加混酸时应调节滴加速度，控制反应温度在 40～50℃。

［3］上述方法所得的产品纯度已经足够用于下步反应，如要得到较纯的产品，可以采用水蒸气蒸馏或减压蒸馏的方法。

［4］3,4-二氯硝基苯的熔点为 39～41℃，不能用红外灯或烘箱干燥。

4. 思考习题

(1) 硝化试剂有许多种，请举出其中几种并说明其各自的特点。

(2) 配制混酸是能否将浓硝酸加到浓硫酸中去？为什么？

(3) 如何检查反应是否已进行完全？

(二) 4-氟-3-氯-硝基苯的合成

1. 原料及试剂

名称	规格	用量	名称	规格	用量
3,4-二氯硝基苯	自制	40g(0.205mol)	二甲基亚砜	无水	73g(0.920mol)
氟化钾	无水	23g(0.397mol)			

2. 操作

在装有搅拌器、回流冷凝管、温度计、氯化钙干燥管的三口烧瓶[1]中，加入 3,4-二氯硝基苯 40g、无水二甲基亚砜 73g、无水氟化钾 23g，升温到回流[2]温度 194～198℃，在此温度下快速搅拌 1～1.5h，冷却至 50℃左右，加入 75mL 水，充分搅拌，倒入分液漏斗中，静置分层，分出下层油状物。安装水蒸气蒸馏装置，进行水蒸气蒸馏[3]，得淡黄色固体，过滤，水洗至中性，真空干燥，得 4-氟-3-氯-硝基苯。

3. 注释

［1］氟化反应为绝对无水反应，仪器及药品需绝对无水，微量水会导致收率大幅下降。

［2］为保证反应液无水状态，刚回流时蒸出少量二甲基亚砜，将反应液中微量水分带出。

［3］进行水蒸气蒸馏时，少量冷凝水就已足够，大量冷凝水会导致 4-氟-3-氯-硝基苯固化，堵塞冷凝管。

4. 思考习题

(1) 请指出提高此步反应收率的关键是什么。

(2) 如果延长反应时间会得到什么样的结果？

(3) 水溶液中的二甲基亚砜如何回收？

(三) 4-氟-3-氯-苯胺的制备

1. 原料及试剂

名称	规格	用量	名称	规格	用量
4-氟-3-氯-硝基苯	自制	30g(0.171mol)	氯化钠	C.P.	4.3g(0.074mol)
铁粉	C.P.	51.5g(0.922mol)	盐酸	C.P.	2mL

2. 操作

在装有搅拌器、回流冷凝管、温度计的三口烧瓶中[1]，投入铁粉 51.5g、水 173mL、氯化钠 4.3g、浓盐酸 2mL，搅拌下于 100℃活化 10min[2]，降温至 85℃，在快速搅拌下[3]，先加入 4-氟-3-氯-硝基苯 15g，温度自然升至 95℃，10min 后再加入 4-氟-3-氯-硝基苯 15g，于 95℃反应 2h，然后将反应液进行水蒸气蒸馏[4]，馏出液中加入冰，使产品固化完全，过滤，于 30℃下干燥[5]，得 4-氟-3-氯-苯胺，熔点为 44～47℃。

3. 注释

[1] 胺的制备通常是在盐酸或醋酸存在下，用铁粉还原硝基化合物而制得。该法原料便宜，操作简便，收率稳定，适于工业生产。

[2] 铁粉由于表面上有氧化铁膜，需经活化才能反应，铁粉粗细一般以 60 目为宜。

[3] 由于铁粉密度较大，搅拌速度慢则不能将铁粉搅匀，会在烧瓶下部结块，影响收率，因此该反应应剧烈搅拌。

[4] 水蒸气蒸馏应控制冷凝水的流速，防止 4-氟-3-氯-苯胺固化，堵塞冷凝管。

[5] 4-氟-3-氯-苯胺的熔点低，应低温干燥。

4. 思考习题

(1) 此反应用的铁粉为硅铁粉，含有部分硅，如用纯铁粉效果如何?

(2) 试举出其他还原硝基化合物成胺的还原剂，并简述各自特点。

(3) 对于这步反应如何检测其反应终点?

(4) 反应中为何分步投料?

(5) 请设计除水蒸气蒸馏以外其他后处理方法，并简述各自优缺点。

(四) 乙氧基次甲基丙二酸二乙酯 (EMME) 的制备

1. 原料及试剂

名称	规格	用量	名称	规格	用量
原甲酸三乙酯	C.P.	98g(0.662mol)	醋酐	C.P.	46g
丙二酸二乙酯	C.P.	30g(0.188mol)	氯化锌	C.P.	0.1g

2. 操作

在装有搅拌器、温度计、滴液漏斗、蒸馏装置的四口烧瓶中，加入原甲酸三乙酯 78g，$ZnCl_2$ 0.1g[1]，搅拌，加热，升温至 120℃，蒸出乙醇，降温至 70℃，于 70～80℃内滴加第二批原甲酸三乙酯 20g 及醋酐 6g，于 0.5h 内滴完，然后升温到 152～156℃，保温反应 2h。冷却至室温，将反应液倾入圆底烧瓶中，水泵减压回收[2]原甲酸三乙酯 (70℃/5333 Pa)。冷到室温，换油泵进行减压蒸馏[3]，收集 120～140℃/666.6 Pa 的馏分，得乙氧基次甲基丙二酸二乙酯。

3. 注释

[1] 本反应是一缩合反应，$ZnCl_2$ 是 Lewis 酸，作为催化剂。

[2] 减压回收原甲酸三乙酯时亦可进行常压蒸馏，收集 140～150℃的沸点馏分。蒸出的原甲酸三乙酯可以套用。

[3] 减压蒸馏所需真空度要达 666.6 Pa 以上，才可进行蒸馏操作，真空度小，蒸馏温度高，导致收率下降。

4. 思考习题

(1) 减压蒸馏的注意事项有哪些? 不按操作规程做的后果是什么?

(2) 本反应所用的 Lewis 酸除 $ZnCl_2$ 外，还有哪些可以替代?

（五）7-氯-6-氟-1,4-二氢-4-氧喹啉-3-羧酸乙酯（环合物）的制备

1. 原料及试剂

名称	规格	用量	名称	规格	用量
3-氯-4-氟-苯胺	自制	15g(0.103mol)	甲苯	C. P.	适量
EMME	自制	24g(0.111mol)	丙酮	C. P.	适量
石蜡油	C. P.	80mL			

2. 操作

在装有搅拌器、回流冷凝管、温度计的三口烧瓶[1]中分别投入4-氟-3-氯-苯胺15g、EMME 24g，快速搅拌下加热到120℃，于120～130℃反应2h。放冷至室温，将回流装置改成蒸馏装置，加入石蜡油80mL，加热到260～270℃[2]，有大量乙醇生成，回收乙醇反应30min后，冷却到60℃以下，过滤，滤饼分别用甲苯、丙酮洗至灰白色，干燥，测熔点，熔点297～298℃，得7-氯-6-氟-1,4-二氢-4-氧喹啉-3-羧酸乙酯，计算收率[3]。

3. 注释

[1] 本反应为无水反应，所有仪器应干燥，严格按无水反应操作进行，否则会导致EMME分解。

[2] 环合反应温度控制在260～270℃，为避免温度超过270℃，可在将要达到270℃时缓慢加热。反应开始后，反应液变黏稠，为避免局部过热，应快速搅拌。

[3] 该环合反应是典型的Could-Jacobs反应，考虑苯环上的取代基的定位效应及空间效应，3-位氯的对位远比邻位活泼，但也不能忽略邻位的取代。反应条件控制不当，便会按下式反应形成反环物：

F, Cl, $COOC_2H_5$, $COOC_2H_5$, N, H ⟶ F, O, $COOC_2H_5$, Cl, N, H ＋ Cl, O, F, $COOC_2H_5$, N, H

为减少反环物的生成，应注意以下几点。

a. 反应温度低，有利于反环物的生成。因此，反应温度应快速达到260℃，且保持在260～270℃。

b. 加大溶剂用量可以降低反环物的生成。从经济的角度来讲，采用溶剂与反应物用量比为3∶1时比较合适。

c. 用二甲苯或二苯砜为溶剂时，会减少反环物的生成，但价格昂贵。亦可用廉价的工业柴油代替石蜡油。

4. 思考习题

(1) 请写出Could-Jacobs反应历程，并讨论何种反应条件有利于提高反应收率。

(2) 本反应为高温反应，试举出几种高温浴装置，并写出安全注意事项。

（六）1-乙基-7-氯-6-氟-1,4-二氢-4-氧喹啉-3-羧酸乙酯（乙基物）制备

1. 原料及试剂

名称	规格	用量	名称	规格	用量
环合物	自制	25g(0.093mol)	DMF	C. P.	125g(0.074mol)
溴乙烷	C. P.	25g(0.229mol)	无水碳酸钾	C. P.	30.8g(0.223mol)

2. 操作

在装有搅拌器、回流冷凝管、温度计、滴液漏斗的250mL四口烧瓶中，加入环合物25g、无水碳酸钾30.8g、DMF 125g[1]，搅拌，加热到70℃，于70～80℃下，在40～60min内滴加溴乙烷25g[2]。滴加完毕，升温至100～110℃，保温反应6～8h，反应完毕，减压回收70%～80%的DMF，降温至50℃左右，加入200mL水[3]，析出固体，过滤，水洗[4]，干燥，得粗品，用乙醇重结晶[5,6]，得1-乙基-7-氯-6-氟-1,4-二氢-4-氧喹啉-3-羧酸乙酯。

3. 注释

[1] 反应中所用DMF要预先进行干燥，少量水分对收率有很大影响，所用无水碳酸钾需炒过。

[2] 溴乙烷沸点低，易挥发，为避免损失，可将滴液漏斗的滴管加长，插到液面以下，同时注意反应装置的密闭性。

[3] 反应液加水时应降至50℃左右，温度太高酯键水解，过低会使产物结块，不易处理。

[4] 滤饼洗涤时要将颗粒碾细，同时用大量水冲洗，否则会有少量K_2CO_3残留。

[5] 环合物在溶液中酮式与烯醇式有一平衡，反应后可得到少量乙基化合物，该化合物随主产物一起进入后续反应，使生成6-氟-1,4-二氢-4-氧代-7-(1-哌嗪基)喹啉（简称脱羧物），成为氟哌酸中的主要杂质。不同的乙基化试剂，*O*-乙基产物生成量不一样，采用EtBr时较低。

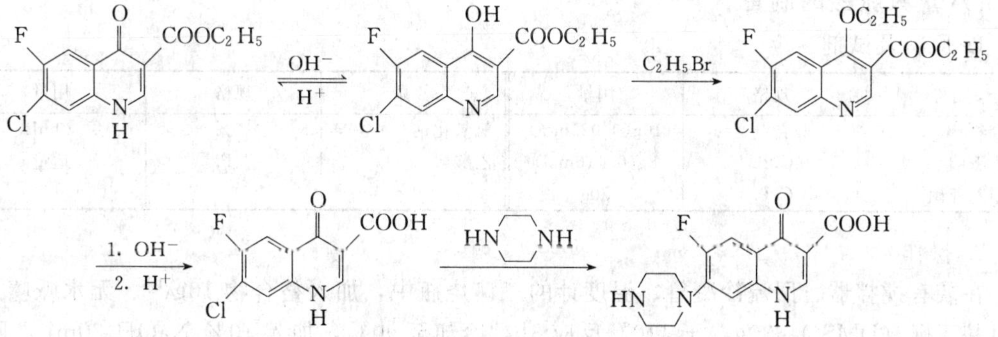

[6] 乙醇重结晶操作过程：取粗品，加入4倍量的乙醇，加热至沸，溶解。稍冷，加入活性炭，回流10min，趁热过滤，滤液冷却至10℃结晶析出，过滤，洗涤，干燥，得精品，测熔点（熔点为144～145℃）。母液中尚有部分产品，可以浓缩一半体积后，冷却，析晶，所得产品亦可用于下步投料。

4. 思考习题

(1) 对于该反应，请找出其他的乙基化试剂，略述优缺点。

(2) 该反应的副产物是什么？简述减少副产物的方法。

(3) 采用何种方法可使溴乙烷得到充分合理的利用？

(4) 如减压回收DMF后不降温，加水稀释，对反应有何影响？

（七）硼螯合物的制备

1. 原料及试剂

名称	规格	用量	名称	规格	用量
乙基物	自制	10g(0.034mol)	氯化锌	C.P.	1g
硼酸	C.P.	3.3g(0.053mol)	乙醇	C.P.	适量
醋酐	C.P.	17g(0.167mol)			

2. 操作

在装有搅拌器、冷凝管、温度计、滴液漏斗的250mL四口烧瓶中，加入氯化锌、硼酸3.3g及少量醋酐（醋酐总计用量为17g），搅拌，加热至79℃[1]，反应引发后，停止加热，自动升温至120℃。滴加剩余醋酐，加完后回流1h，冷却，加入乙基物10g，回流2.5h，冷却到室温，加水，过滤，少量冰乙醇洗至灰白色[2]，干燥，得硼螯合物，测熔点，熔点275℃（分解）。

3. 注释

[1] 硼酸与醋酐反应生成硼酸三乙酰酯，此反应到达79℃临界点时才开始反应，并释放出大量热，温度急剧升高。如果量大，则有冲料的危险，建议采用250mL以上的反应瓶，并缓慢加热。

[2] 由于螯合物在乙醇中有一定溶解度，为避免产品损失，最后洗涤时，可先用冰水洗涤，温度降下来后，再用冰乙醇洗涤。

4. 思考习题

（1）搅拌快慢对该反应有何影响？

（2）加入乙基物后，反应体系中主要有哪几种物质？

（八）氟哌酸的制备

1. 原料及试剂

名称	规格	用量	名称	规格	用量
螯合物	自制	10g(0.025mol)	氢氧化钠	10%	20mL
无水哌嗪	C.P.	8g(0.116mol)	乙酸	C.P.	适量
二甲基亚砜	C.P.	30g			

2. 操作

在装有搅拌器、回流冷凝管、温度计的三口烧瓶中，加入螯合物10g[1]、无水哌嗪8g、二甲基亚砜（DMSO）30g，于110℃反应3h，冷却至90℃，加入10% NaOH 20mL，回流2h[2]，冷至室温，加50mL水稀释，用乙酸调pH7.2，过滤，水洗[3]，得粗品。在250mL烧杯中加入粗品及100mL水，加热溶解后，冷却，用乙酸调pH7，析出固体，抽滤，水洗，干燥，得氟哌酸，测熔点，熔点为216～220℃。

3. 注释

[1] 硼螯合物可以利用4位羰基氧的p电子向硼原子轨道转移的特性，增强诱导效应，激活7-Cl，钝化6-F，从而选择性地提高哌嗪化收率，能彻底地防止氯哌酸的生成。

[2] 由于氟哌酸溶于碱，如反应液在加入NaOH回流后澄清，表示反应已进行完全。

[3] 过滤粗品时，要将滤饼中的乙酸盐洗净，防止带入精制过程，影响产品的质量。

4. 思考习题

从该反应的特点出发，选择几种可以替代DMSO的溶剂或溶剂系统。

合成实训项目三　磺胺嘧啶锌和磺胺嘧啶银的合成

一、目的要求

了解拼合原理在药物结构修饰中的应用。

二、特性与用途

磺胺嘧啶银化学名为2-(对氨基苯磺酰氨基)嘧啶银，又名SD-Ag，化学结构式为：

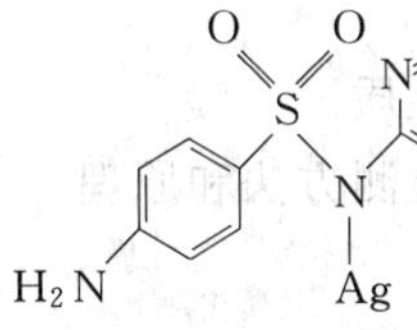

O O N S N N H_2N Ag

磺胺嘧啶银为磺胺类抗菌药，对绿脓杆菌有强的抑制作用，其特点是保持了磺胺嘧啶与硝酸银二者的抗菌作用。除用于治疗烧伤创面感染和控制感染外，还可使创面干燥，结痂，促进愈合。临床上主要用于烧伤、烫伤、外科创面等，防止感染，促进愈合。本品为白色或类白色结晶性粉末，遇光或遇热易变质。在水、乙醇、氯仿或乙醚中均不溶。

磺胺嘧啶银成本较高，且易氧化变质，故制成磺胺嘧啶锌，以代替磺胺嘧啶银。

磺胺嘧啶锌化学名为2-(对氨基苯磺酰氨基)嘧啶锌，又名SD-Zn，化学结构式为：

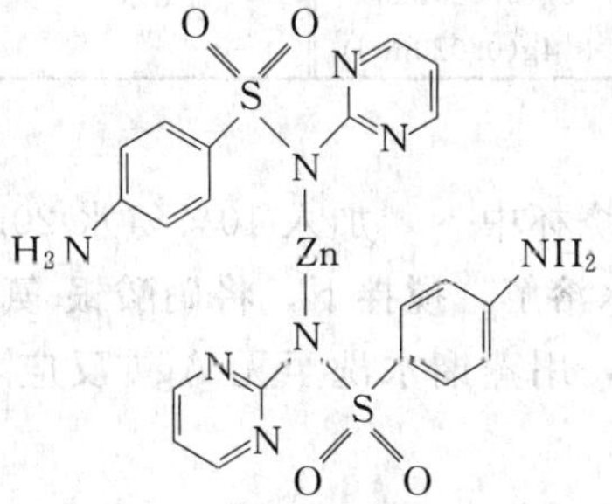

O O N S N N H_2N Zn NH_2 N N S N O O

磺胺嘧啶锌磺胺类抗菌药，用于烧伤、烫伤创面的抗感染。本品为白色或类白色粉末，在水、乙醇、氯仿或乙醚中均不溶。

三、合成原理

磺胺嘧啶银可由磺胺嘧啶与氨水反应做成铵盐，再与硝酸银反应得到。合成路线如下：

$$\text{SD (H}_2\text{N–C}_6\text{H}_4\text{–SO}_2\text{–NH–C}_4\text{H}_3\text{N}_2) \xrightarrow{NH_3 \cdot H_2O} \text{SD–NH}_4 \xrightarrow{AgNO_3} \text{SD–Ag}$$

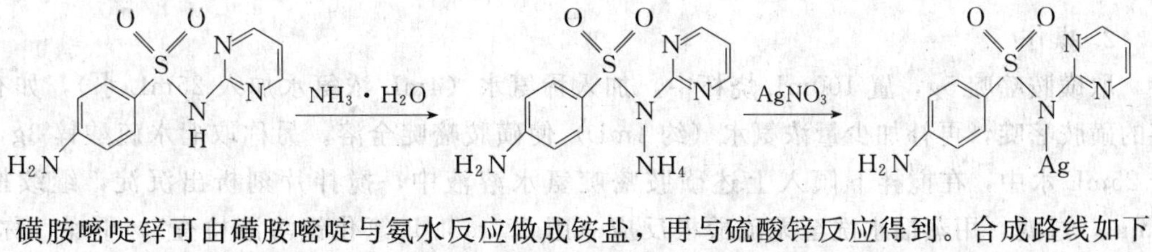

磺胺嘧啶锌可由磺胺嘧啶与氨水反应做成铵盐，再与硫酸锌反应得到。合成路线如下：

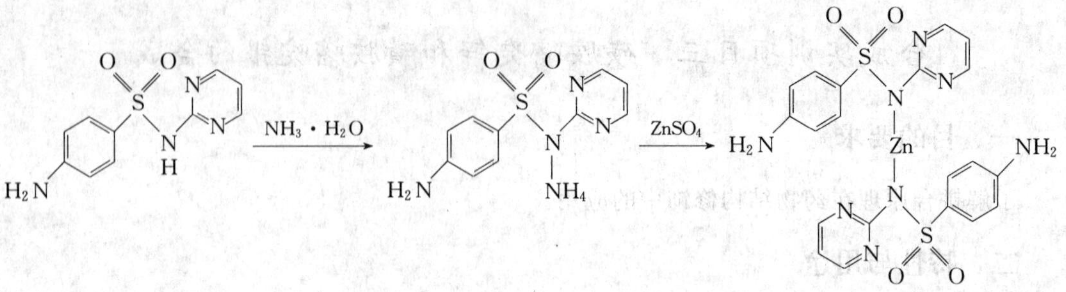

四、预习内容

1. 磺胺类药物的结构特点及理化性质。

2. 无机化学中银离子、硫酸根的检测方法和原理。

五、主要仪器

水循环真空泵、布氏漏斗、抽滤瓶、小烧杯、天平、量筒等。

六、合成方法

（一）磺胺嘧啶银的制备

1. 原料及试剂

名称	规格	用量	名称	规格	用量
磺胺嘧啶	C. P.	5g(0.020mol)	氨水	10%	20mL+10mL
硝酸银	C. P.	3.4g(0.020mol)			

2. 操作

取磺胺嘧啶 5g，置 50mL 烧杯中[1]，加入 10%氨水 20mL 溶解。再称取 $AgNO_3$ 3.4g，置 50mL 烧杯中，加 10mL 氨水溶解，搅拌下，将硝酸银-氨水溶液倾入磺胺嘧啶-氨水溶液中，片刻析出白色沉淀，抽滤，用蒸馏水洗至无 Ag^+ 反应，得本品。干燥得磺胺嘧啶银，计算收率。

3. 注释

[1] 合成磺胺嘧啶银时，所有仪器均需用蒸馏水洗净。

（二）磺胺嘧啶锌的制备

1. 原料及试剂

名称	规格	用量	名称	规格	用量
磺胺嘧啶	C. P.	5g(0.020mol)	氨水	10%	20mL+10mL
七水硫酸锌	C. P.	3g(0.010mol)			

2. 操作

取磺胺嘧啶 5g，置 100mL 烧杯中，加入稀氨水（4mL 浓氨水加入 25mL 水），如有不溶的磺胺嘧啶，再补加少量浓氨水（约 1mL）使磺胺嘧啶全溶。另称取七水硫酸锌 3g，溶于 25mL 水中，在搅拌下倾入上述磺胺嘧啶氨水溶液中，搅拌片刻析出沉淀，继续搅拌 5min，过滤，用蒸馏水洗至无硫酸根反应（用 0.1mol/L 氯化钡溶液检查），干燥，称重，得磺胺嘧啶锌，计算收率。

七、思考习题

1. SD-Ag 及 SD-Zn 的合成为什么都要先做成铵盐？

2. 比较 SD-Ag 及 SD-Zn 的合成及临床应用方面的优缺点。

合成实训项目四　诺氟沙星银和诺氟沙星锌的合成

一、目的要求

掌握用成盐法对药物进行结构修饰的基本原理和操作技术。

二、特性与用途

诺氟沙星为喹诺酮类抗菌药，抗菌谱广，对革兰阳性菌和革兰阴性菌都有明显的抑制作用，临床上用于治疗敏感菌所引起的尿道、肠道等感染性疾病。诺氟沙星制成金属盐，利用金属离子的特性，如银离子的收敛性、抑菌性，对烧伤、创伤、溃疡都有很好的疗效；锌离子对机体的生长发育、组织再生、机体免疫力、细胞稳定性均有促进作用和保护作用，可制成烧伤外用创面抗感染药。

三、合成原理

诺氟沙星银可由诺氟沙星与碱反应生成诺氟沙星酸根离子，再与硝酸银反应得到。合成路线如下：

F, O, COOH, HN, N, N, C_2H_5 —OH^-→ F, O, COO^-, HN, N, N, C_2H_5 —$AgNO_3$→ F, O, COOAg, HN, N, N, C_2H_5

诺氟沙星锌可由诺氟沙星与碱反应生成诺氟沙星酸根离子，再与硫酸锌反应得到。合成路线如下：

F, O, COOH, HN, N, N, C_2H_5 —OH^-→ F, O, COO^-, HN, N, N, C_2H_5

—$ZnSO_4$→ Zn, F, O, COO, OOC, O, F, HN, N, N, C_2H_5, N, N, NH, C_2H_5

四、预习内容

1. 喹诺酮类药物的结构特点及理化性质。

2. 无机化学中银离子、硫酸根的检测方法和原理。

五、主要仪器

水循环真空泵、布氏漏斗、抽滤瓶、三口烧瓶、搅拌器、水浴锅、球形冷凝管、烧杯、天平、温度计、真空干燥器、烘箱。

六、合成方法

(一) 诺氟沙星银的制备

1. 原料及试剂

名称	规格	用量	名称	规格	用量
诺氟沙星	C.P.	3.2g(0.01mol)	氢氧化钠	1mol/L	10～12mL
硝酸银	1mol/L	12.5mL			

2. 操作

取诺氟沙星 3.2g（约 0.01mol），放于 250mL 烧杯中[1]，加入 60℃左右的蒸馏水 15mL，搅拌成糊状，在搅拌下滴加 1mol/L NaOH 溶液 10～12mL，使诺氟沙星完全溶解，然后用少量稀醋酸调节 pH 为 9.5 左右，但又不至于析出诺氟沙星沉淀。在搅拌下滴加 1mol/L 硝酸银溶液 12.5mL，直至没有沉淀生成为止。把带沉淀的溶液放在 70℃水浴上保温搅拌 30min，使反应完全。放冷，抽滤，滤饼用蒸馏水洗至银离子反应[2]。沉淀避光于真空干燥器内保存，称重，得诺氟沙星银，计算收率。

3. 注释

[1] 合成诺氟沙星银时，所有仪器均需用蒸馏水洗净。

[2] 取滤液用稀盐酸检查。

(二) 诺氟沙星锌的制备

1. 原料及试剂

名称	规格	用量	名称	规格	用量
诺氟沙星	C.P.	16g(0.05mol)	氢氧化钠	1mol/L	适量
七水硫酸锌	C.P.	7.5g(0.026mol)			

2. 操作

取诺氟沙星 16g（0.05mol），投入装有搅拌器、球形冷凝管的三口烧瓶中[1]，加入蒸馏水 75mL，70℃水浴上搅拌成糊状，在搅拌下缓慢滴加 1mol/L NaOH 溶液，使诺氟沙星完全溶解（pH8～10）。另称取七水硫酸锌 7.5g，配成 10％硫酸锌水溶液。在搅拌下滴加至上述诺氟沙星水溶液中，加毕后继续保温搅拌 1～2h，使反应完全。放冷，过滤，用蒸馏水洗至无硫酸根反应[2]，60～70℃干燥，称重，得诺氟沙星锌，计算收率。

3. 注释

[1] 合成诺氟沙星锌时，所有仪器均需用蒸馏水洗净。

[2] 取滤液用 0.1mol/L 氯化钡检查。

七、思考习题

1. 对诺氟沙星结构修饰的目的是什么？

2. 诺氟沙星银和诺氟沙星锌的制备实验中，为何要使用蒸馏水？所用的仪器为何要用蒸馏水洗净？用何方法检查仪器是否干净？

合成实训项目五　对氨基水杨酸钠的合成

一、目的要求

1. 了解药物成盐对药物稳定性的影响。
2. 掌握对氨基水杨酸钠制备的反应原理。

二、特性与用途

对氨基水杨酸钠化学名为4-氨基-2-羟基苯甲酸钠盐二水合物，又名对氨柳酸钠、PAS-Na，化学结构式为

NH_2

$\cdot 2H_2O$

OH

COONa

对氨基水杨酸钠为抗结核药，用于治疗各种结核病，尤适用于肠结核、骨结核及渗出性肺结核的治疗。本品只对结核杆菌有抑菌作用，为对氨基苯甲酸（PABA）的同类物，通过对叶酸合成的竞争性抑制作用而抑制结核分枝杆菌的生长繁殖。自胃肠道吸收良好，较其他水杨酸类吸收更为迅速。吸收后迅速分布至各种体液中，胸水中达到很高浓度，但脑脊液中的浓度很低。

本品为白色或类白色的结晶或结晶性粉末；无臭，味甜带咸。本品在水中易溶，在乙醇中略溶，在乙醚中不溶。

三、实验原理

酚是弱酸性化合物，比碳酸的酸性还要弱，故酚羟基不能与碳酸氢钠成盐，而羧基酸性较强，可与碳酸氢钠成盐。

对氨基水杨酸钠的合成，以对氨基水杨酸为原料，与碳酸氢钠反应，羧基成钠盐得到产物，而酚羟基不变。合成路线如下：

NH_2　　　　　　　　　NH_2

$+NaHCO_3 \xrightarrow{H_2O}$　　$\cdot 2H_2O$

OH　　　　　　　　　OH

COOH　　　　　　　　COONa

四、预习内容

1. 对氨基水杨酸和对氨基水杨酸钠的稳定性及理化性质。
2. 本实验中加入碳酸氢钠的意义。
3. 碳酸、羧基、酚羟基酸性的比较。

五、主要仪器

搅拌机、恒温水浴锅、三口烧瓶、圆底烧瓶、冷凝管、水循环真空泵、布氏漏斗、抽滤瓶、小烧杯、天平、量筒、pH试纸等。

六、合成方法

1. 原料及试剂

名称	规格	用量	名称	规格	用量
对氨基水杨酸	C. P.	11g(0.072mol)	乙醇	C. P.	10mL
碳酸氢钠	C. P.	6.5g(0.077mol)	活性炭	C. P.	适量
亚硫酸氢钠	C. P.	0.04g(3.84×10^{-4}mol)			

2. 操作

在附有搅拌装置、冷凝管的250mL三口烧瓶中加入碳酸氢钠6.5g，水11mL，亚硫酸氢钠0.04g[1]，慢慢搅拌，水浴恒温控制在40℃±2℃，用药匙逐匙向反应瓶中加入对氨基水杨酸11g，加料速度以不溢出为宜。加完后，装上温度计逐渐升温使二氧化碳放出，内温升至55℃，如对氨基水杨酸未全部溶解，可提高温度至60℃。加入适量活性炭脱色。测定溶液pH，若pH不是9，则以对氨基水杨酸或碳酸氢钠调节反应液pH至9，搅拌15min，趁热过滤，滤液冷至0℃，析出钠盐结晶，放置片刻使析晶完全，抽滤，以10mL乙醇分两次洗涤，得白色或类白色结晶，40～50℃干燥，得对氨基水杨酸钠（可供后续药物稳定性和定性鉴别实验用）。计算收率，测定熔点。

3. 注释

[1] 对氨基水杨酸水溶液不稳定，易脱羧，在还原剂保护下，于温和条件中制成钠盐，以增加药物的稳定性。

七、思考习题

1. 本实验反应中为何加入亚硫酸氢钠？
2. 本实验中的碳酸氢钠能否改用氢氧化钠？
3. 试比较对氨基水杨酸和对氨基水杨酸钠的稳定性。

药物性质实验一　对氨基水杨酸钠稳定性实验

一、目的要求

通过本实验，加强对实验中防止药物氧化重要性的认识。

二、特性与用途

对氨基水杨酸钠的特性与用途参见本节合成实训项目五。

三、实验原理

对氨基水杨酸钠水溶液很不稳定，易被氧化，遇光、热颜色渐变深。在铜离子存在下，氧化速率加快。如有抗氧剂或金属络合剂存在，可有效地防止氧化。用光电比色计测定透光率（T），可看出其变化程度。

对氨基水杨酸钠脱羧后，生成间氨基酚，继而进一步氧化成二苯醌型化合物（红棕色）。

$$\text{对氨基水杨酸钠（}NH_2, OH, COONa\text{）} \longrightarrow \text{间氨基酚（}NH_2, OH\text{）} \xrightarrow{[O]} \text{二苯醌型化合物（}HO, OH, O, O, H_2N, NH_2\text{）} \xrightarrow{[O]} \text{（}HO, OH, O, O, HO, OH\text{）}$$

四、主要试剂与仪器

0.025% 对氨基水杨酸钠、双氧水、$Na_2S_2O_5$ 试液、Cu^{2+} 试液、EDTA 试液；

722 型分光光度计、水浴锅、试管。

五、实验方法

取 5 支试管，编号，各加入 0.025 %对氨基水杨酸钠溶液 10mL（可用合成实训中自制的配制）。除 1 号试管外，各试管分别加入双氧水（10mL→50mL）12 滴。在 3 号试管中加入 $Na_2S_2O_5$ 试液（10g→30mL）20 滴。在 4、5 号试管中分别加入 Cu^{2+} 试液（2mg→10mL）6 滴。在 5 号试管加入 EDTA 试液（10mg→10mL）20 滴。各试管用蒸馏水稀释至刻度。

将所有试管同时置入 80～90℃水浴中，记录置入时间，维持此温度，间隔 30min 取样，放置至室温，用 722 型分光光度计在 422nm 处测定各样品的透光率。

实验记录如下：

管号	试剂和反应条件	实验现象	结　论
1			
2			
3			
4			
5			

六、思考习题

1. 药物被氧化变色与哪些因素有关，如何采取措施防止药物氧化？
2. PAS-Na 氧化后生成何物？写出反应式。

药物性质实验二　磺胺类药物的定性鉴别

一、目的要求

1. 熟悉磺胺类药物的主要化学性质。
2. 掌握几种常用磺胺类药物的鉴别方法。

二、特性与用途

磺胺甲噁唑化学名为 *N*-(5-甲基-3-异噁唑基)-4-氨基苯磺酰胺，又名磺胺甲基异噁唑、磺胺甲唑、新明磺、新诺明、SMZ，化学结构式为：

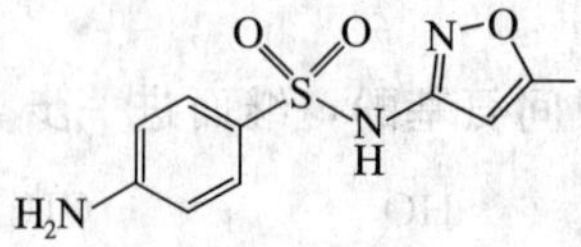

磺胺甲噁唑属中效磺胺类药物，具广谱抗菌作用，对非产酶金黄色葡萄球菌、化脓性链球菌、肺炎链球菌、大肠埃希菌、克雷伯菌属、沙门菌属、志贺菌属等肠杆菌科的部分菌株、淋球菌、脑膜炎球菌、流感嗜血杆菌具有抗菌作用，此外在体外对沙眼衣原体、星形奴卡菌、恶性疟原虫和鼠弓形虫也有抗微生物活性。但近年来细菌对本品的耐药性增高显著，尤其是链球菌属、奈瑟菌属以及肠杆菌科细菌。本品为白色结晶性粉末。易溶于稀盐酸、氢氧化钠溶液或氨水，几乎不溶于水。无臭，味微苦。

磺胺异噁唑化学名为5-(对氨基苯磺酰氨基)-3,4-二甲基异噁唑，又名磺胺二甲异噁唑、磺胺异氧唑、SIZ，化学结构式为：

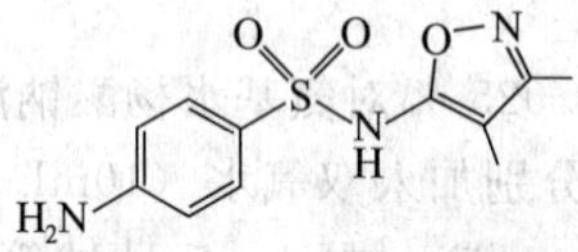

磺胺异噁唑为短效磺胺药。对非产酶金黄色葡萄球菌、化脓性链球菌、肺炎链球菌、大肠埃希菌、克雷伯菌属、沙门菌属、志贺菌属等肠杆菌科细菌、淋球菌、脑膜炎球菌、流感嗜血杆菌具有抗菌作用。但近年来细菌对本品的耐药性极高，尤其是链球菌属、奈瑟菌属以及肠杆菌科细菌。本品为白色或微黄色结晶性粉末；无臭，味苦，在甲醇中溶解，在乙醇中微溶，在水中几乎不溶；在稀盐酸或氢氧化钠溶液中溶解。

磺胺嘧啶化学名为*N*-2-嘧啶基-4-氨基苯磺酰胺，又名磺胺哒嗪、SD，化学结构式为：

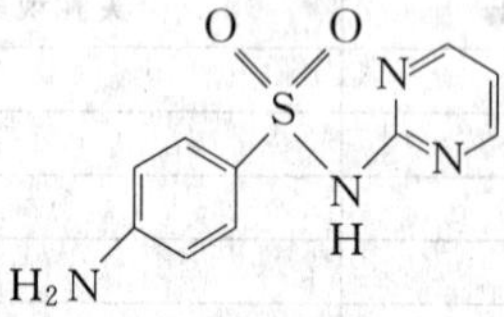

磺胺嘧啶为治疗全身感染的中效磺胺，抗菌谱广，对大多数革兰阳性菌和阴性菌均有抑制作用，对脑膜炎双球菌、肺炎链球菌、淋球菌、溶血性链球菌的抑制作用较强，能通过血脑屏障渗入脑脊液。临床上主要用于流脑，为治疗流脑的首选药，也可治疗上述敏感菌所致的其他感染。本品为白色或类白色的结晶或粉末；无臭，无味；遇光色渐变暗。本品在乙醇或丙酮中微溶，在水中几乎不溶；在氢氧化钠试液或氨试液中易溶，在稀盐酸中溶解。

磺胺醋酰钠的特性与用途参见本节合成实训项目一。

三、实验原理

1. 重氮-偶合反应　芳伯氨基在酸性条件下与亚硝酸生成重氮盐，重氮盐在碱性条件下与*β*-萘酚进行偶合反应，生成红色偶氮化合物。可用于磺胺类药物的鉴别。

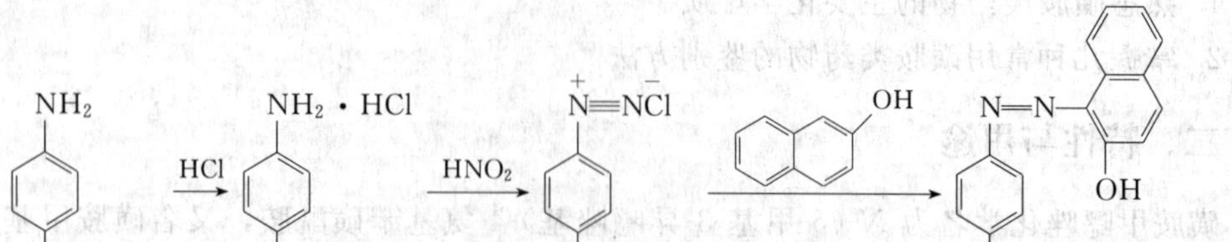

SMZ R= (5-甲基异噁唑-3-基)　SIZ R= (3,4-二甲基异噁唑-5-基)　SD R= (嘧啶-2-基)

2. 铜盐反应　磺酰氨基上的氢原子具有弱酸性，在碱性条件下可被铜离子取代，生成不溶性的铜盐沉淀。可用于磺胺类药物的鉴别。

$$2H_2N-C_6H_4-SO_2NHR \xrightarrow[NaOH]{CuSO_4} (H_2N-C_6H_4-SO_2NR)_2Cu\downarrow$$

3. 熔点测定　磺胺醋酰钠与醋酸反应后得磺胺醋酰，测定磺胺醋酰的熔点，可鉴别磺胺醋酰钠。

$$H_2N-C_6H_4-SO_2N(Na)COCH_3 \xrightarrow{CH_3COOH} H_2N-C_6H_4-SO_2NHCOCH_3$$

四、主要试剂与仪器

磺胺甲噁唑、磺胺异噁唑、磺胺嘧啶、磺胺醋酰钠（可用本节合成实训一中自制的药物）；

稀盐酸、0.1mol/L 亚硝酸钠、碱性β-萘酚、1%氢氧化钠溶液、硫酸铜试液、醋酸。

五、实验方法

（一）操作

1. 芳伯氨基的鉴别　取试管三只，分别加样品（磺胺甲噁唑、磺胺异噁唑、磺胺嘧啶）约 50mg，于每只试管中加入稀盐酸 1mL，振摇使溶解，然后加入 0.1mol/L 亚硝酸钠溶液数滴，充分振摇后，再滴加碱性β-萘酚数滴，即生成猩红色偶氮染料沉淀[1]。

实验记录如下：

药　品	试剂和反应条件	实验现象	结　论
磺胺甲噁唑			
磺胺异噁唑			
磺胺嘧啶			

2. 铜盐反应　取试管四只，分别加样品（磺胺甲噁唑、磺胺异噁唑、磺胺嘧啶、磺胺醋酰钠）约 0.1g，加蒸馏水 3mL，摇匀后，逐滴滴加 1%氢氧化钠溶液，至检品溶解（碱液切勿过量），过滤，取滤液，加硫酸铜试液 1 滴，即生成特殊颜色的铜盐沉淀[2]。

实验记录如下：

药　品	试剂和反应条件	实验现象	结　论
磺胺甲噁唑			
磺胺异噁唑			
磺胺嘧啶			
磺胺醋酰钠			

3. 磺胺醋酰的熔点测定　取磺胺醋酰钠约 1g，加水 10mL 溶解后，加醋酸 2mL，即生成磺胺醋酰沉淀，过滤，沉淀用水适量洗净，在 105℃干燥，依药品熔点测定方法测定，磺

胺醋酰的熔点应为 180～184℃[3]。

（二）注释

[1] 亚硝酸钠与盐酸反应生成亚硝酸，亚硝酸极不稳定，易分解，故芳伯氨基的重氮化实验中，应注意操作程序，磺胺药品一定要在亚硝酸钠投入前加进试管，以便使新生的亚硝酸能立即与磺胺药反应。

[2] 磺胺类药物铜盐的颜色，随取代基（R）的不同而不同，以此区分各种磺胺药。

药名	沉淀的颜色反应	药名	沉淀的颜色反应
磺胺甲噁唑	草绿色沉淀	磺胺嘧啶	黄绿色沉淀；放置后变紫色
磺胺异噁唑	淡棕色沉淀：放置后析出暗绿色絮状物	磺胺醋酰钠	蓝绿色沉淀

[3] 磺胺醋酰钠在结构上虽含有芳伯氨基，但在酸性条件下，或与空气接触吸收二氧化碳，即游离出磺胺醋酰的沉淀，故磺胺醋酰钠不采用芳伯氨基类酸性条件下的重氮-偶合反应鉴别方法，而采用熔点测定法。因磺胺醋酰钠受热会分解变质，故需先使其游离为稳定的磺胺醋酰，然后再测定磺胺醋酰的熔点。

六、思考习题

1. 磺胺类药物进行鉴别反应的基本原理是什么？
2. 铜盐反应中碱不得过量的原因是什么？
3. 是否所有的磺胺类药物都可用重氮-偶合反应进行鉴别？

第八节　中枢神经兴奋药、呼吸类药物、抗肿瘤药、抗溃疡药和甾类药物

合成实训项目一　尼可刹米的合成

一、目的要求

1. 通过本实验，熟悉和掌握酰胺的合成的原理和实验操作。
2. 进一步巩固和熟悉减压蒸馏的原理和实验操作。

二、特性与用途

尼可刹米化学名为 *N*，*N*-二乙基-3-吡啶甲酰胺，又名可拉明、二乙烟酰胺、尼可拉明、烟酰乙胺。化学结构式为：

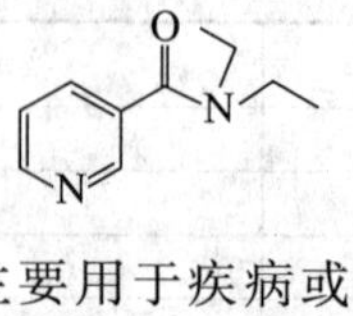

O N N

尼可刹米为中枢兴奋药。临床上主要用于疾病或中枢抑制药中毒引起的呼吸及循环衰竭。对肺心病引起的呼吸衰竭及吗啡过量引起的呼吸抑制疗效显著，对吸入麻醉药中毒时的解救效果次之。本品为无色或淡黄色的澄明油状液体，放置冷处，即成结晶；有轻微的特臭，味苦；有引湿性。能与水、乙醇、氯仿或乙醚任意混合。凝点为 22～24℃，折射率在

25℃时为 1.522～1.524。

三、合成原理

尼可刹米，以烟酸为原料，与二乙胺发生酰化反应，得到盐酸盐，然后用氢氧化钠碱化得到尼可刹米。合成路线如下：

COOH　N　+ $HN(C_2H_5)_2$ ⟶　O　N　N·HCl　$\xrightarrow{NaOH}$　O　N　N

四、预习内容

1. 酰胺类中枢兴奋药的结构特点及理化性质。
2. 有机化学中酰化反应的原理及方法。
3. 减压蒸馏操作。

五、主要仪器

三口烧瓶、温度计、电加热套、减压蒸馏烧瓶、电动搅拌器装置一套、水循环真空泵、真空泵、布氏漏斗、抽滤瓶、小烧杯、天平、pH 试纸等。

六、合成方法

1. 原料及试剂

名称	规格	用量	名称	规格	用量
烟酸	C. P.	12.3g(0.10mol)	高锰酸钾溶液	10%	3mL
二乙胺	C. P.	10.2g(0.139mol)	碳酸钾溶液	10%	适量
三氯氧磷	C. P.	8.4g(0.055mol)	氯仿	C. P.	70mL
氢氧化钠	20%	适量	无水硫酸钠	C. P.	适量
活性炭	C. P.	3g			

2. 操作

在干燥的 100mL 三口烧瓶中，加入 12.3g 烟酸（用前在 80℃干燥过），10.2g 二乙胺（含量 99%），开动搅拌，慢慢加热，使固体全部熔融，冷至 60℃以下，慢慢滴加 8.4g 三氯氧磷[1]，使反应温度不超过 140℃，然后维持温度在 135℃左右，反应 2.5h。

将反应物冷至 80℃，慢慢加入 12mL 水，待温度降至 55℃后，用 20% NaOH 溶液中和，控制温度在 60℃以下[2]，调 pH6～7，然后将反应液移至分液漏斗中，分出水层弃去。

将油层转到 100mL 锥形瓶中，加 10mL 水稀释，加入 10% $KMnO_4$ 溶液 3mL，摇匀放置。然后将氧化后的反应液通过铺有活性炭（约 3g）的漏斗脱色过滤，用适量水洗滤瓶，洗液合并于滤液中，以 10% K_2CO_3 溶液调 pH7.5，转至分液漏斗中，用氯仿提取四次（20mL、20mL、15mL、15mL），合并氯仿层，用蒸馏水洗四次，每次用水 8mL，上层用无水硫酸钠干燥。

将氯仿提取液过滤除去硫酸钠，滤液移至 50mL 克氏蒸馏瓶中，先在常压下蒸除氯仿，然后用水泵减压蒸除残留的少量氯仿，再在真空泵减压下蒸馏，收集 160～170℃ /110～

115mmHg 的馏分，得尼可刹米（可供后续药物稳定性和定性鉴别实验用）。收率70%以上。

3. 注释

[1] 二乙胺和三氯氧磷等试剂，用前要重蒸馏一次。

[2] 用 NaOH 溶液中和反应时，注意勿使温度高于 60℃，以免产物水解。

七、思考习题

1. 写出本实验酰化的反应机理。
2. 中和时若温度过高，产物会水解，请写出水解产物。

合成实训项目二　盐酸苯海索的合成

一、目的要求

1. 掌握曼尼希反应在药物制备中的应用。
2. 掌握无水操作的要点、格氏试剂的制备及应用。
3. 进一步熟练搅拌的同时滴加液体、回流和吸收气体的反应操作。

二、特性与用途

盐酸苯海索化学名为 α-环己基-α-苯基-1-哌啶丙醇盐酸盐。化学结构式为：

HO · HCl N

盐酸苯海索为中枢抗胆碱抗帕金森病药，作用在于选择性阻断纹状体的胆碱能神经通路，而对外周作用较小，从而有利于恢复帕金森病患者脑内多巴胺和乙酰胆碱的平衡，改善患者的帕金森病症状。临床用于帕金森病、帕金森综合征，可用于药物引起的锥体外系疾患。

本品为白色轻质结晶性粉末；无臭，味微苦，后有刺痛麻痹感。本品在甲醇、乙醇或氯仿中溶解，在水中微溶。熔点为 250～256℃，熔融时同时分解。

三、合成原理

盐酸苯海索，以苯乙酮为原料，与多聚甲醛和盐酸哌啶发生曼尼希反应，得到 β-哌啶苯丙酮盐酸盐，后者与环己基氯化镁发生格氏反应，再水解得到。

1. 曼尼希反应　含活泼氢的化合物（苯乙酮）与甲醛或多聚甲醛和胺（盐酸哌啶）反应，生成乙胺型羰基化合物（β-哌啶苯丙酮盐酸盐）。

O ＋$(CH_2O)_n$＋ N · HCl $\xrightarrow[C_2H_5OH]{HCl}$ O N · HCl

2. 格氏反应　干燥的 β-哌啶苯丙酮盐酸盐和在无水条件下制成的格氏试剂环己基氯化镁，在无水乙醚中发生加成反应，再水解，得到盐酸苯海索。

$$\text{C}_6\text{H}_{11}\text{Cl} \xrightarrow[(C_2H_5)_2O]{Mg,I_2} \text{C}_6\text{H}_{11}\text{MgCl} \xrightarrow[(C_2H_5)_2O]{\text{PhCOCH}_2\text{CH}_2\text{N(CH}_2)_5\cdot HCl}$$

$$\text{ClMgO-C(C}_6\text{H}_{11})(\text{C}_6\text{H}_5)\text{CH}_2\text{CH}_2\text{N(CH}_2)_5 \cdot HCl \xrightarrow[H^+]{H_2O} \text{HO-C(C}_6\text{H}_{11})(\text{C}_6\text{H}_5)\text{CH}_2\text{CH}_2\text{N(CH}_2)_5 \cdot HCl$$

四、预习内容

1. 曼尼希反应原理及操作要点。
2. 格氏反应原理及操作要点。

五、主要仪器

搅拌机、三口烧瓶、温度计、恒温水浴锅、滴液漏斗、冷凝管、水循环真空泵、真空泵、布氏漏斗、抽滤瓶、小烧杯、天平。

六、合成方法

1. 原料及试剂

名称	规格	用量	名称	规格	用量
哌啶	C. P.	15g(0.1765mol)	无水乙醚	C. P.	30mL
95%乙醇	C. P.	80mL	碘	C. P.	少量
浓盐酸	C. P.	16mL	氯代环己烷	C. P.	11.24g
苯乙酮	C. P.	9.05g(0.075mol)	活性炭	C. P.	适量
镁屑	C. P.	2.05g			

2. 操作

(1) 哌啶盐酸盐的制备　在装有搅拌器、滴液漏斗、回流冷凝管（上端装有氯化氢气体吸收装置）的250mL三口烧瓶中[1]，加入哌啶15g、95%乙醇30mL，搅拌时缓慢滴加浓盐酸约16mL至反应液pH 2左右。将反应装置改为蒸馏装置，减压蒸除乙醇和水至反应物呈糊状，停止蒸馏，冷却至室温，抽滤，滤饼于60℃干燥，得白色结晶哌啶盐酸盐，约10g，熔点为240℃以上。

(2) β-哌啶苯丙酮盐酸盐的制备　在装有搅拌器、滴液漏斗、回流冷凝管的250mL三口烧瓶中依次加入苯乙酮9.05g、95%乙醇18mL、哌啶盐酸盐9.1g、多聚甲醛3.8g和浓盐酸0.25mL。搅匀后，加热至80～85℃回流3h（反应结束时，反应液中不应有多聚甲醛颗粒存在）。反应毕，冰水浴冷却下，抽滤，滤饼用95%乙醇洗涤2～3次，每次约15mL，至洗出液为中性。滤饼于60℃干燥至恒重，得白色鳞片状结晶，为β-哌啶苯丙酮盐酸盐。

(3) 盐酸苯海索的制备　在装有搅拌器、滴液漏斗、回流冷凝管（冷凝管上端装有氯化钙干燥管）的250mL三口烧瓶[2]中，依次加入镁屑2.05g、无水乙醚15mL[3]、碘一小粒，将氯代环己烷11.24g与无水乙醚15mL的混合液由滴液漏斗先滴入20～30滴，慢慢搅拌（别将反应物搅至瓶壁上），水浴缓慢加热（水浴温度不超过40℃）至微沸[4]，碘的颜色渐渐退去，反应物呈乳灰色浑浊状，表示反应开始，慢慢滴加剩余的氯代环己烷与无水乙醚的混合液，滴加速度以控制正常回流为准。加完后继续搅拌回流30min至镁屑全部消失（表示反应已达终点）。随后用冷水浴冷却反应瓶，搅拌下分三次加入β-哌啶苯丙酮盐酸盐，搅拌加热回流2h。然后冷却到15℃以下，将反应物极缓慢地加到盛有稀盐酸（11mL浓盐酸和33mL水）的烧杯中[5]，继续冷到5℃以下，析出固体，抽滤，水洗涤至中性，得粗品。

（4）精制　粗品以1.5倍量的95%乙醇加热溶解，加粗品量2%～3%的活性炭脱色，趁热过滤，滤液冷却到10℃以下，析出结晶，过滤，用极少量乙醇洗涤产品，60℃干燥，得白色结晶盐酸苯海索。测熔点，计算收率。

3. 注释

[1] 氯化氢气体吸收装置：于回流冷凝管上端加一搅拌套管，用橡皮管将搅拌套管与一玻璃漏斗相连，将漏斗放入一盛水的烧杯中，使漏斗在水面上露出一定空隙与空气相通。

[2] 格氏反应所用仪器及试剂需充分干燥。

[3] 所用乙醚必须绝对无水。无水乙醚干燥法：于市售无水乙醚中加入少量金属钠，静置一段时间后，不再有气泡产生，加塞备用。

[4] 本反应加热装置采用恒温水浴锅，严禁使用明火。

[5] 有机镁化合物遇水即分解，放出大量的热并有氢氧化镁沉淀析出，故应在冷却下慢慢加入稀酸中，以免乙醚逃逸，并使氢氧化镁转变为可溶性的氯化镁，便于后处理。

七、思考习题

1. 何谓曼尼希反应？何谓格氏反应？
2. 曼尼希反应后，中间体β-哌啶苯丙酮盐酸盐不洗至中性对实验结果有何影响？
3. 为什么要将中间体β-哌啶苯丙酮盐酸盐干燥至恒重？
4. 由中间体β-哌啶苯丙酮盐酸盐制备盐酸苯海索时应注意哪些问题？

合成实训项目三　琥珀酸喘通的合成

一、目的要求

了解拼合原理在药物结构修饰中的应用。

二、特性与用途

琥珀酸喘通化学名为1-邻氯苯基-2-异丙氨基乙醇丁二酸盐，又名琥珀酸氯喘、琥珀酸氯喘通、琥珀酸氯丙那林、琥珀酸邻氯喘息定、琥珀酸邻氯异丙肾上腺素，化学结构式为：

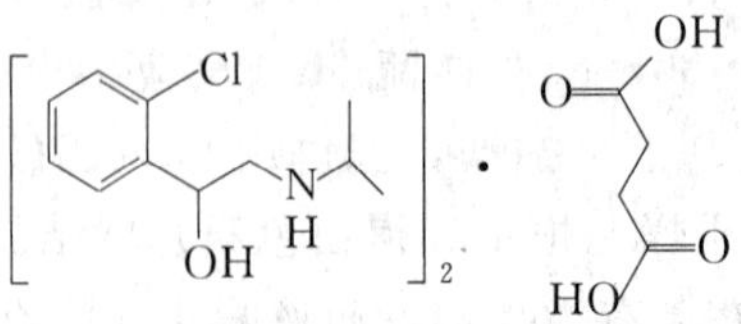

Cl OH O N H OH 2 O HO

止喘药盐酸喘通为β-肾上腺素受体激动药，对游离组织胺、乙酰胆碱等神经化学介质引起的支气管痉挛有良好的缓解作用，但能使一些患者出现心悸、手颤等症状。盐酸喘通体内代谢快，12h即从尿排除80%～90%。为了克服以上副作用并使药效缓和而持久，据文献关于琥珀酸有平喘作用的报道，将盐酸喘通制成琥珀酸喘通。

琥珀酸喘通为无色透明的菱形结晶。无臭，味微苦。极易溶于水，易溶于乙醇，难溶于乙醚、丙酮。熔点为 171.5～173℃。

三、合成原理

琥珀酸喘通的合成，以盐酸喘通为原料，与琥珀酸钠反应制得。合成路线如下：

2 Cl N H OH · HCl + ONa O O NaO · $6H_2O$ ⟶ [Cl N H OH]₂ · OH O O HO

四、预习内容

1. β-受体激动药的结构特点及理化性质。
2. 药物化学中的拼合原理。

五、主要仪器

水浴锅、温度计、水循环真空泵、布氏漏斗、抽滤瓶、小烧杯、天平等。

六、合成方法

1. 原料及试剂

名称	规格	用量	名称	规格	用量
盐酸喘通	C. P.	4.5g(0.018mol)	六水琥珀酸钠	C. P.	10.2g(0.018mol)

2. 操作

称取盐酸喘通 4.5g，溶于 5～7mL 水中[1]，置水浴中温热，制成饱和溶液。另称取六水琥珀酸钠 4.9g 溶于 5mL 水中，制成饱和溶液。然后，在不断搅拌下，将盐酸喘通溶液加入琥珀酸钠溶液中，慢慢析出琥珀酸喘通盐结晶，抽滤，结晶用 10mL 水分两次迅速洗涤，干燥，得琥珀酸喘通，测熔点，计算收率。

3. 注释

[1] 盐酸喘通、琥珀酸喘通极易溶于水，故反应中要严格控制用水量。

七、思考习题

琥珀酸喘通结晶为什么要用水迅速洗涤？不洗是否可以？

合成实训项目四 亚胺-154 的合成

一、目的要求

掌握缩合、环合反应基本的操作和反应原理。

二、特性与用途

亚胺-154，化学名为 1,2-双（3,5-二氧哌-1-嗪）乙烷，又名乙二胺四乙酰亚胺、乙二胺亚胺、乙亚胺。化学结构式为：

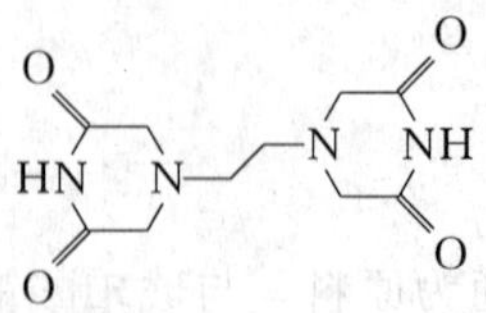

亚胺-154 为抗肿瘤药物，对胃癌、肺癌等有一定的缓解作用，对肝癌、网状细胞肉瘤也有缓解作用，也用于银屑病的治疗。

亚胺-154 为白色针状结晶。难溶于水及乙醇，在碱中不稳定，熔点为 290～292℃（分解）。

三、合成原理

亚胺-154，可由氯乙酸钠和乙二胺发生缩合反应生成乙二酸四乙酸，后者再与甲酰胺环合得到。合成路线如下：

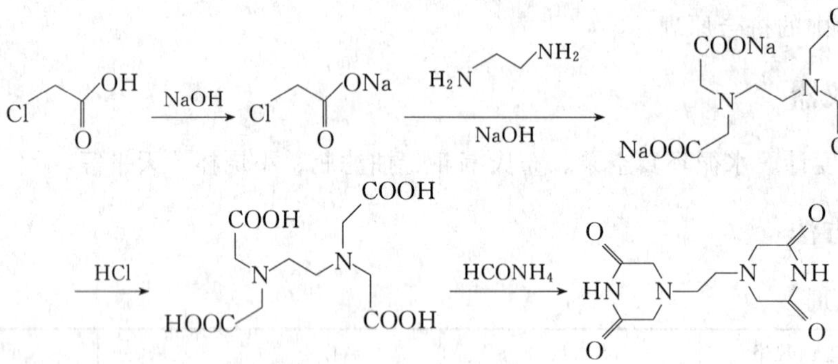

NaOH；$H_2N-CH_2CH_2-NH_2$，NaOH；HCl；$HCONH_4$

四、预习内容

1. 缩合反应、环合反应的分类、机理及特点。
2. 无机化学中氯离子的检测方法和原理。

五、主要仪器

电加热套、电动搅拌器装置、水循环真空泵、三口烧瓶、温度计、滴液漏斗、冷凝管、布氏漏斗、抽滤瓶、小烧杯、天平、pH 试纸等。

六、合成方法

(一) 乙二胺四乙酸的制备

1. 原料及试剂

名称	规格	用量	名称	规格	用量
氯乙酸	C. P.	22.5g(0.238mol)	氢氧化钠	C. P.	22g
乙二胺盐酸盐	C. P.	6.6g(0.684mol)	氢氧化钠	30%	适量
盐酸	C. P.	适量	活性炭	C. P.	适量

2. 操作

在装有温度计、搅拌器及滴液漏斗的 250mL 三口烧瓶中，投入氯乙酸 22.5g，加 45mL 水溶解。另将氢氧化钠 22g 溶于 60mL 水中，再加入乙二胺盐酸盐 6.6g，混匀后，置于滴液漏斗中，在搅拌下滴加到氯乙酸溶液中（1～2min）。加料完毕后，温度上升至 102～

106℃，pH 约为 9。将滴液漏斗换成冷凝管，搅拌保温 2h。于前 30min 内，分次测定反应液的 pH。当 pH 低于 9 时，补加少量 30% 氢氧化钠，使 pH 维持在 9 左右。2h 后，加入活性炭脱色，抽滤。滤液用盐酸酸化至 pH1，放置，析出结晶，抽滤，结晶用水洗涤至氯离子呈阴性反应。干燥，得乙二胺四乙酸。熔点为 210℃（分解）。

（二）亚胺-154 的制备

1. 原料及试剂

名称	规格	用量	名称	规格	用量
乙二胺四乙酸	自制	17.2g(0.1mol)	甲酰胺	C.P.	13.6mL(0.142mol)

2. 操作

将乙二胺四乙酸 14.6g、甲酰胺 26g 置于装有搅拌器、温度计和直形冷凝管的三口烧瓶中。加热至 140℃左右，保温反应 90min，再升温至 160℃±1℃，保温反应 4h。反应过程中逸出的气体的 pH 由 3 逐渐上升，当升至 8～9 时，即为反应终点，趁热将反应液倒入冷水中，结晶，抽滤。结晶分别用水、乙醇洗涤，烘干得亚胺-154，白色结晶。测定熔点，计算收率。

七、思考习题

1. 在乙二胺和氯乙酸钠缩合反应中，为何 pH 控制在 9 左右。

2. 在乙二胺四乙酸与甲酰胺环合反应中，最初逸出的气体为何 pH 约为 3，当结束时 pH 为何变为 8～9?

合成实训项目五 美沙拉秦的合成

一、目的要求

1. 通过本实验，掌握硝化反应的原理和实验操作。熟悉硝基还原的一般方法。
2. 熟悉美沙拉秦的理化性质。
3. 了解保险粉的成分和用途。

二、特性与用途

美沙拉秦化学名为 5-氨基-2-羟基苯甲酸，又名马沙拉嗪、5-氨基水杨酸，结构式为：

COOH
OH
H_2N

美沙拉秦为抗溃疡药。美沙拉嗪对肠壁的炎症有显著的抑制作用，可以抑制引起炎症的前列腺素的合成和炎性介质白二烯的形成，从而对肠黏膜的炎症起显著抑制作用。对有炎症的肠壁的结缔组织效果更佳。用于溃疡性结肠炎、溃疡性直肠炎和克隆氏病抗结肠炎药。

美沙拉秦为灰白色结晶或结晶状粉末。微溶于冷水、乙醇。熔点为 280℃（分解）。

三、合成原理

美沙拉秦的合成方法有多种，其中一种为水杨酸硝化还原法。以水杨酸为原料，用硝酸硝化得到5-硝基水杨酸，后者被铁粉还原得到美沙拉秦。合成路线如下：

$$\text{COOH, OH} \xrightarrow[CH_3COOH]{HNO_3} \text{COOH, OH, } O_2N \xrightarrow{Fe/HCl} \text{COOH, OH, } H_2N$$

四、预习内容

1. 硝化反应的分类、机理及特点，硝基还原的一般方法。
2. 保险粉的成分和用途。
3. 尾气吸收装置的选择和安装。

五、主要仪器

电加热套、电磁搅拌器、电动搅拌器、水循环真空泵、三口烧瓶、温度计、真空滴液漏斗、冷凝管、布氏漏斗、抽滤瓶、小烧杯、天平、pH试纸等。

六、合成方法

（一）5-硝基水杨酸的制备

1. 原料及试剂

名称	规格	用量	名称	规格	用量
水杨酸	C. P.	13.8g(0.1mol)	冰乙酸	C. P.	1.8mL
浓硝酸	C. P.	18mL(0.27mol)			

2. 操作

在装有冷凝管（附有空气导管、安全瓶及碱性吸收池）、温度计和滴液漏斗的250mL三口烧瓶中，加入水杨酸13.8g、水30mL，电磁搅拌下，升温至50℃，固体全溶[1]。搅拌下，缓缓滴加浓硝酸18mL和冰乙酸1.8mL的混合液[2]，保持反应温度在70～80℃，滴毕，继续保温反应1h。倒入150mL冰水中，放置1h。抽滤，用水洗涤，得粗品，将粗品加入150mL水加热至沸待全部溶解，热过滤，滤液充分冷却，抽滤，得淡黄结晶，为5-硝基水杨酸11.2g，熔点为227～230℃。

3. 注释

[1] 如果未全溶，可再加少许水。

[2] 试验中使用混酸硝化，反应剧烈，滴加混酸的速度不宜太快，同时电热套的电压应调节合适，以保持反应温度在70～80℃为宜。

（二）美沙拉秦的制备

1. 原料及试剂

名称	规格	用量	名称	规格	用量
5-硝基水杨酸	自制	10g(0.054mol)	保险粉	A. R.	1.3g
铁粉	C. P.	10g(0.18mol)	硫酸	40%	适量
浓盐酸	C. P.	4.2mL	浓硫酸	C. P.	4.2mL
氢氧化钠	40%	适量	氨水	15%	适量

2. 操作

在装有电动搅拌器、冷凝管及温度计的 250mL 三口烧瓶中，加入水 60mL，升温至 60℃以上，加入浓盐酸 4.2mL，活化铁粉[1] 4g（0.07mol），加热回流后，分三次交替加入活化铁粉 6g（0.11mol）和 5-硝基水杨酸[2] 10g（0.054mol），每次间隔 5min，加毕，继续保温搅拌 1h。反应毕，冷却至 80℃后，用 40%氢氧化钠溶液调至 pH 11～12，过滤，水洗，合并滤液和洗液，向其中加入保险粉 1.3g，搅拌，过滤，滤液用 40%硫酸调至 pH 2～3，析出固体，过滤，干燥，得固体粗品。向粗品中加水 100mL、浓硫酸 4.5mL 和活性炭少许，加热回流数分钟，趁热过滤，冷却，滤液用 15%氨水调至 pH2～3，析出固体，过滤，水洗，干燥，得美沙拉秦精品，测定熔点，计算收率。

3. 注释

[1] 铁粉用前需要活化。铁粉活化的方法：将铁粉 10g，水 50mL，置于 150mL 蒸发皿中，加浓盐酸 0.4mL，煮沸。用倾泻法水洗至中性，置水中待用。

[2] 根据实际得到的 5-硝基水杨酸的量，按上述比例计算各自的反应投料。

七、思考习题

1. 写出硝化反应的机理。如何控制硝化反应条件？
2. 除了混酸外，还有哪几种常用的硝化试剂？
3. 在本实验中，保险粉起什么作用？
4. 硝基的还原还可以采用哪些还原方法？并加以比较。

药物性质实验　甾类药物的定性鉴别

一、目的要求

1. 掌握甾类药物的主要性质和官能团的关系。
2. 掌握甾类药物的鉴别方法。

二、特性与用途

甾体激素是一类四环脂烃化合物，具有环戊烷多氢菲母核。按其药理作用，可分为性激素和皮质激素；根据其化学结构，则可分为雌甾烷、雄甾烷及孕甾烷三大类，化学结构式为：

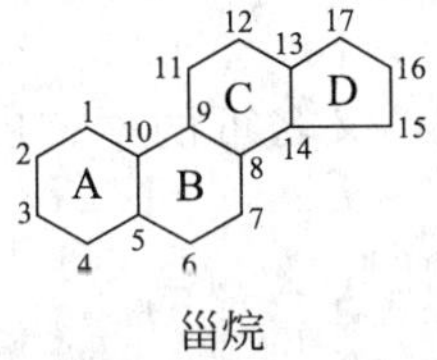

甾烷 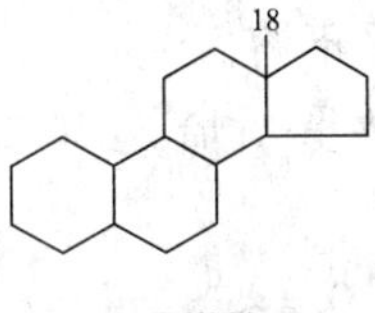　雌甾烷 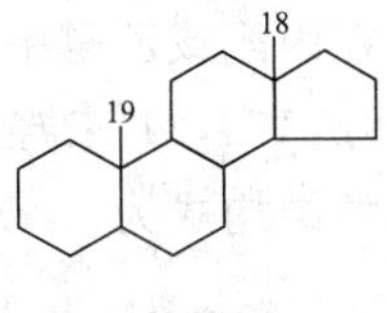　雄甾烷 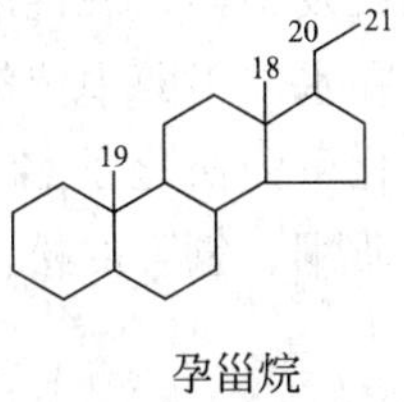　孕甾烷

甾体激素是在研究哺乳动物内分泌系统时发现的内源性物质，在维持生命、调节性功能、对机体发育、免疫调节、皮肤疾病治疗及生育控制等方面，具有极重要的医药价值。

甲睾酮化学名为 17α-甲基-17β-羟基雄甾-4-烯-3-酮，又名甲基睾丸素，化学结构式为：

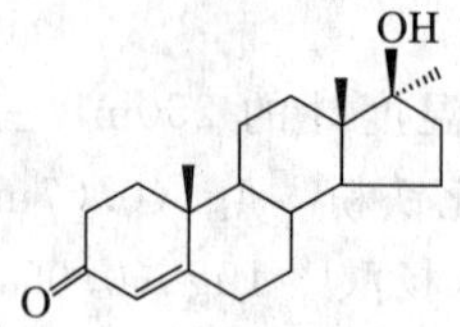

甲睾酮可促进男性性器官的形成、发育、成熟，并对抗雄激素，抑制子宫内膜生长及卵巢垂体功能。促进蛋白质合成代谢，兴奋骨髓造血功能，刺激血细胞的生成。临床上用于男性性腺机能减退症、无睾症及隐睾症；妇科疾病，如月经过多、子宫肌瘤、子宫内膜异位症、老年骨质疏松及小儿再生障碍性贫血。本品为白色或类白色结晶性粉末；无臭，无味；微有引湿性。在乙醇、丙酮或氯仿中易溶，在乙醚中略溶，在植物油中微溶，在水中不溶。熔点为 163～167℃。

炔诺酮化学名为 17β-羟基-19-去甲-17α-孕甾-4-烯-20-炔-3-酮，化学结构式为：

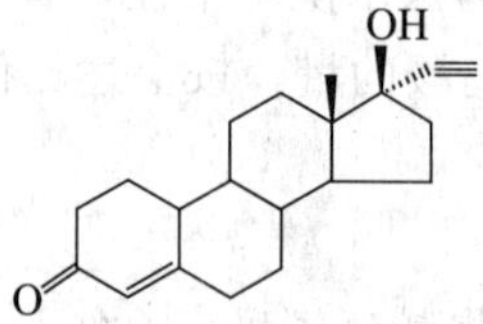

炔诺酮为孕激素类药，主要促进并维持妊娠前期与妊娠期的子宫变化。临床用于功能性子宫出血症、痛经、月经不调、子宫内膜异位症及不育症等；与雌激素类药合用，可作避孕药。本品为白色或类白色的结晶性粉末；无臭，味微苦。在氯仿中溶解，在乙醇中微溶，在丙酮中略溶，在水中不溶。熔点为 202～208℃。

地塞米松磷酸钠化学名为 16α-甲基-11β，17α，21-三羟基-9α-氟孕甾-1，4-二烯-3，20-二酮-21-磷酸酯二钠盐。化学结构式为：

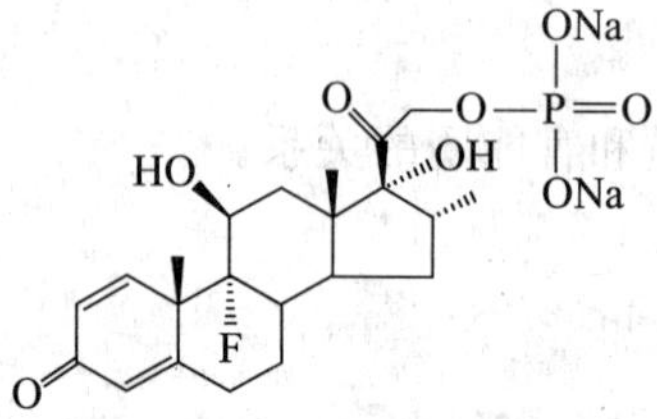

地塞米松磷酸钠为肾上腺皮质激素类药，具有抗炎、抗过敏、抗风湿、免疫抑制作用，主要用于过敏性与自身免疫性炎症性疾病。多用于结缔组织病、活动性风湿病、类风湿性关节炎、红斑狼疮、严重支气管哮喘、严重皮炎、溃疡性结肠炎、急性白血病等，也用于某些严重感染及中毒、恶性淋巴瘤的综合治疗。本品为白色或微黄色粉末；无臭、味微苦；有引湿性。在水或甲醇中溶解，在丙酮或乙醚中几乎不溶。

氢化可的松化学名为 11β，17α，21-三羟基孕甾-4-烯-3，20-二酮，又名可的索、皮质醇、氢化皮质酮、氢可的松，化学结构式为：

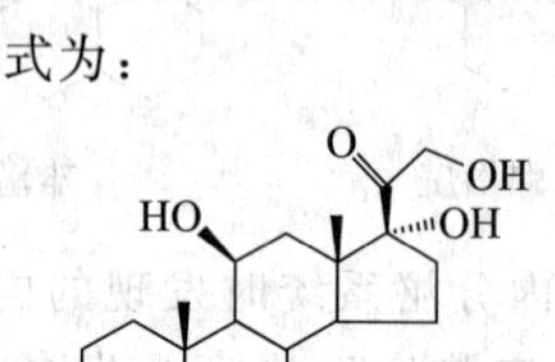

氢化可的松为糖皮质激素，临床上可用于肾上腺功能不全所引起的疾病、类风湿性关节

炎、风湿性发热、痛风、支气管哮喘等；可用于过敏性皮炎、脂溢性皮炎、瘙痒症等；可用于虹膜睫状体炎、角膜炎、巩膜炎、结膜炎等；可用于神经性皮炎。也可用于结核性脑膜炎、胸膜炎、关节炎、腱鞘炎、急慢性损伤、腱鞘劳损等。本品为白色或几乎白色的结晶性粉末；无臭，初无味，随后有持续的苦味；遇光渐变质。在乙醇或丙酮中略溶，在氯仿中微溶，在乙醚中几乎不溶，在水中不溶。熔点为 212～222℃，熔融同时分解。

黄体酮化学名为孕甾-4-烯-3,20-二酮，又名孕酮、助孕素、黄体素，化学结构式为：

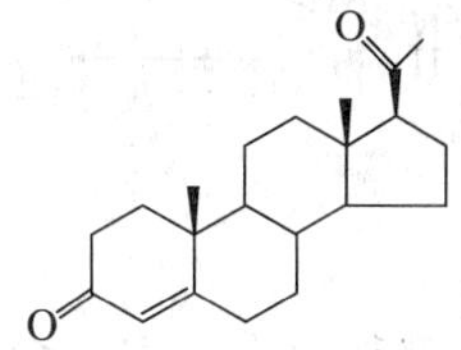

黄体酮是由卵巢黄体分泌的一种天然孕激素，在体内对雌激素激发过的子宫内膜有显著形态学影响，为维持妊娠所必需。临床用于先兆流产和习惯性流产、经前期紧张综合征、无排卵型宫血和无排卵型闭经、与雌激素联合使用治疗更年期综合征。本品为白色或几乎白色的结晶性粉末；无臭，无味。在氯仿中极易溶解，在乙醇、乙醚或植物油中溶解，在水中不溶。熔点为 128～131℃。

醋酸氢化可的松化学名为 11β,17α,21-三羟基孕甾-4-烯-3,20-二酮-21-醋酸酯，又名乙酸氢化可的松，化学结构式为：

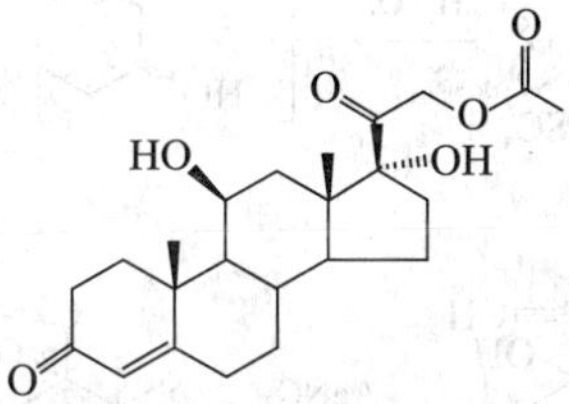

醋酸氢化可的松主要用于治疗类风湿性关节炎、风湿热、痛风、支气管哮喘等。针剂用于结核性或化脓性脑膜炎、结核性胸膜炎、脓胸、关节炎、腱鞘炎、肌腱劳损、扭伤、结节性痒疹、扁平苔藓等。滴眼剂用于各种眼炎。霜剂用于过敏性或脂溢性皮炎、瘙痒症等。本品为白色或几乎白色的结晶性粉末，无臭。本品在乙醇或氯仿中微溶，在水中不溶。熔点为 216～224℃，熔融时同时分解。

醋酸氟轻松化学名为 11β-羟基-16α,17-[(1-甲基亚乙基)-双(氧)]-21-(乙酰氧基)-6α,9-二氟孕甾-1,4-二烯-3,20-二酮，又名醋酸肤轻松，结构式如下：

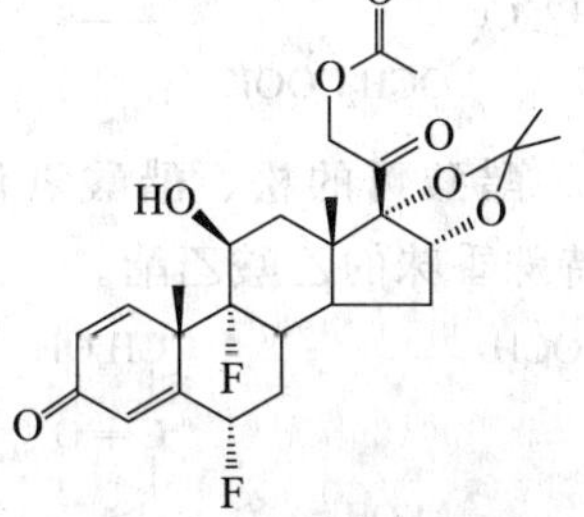

醋酸氟轻松临床用于湿疹、神经性皮炎、皮肤瘙痒症、接触性皮炎、牛皮癣、盘状红斑狼疮、扁平苔癣、外耳炎、日光性皮炎等。奏效迅速，使用低浓度（0.025%）即有明显疗效，止痒作用较好。本品为白色或类白色的结晶性粉末；无臭，无味。在丙酮或二氧六环中略溶，在乙醇中微溶，在水或石油醚中不溶。

三、实验原理

1. 羰基成腙反应：氢化可的松 C_3、C_{10}位的两个羰基与肼生成双腙；黄体酮因 C_{21} 的甲基酮结构的空间位阻影响，只在 C_3 位形成单腙。

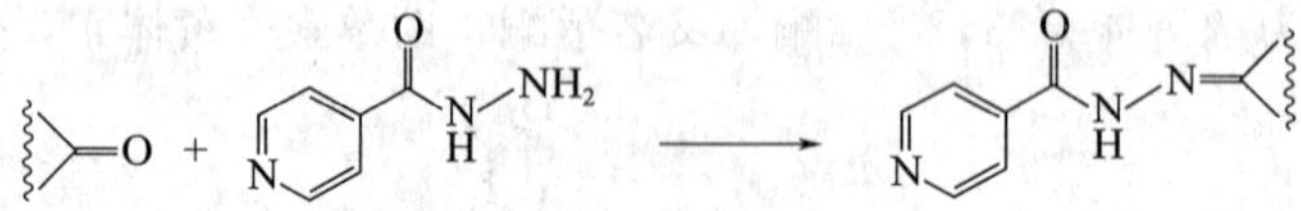

2. 与强酸的呈色反应

(1) 质子化

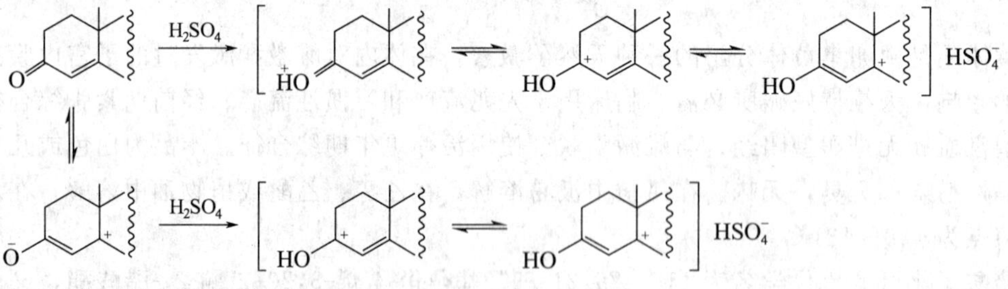

(2) 硫酸氢盐的添加及质子化

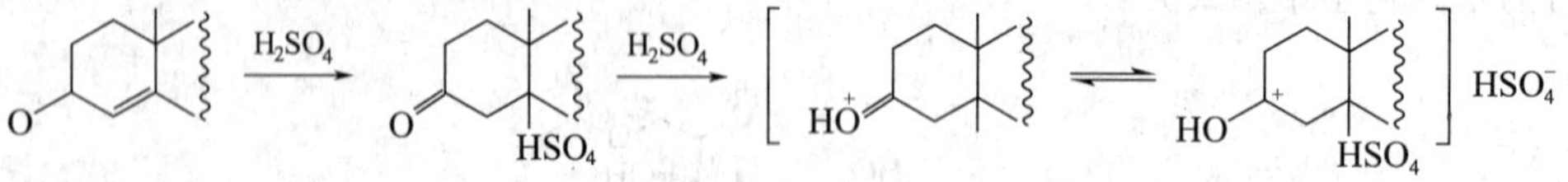

3. 炔化银反应

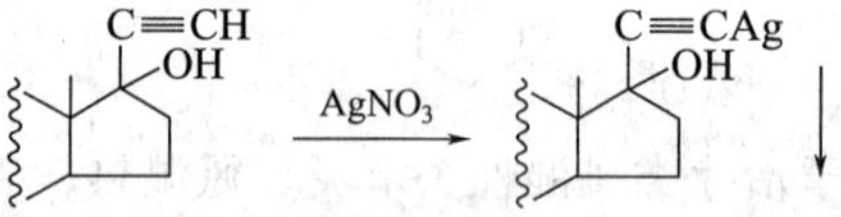

4. C_{17}位甲基酮的反应：黄体酮在碳酸钠和醋酸铵存在的条件下，能与亚硝基铁氰化钠生成蓝紫色的络合物。

5. C_{17}位 α-醇酮基的还原性：醋酸氟轻松 C_{17} 位上的 α-醇酮基具有还原性，可还原酒石酸铜钾，产生红色的氧化亚铜沉淀。

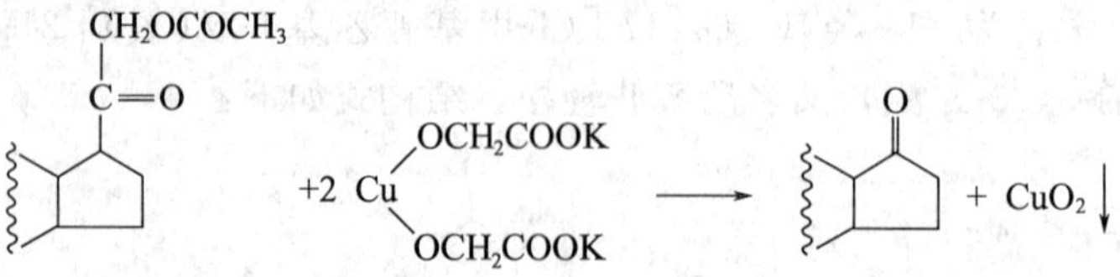

6. 酯交换反应：醋酸氟轻松、醋酸可的松、醋酸氢化可的松与乙醇制氢氧化钾共热，醋酸酯键断裂，与乙醇生成具有特殊香味的乙酸乙酯。

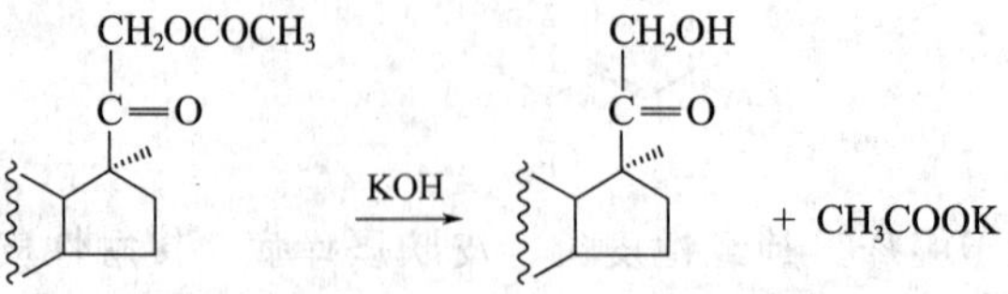

$$2CH_3COOK + H_2SO_4 \longrightarrow 2CH_3COOH + K_2SO_4$$

$$CH_3COOH + C_2H_5OH \longrightarrow CH_3COOC_2H_5 + H_2O$$

四、主要试剂

甲睾酮、炔诺酮、氢化可的松、醋酸氟轻松、醋酸氢化可的松、地塞米松磷酸钠、黄体酮、异烟肼、甲醇、乙醇、硫酸苯腙试液、碱性酒石酸铜试液、浓硫酸、硫酸（1→2)、硝酸、乙醇制氢氧化钾试液、硝酸银试液、稀盐酸、氨试液、醋酸氧铀锌试液、亚硝基铁氰化钠粉末、碳酸钠粉末、乙酸铵粉末。

五、实验方法

（一）操作

1. 羰基反应：取氢化可的松 0.1mg，在试管中加入乙醇 1mL，加入新制的异烟肼试液 8mL[1]，摇匀，在 70℃水浴中加热 15min，生成黄色的苯腙衍生物。

2. 与强酸的呈色反应：取 6 支试管，照下表实验[2]：

药品	浓硫酸			加水稀释	
	量/mL	颜色	荧光	量/mL	现象
炔雌醇 2mg	2	橙红	黄绿(反射光)	4	玫瑰红色絮状沉淀
醋酸可的松 2mg	2	黄褐	—	10	颜色消失,溶液应澄清
氢化可的松 2mL	2	橙黄→红	绿	10	黄→橙,微带绿色荧光,少量絮状沉淀
地塞米松磷酸钠 5mg	5	黄→红棕	—	10	析出黄色絮状沉淀
甲睾酮[3] 4mg	1	黄	黄绿	不加	—
醋酸氢化可的松 2mL	2	黄→橙黄	绿	不加	—

分别先加入药品，再加硫酸，振摇溶解，放置 5min，记录颜色，然后往试管中加水稀释，观察稀释后发生的变化。

实验记录如下：

药品	试剂和反应条件	实验现象	结论
炔雌醇			
醋酸可的松			
氢化可的松			
地塞米松磷酸钠			
甲睾酮			
醋酸氢化可的松			

3. 炔化银反应：取炔诺酮 10mg（5 片），研细，加无水乙醇 2mL，溶解，离心，取上清液，加硝酸银试液 5～6 滴，生成白色沉淀。

4. 钠盐与磷酯盐的鉴别

（1）磷酸酯的有机破坏：取地塞米松磷酸钠约 15mg（3 支），加硫酸 1mL，缓缓加热至发生白烟，滴加硝酸 0.5mL，继续加热至氧化氮蒸气除尽，放冷，滴加 2mL，再缓缓加热至发生白烟，溶液显微黄色，放冷，滴加 10mL，用氨试液中和至溶液遇石蕊试纸显中性反应，加少许活性炭脱色。过滤，取滤液进行钠盐与磷酸盐的鉴别反应。

（2）钠盐的鉴别：取滤液 3mL，加入醋酸氧铀锌试液 3 滴，生成黄色沉淀。

（3）磷酸盐的鉴别：取滤液 3mL，加入硝酸银试液 5 滴，生成黄色沉淀。

5. 黄体酮的鉴别

（1）取 1 支，置试管中，加入甲醇 0.2mL，振摇，加亚硝基铁氰化钠细粉约 3mg（试液约 5 滴），碳酸钠和醋酸铵各约 50mg，放置 10～30min，显蓝紫色。

(2) 取1支，加新制异烟肼约1mL，甲醇1mL，加稀盐酸1滴，显黄色。

6. 酯交换反应

取三支试管，分别加入醋酸氟轻松25mg、醋酸可的松50mg、醋酸氢化可的松50mg，向三支试管中各加入乙醇制氢氧化钾试液2mL，摇匀，置水浴上加热5min，放冷，加硫酸试液（1→2）2mL，缓慢煮沸1min，即闻到乙酸乙酯的香味。实验记录如下：

药　品	试剂和反应条件	实验现象	结　论
醋酸氟轻松			
醋酸可的松			
醋酸氢化可的松			

(二) 注释

[1] 异烟肼的制取：取异烟肼2片，研磨，加10%HCl 5～10mL，过滤。

[2] 甾体激素药物与硫酸的呈色反应应用广泛，系经典的鉴别方法。呈色反应机理是甾体的酮基在酸的作用下，先质子化，形成了碳正离子，然后与 H_2SO_4 反应，最后形成了新的生色共轭体系。实验时，取样量要准确，以避免颜色随取样量的不同而异；取样量少时，会影响沉淀的生成，或生成极慢，沉淀的颜色亦不明显。

[3] 甲睾酮有引湿性，地塞米松磷酸钠有引湿性，应密闭、干燥处保存；氢化可的松遇光渐变质，应避光保存。

六、思考习题

1. 归纳本实验中7个激素类药，用了哪几种鉴别反应？比较它们异同点与结构的关系。
2. 写出氢化可的松双腙、醋酸氢化可的松和醋酸可的松单腙的结构式。

第九节　部分药物中间体

合成实训项目一　盐酸左氧氟沙星中间体 (S)-(+)-2-氨基丙醇的合成

一、目的要求

1. 了解酰化反应的机理及酰化剂的种类，了解还原反应的机理及还原剂的种类。
2. 巩固减压蒸馏的操作技术。

二、特性与用途

盐酸左氧氟沙星属喹诺酮类抗菌药。为氧氟沙星的左旋体，其抗菌活性约为氧氟沙星的2倍，它的主要作用机理为抑制细菌DNA旋转酶活性，抑制细菌DNA的复制。具有抗菌谱广、抗菌作用强的特点。

(S)-(+)-2-氨基丙醇是合成盐酸左氧氟沙星的重要中间体。

三、合成原理

(S)-(+)-2-氨基丙醇，以L-丙氨酸为原料，与氯化亚砜氯化后得酰氯，再与乙醇发生酰化反应得到L-丙氨酸乙酯，后者被硼氢化钠还原得到目标产物。合成路线如下：

$$\mathrm{CH_3CH(NH_2)COOH}\xrightarrow[\mathrm{C_2H_5OH}]{\mathrm{SOCl_2}}\mathrm{CH_3CH(NH_2)COOC_2H_5}\xrightarrow{\mathrm{NaBH_4}}\mathrm{CH_3CH(NH_2)CH_2OH}$$

四、预习内容

1. 酰化反应、还原反应的机理及酰化剂、还原剂种类。
2. 常压蒸馏及减压蒸馏的原理和实验操作。

五、主要仪器

搅拌器、真空泵、电加热套、滴液漏斗、温度计、球形冷凝器、圆底烧瓶、三口烧瓶、布氏漏斗、抽滤瓶、小烧杯、天平等。

六、合成方法

1. 原料及试剂

名称	规格	用量	名称	规格	用量
L-丙氨酸	C. P.	8.9g	硼氢化钠	C. P.	14.2g
氯化亚砜	C. P.	10mL	乙醇	C. P.	150mL

2. 操作

在装有搅拌器、滴液漏斗、温度计和球形冷凝器的250mL三口烧瓶中，加入乙醇150mL、L-丙氨酸8.9g，搅拌使之溶解，冰盐浴冷至0℃，滴加氯化亚砜10mL滴加过程保持反应温度不超过10℃，加毕于室温反应4h。减压浓缩反应液至干，加入50mL乙醇，搅拌均匀，即得L-丙氨酸乙酯的乙醇溶液，保存于100mL锥形瓶中备用。

在装有搅拌器、滴液漏斗、温度计和球形冷凝器的250mL三口烧瓶中，加入硼氢化钠14.2g、水55mL，搅拌使之溶解，降温至10℃以下，滴加上面制得的L-丙氨酸乙酯的乙醇溶液，滴加过程保持反应温度不超过10℃，加毕于室温反应4h。抽滤，30mL乙醇洗涤滤饼，合并滤液及洗液，常压蒸馏回收乙醇，再减压蒸馏产品，收集72～75℃/11mmHg馏分，得无色黏稠状(S)-(+)-2-氨基丙醇，计算收率。

七、思考习题

1. L-丙氨酸与硼氢化钠直接反应可否得到产物？
2. 该化合物的合成是否还有其他可行的方法？

合成实训项目二　对硝基苯甲酸的合成

一、目的要求

1. 了解氧化剂的种类、特点及反应条件。
2. 通过本实验，初步了解药物合成路线，评价所选择的标准和方法。

二、特性与用途

对硝基苯甲酸是医药、染料、兽药、感光材料等有机合成的中间体。用于生产盐酸普鲁卡因、普鲁卡因胺盐酸盐、对氨甲基苯甲酸、叶酸、苯佐卡因、退嗽、头孢菌素V、对氨基苯甲酰谷氨酸、贝尼尔，以及生产活性艳红M-8B、活性红紫X-2R、滤光剂、彩色胶片成色剂、金属表面除锈剂、防晒剂等。化学结构式为：

$$\text{COOH}-C_6H_4-NO_2$$

对硝基苯甲酸为黄白色晶体。相对密度 d_{20}^{4} 为1.610，熔点为239～241℃，可燃。溶于乙醇、乙醚、氯仿、丙酮、沸水、微溶于苯、二硫化碳，不溶于石油醚。

三、合成原理

对硝基苯甲酸的合成由对硝基甲苯氧化而得，氧化剂可采用重铬酸钠、空气、锰矿粉、硝酸等。本实验采用两种氧化剂：重铬酸钠、高锰酸钾，分别合成对硝基苯甲酸。

方法A：重铬酸钠法。以对硝基甲苯为原料，在硫酸存在下，以重铬酸钠进行氧化反应，生成对硝基苯甲酸。反应液经过滤、酸碱处理、水洗干燥，即得成品。合成路线如下：

$$CH_3-C_6H_4-NO_2 + Na_2Cr_2O_7 + 4H_2SO_4 \longrightarrow \text{COOH}-C_6H_4-NO_2 + Na_2SO_4 + Cr_2(SO_4)_3 + 5H_2O$$

方法B：高锰酸钾法。以对硝基甲苯为原料，用高锰酸钾进行氧化反应，生成对硝基苯甲酸。反应液经过滤、酸化、水洗干燥，即得成品。合成路线如下：

$$CH_3-C_6H_4-NO_2 \xrightarrow{KMnO_4} \text{COOK}-C_6H_4-NO_2 + MnO_2 \xrightarrow{HCl} \text{COOH}-C_6H_4-NO_2$$

四、预习内容

1. 氧化反应的原理及特点。
2. 常见氧化剂的特点及性质。

五、主要仪器

水浴锅、搅拌器、滴液漏斗、球形冷凝器、圆底烧瓶、三口烧瓶、布氏漏斗、抽滤瓶等。

六、合成方法

方法 A

1. 原料及试剂

名称	规格	用量	名称	规格	用量
对硝基甲苯	C. P.	6g	氢氧化钠溶液	5%	3mL
重铬酸钠	C. P.	18g	活性炭	C. P.	0.3g
浓硫酸	C. P.	28mL	稀硫酸	15%	60mL
稀硫酸	5%	25mL			

2. 操作

在装有搅拌器、滴液漏斗、温度计和球形冷凝器的 250mL 三口烧瓶中，加入对硝基甲苯 6g、重铬酸钠 18g 及水 40mL，开动搅拌，将 28mL 浓硫酸由滴液漏斗加入反应瓶中[1]，加毕，水浴加热至 80℃反应 1.5h[2]，冷却至室温，加入 50mL 水，抽滤，滤饼用 50mL 水洗涤两次，将滤饼转移到 100mL 圆底烧瓶中，加入 5%的稀硫酸 25mL，于沸水浴上加热 10min，冷却至室温后抽滤，将滤饼溶于约 30mL 5%的氢氧化钠溶液中，再加入活性炭 0.3g，加热至 50℃，脱色 5min 后，趁热过滤，将滤液在搅拌下慢慢倾入 15%的硫酸 60mL 中得浅黄色沉淀，抽滤，水洗滤饼，抽干得对硝基苯甲酸。计算收率，测定熔点。

3. 注释

[1] 滴加硫酸时温度不能超过 30℃。

[2] 注意控制反应温度，温度过高时对硝基甲苯易升华而结晶于冷凝器底部。

方法 B

1. 原料及试剂

名称	规格	用量	名称	规格	用量
对硝基甲苯	C. P.	7g	盐酸	C. P.	10mL
高锰酸钾	C. P.	20g			

2. 操作

在装有搅拌器、温度计和回流冷凝器的 250mL 三口烧瓶中，加入对硝基甲苯 7g、高锰酸钾 10g 及水 100mL，开动搅拌，装上回流冷凝器，沸水浴加热至 80℃反应 1h[1]，加入高锰酸钾 5g，反应 1h 后再加入高锰酸钾 5g，反应 0.5h 后升温至水浴沸腾，继续反应直到高锰酸钾的颜色完全消失[2]。冷却至室温抽滤，用 20mL 水洗涤滤饼一次，滤液在搅拌下加 10mL 浓盐酸酸化，待析出的沉淀冷却至室温后抽滤，水洗滤饼，抽干得对硝基苯甲酸。计算收率，测定熔点。

3. 注释

[1] 注意控制反应温度，温度过高时对硝基甲苯易升华而结晶于冷凝器底部。

[2] 高锰酸根带有鲜红色，而生成的二氧化锰为黑色沉淀。

七、思考习题

1. 本实验是否可选其他氧化剂？

2. 重铬酸钠合成法中硫酸的浓度对反应的进行有何影响？

3. 高锰酸钾合成法中高锰酸钾为什么要分批加入？

4. 试从收率、操作难易、单耗等方面比较重铬酸钾法与高锰酸钾法的优缺点。

合成实训项目三 苦杏仁酸的合成

一、目的要求

1. 通过本实验，掌握相转移催化反应的原理。
2. 通过本实验，了解苦杏仁酸的合成方法。
3. 巩固萃取及重结晶操作技术。

二、特性与用途

苦杏仁酸化学名为α-羟基苯乙酸，又名苯乙醇酸、扁桃酸、苯羟乙酸、DL-扁桃酸，化学结构式为：

$$C_6H_5-\underset{H}{\overset{OH}{C}}-COOH$$

苦杏仁酸可作医药中间体，用于合成环扁桃酸酯、扁桃酸乌洛托品及阿托品类解痛剂；也可用作测定铜和锆的试剂。也是化学试剂，用于有机合成中。

苦杏仁酸为白色结晶或结晶性粉末，见光变色，有微臭。熔点为 120～122℃。易溶于热水、乙醚和异丙醇。

三、合成原理

本实验利用氯化苄基三乙基铵作为相转移催化剂，将苯甲醛、氯仿和氢氧化钠在同一反应器中进行混合，通过卡宾加成反应直接生成目标产物。需要指出的是，用化学方法合成的扁桃酸是外消旋体，只有通过手性拆分才能获得对映异构体。反应中用氯化苄基三乙基铵作为相转移催化剂。合成路线如下：

$$C_6H_5-CHO + CHCl_3 \xrightarrow[TEBA]{50\%\ NaOH} C_6H_5-\underset{H}{\overset{OH}{C}}-COOH$$

四、预习内容

1. 相转移催化反应的原理及优点。
2. 常见相转移催化剂的分类及性质。
3. 萃取及重结晶的原理和实验操作。

五、主要仪器

电加热套、搅拌器、滴液漏斗、温度计、球形冷凝管、圆底烧瓶、三口烧瓶、布氏漏斗、抽滤瓶、小烧杯、天平、pH 试纸等。

六、合成方法

1. 原料及试剂

名称	规格	用量	名称	规格	用量
苯甲醛	C. P.	10.6g(0.1mol)	硫酸	40%	适量
氯仿	C. P.	16mL(0.2mol)	乙醚	C. P.	适量
TEBA	C. P.	1.3g	无水硫酸钠	C. P.	适量
氢氧化钠	50%	25mL	甲苯	C. P.	适量

2. 操作

在装有搅拌器、滴液漏斗、温度计和球形冷凝管的 100mL 三口烧瓶中，加入 10.6g（0.1mol）苯甲醛[1]、1.3g 氯化三乙基苄基铵（TEBA）和 24g（16mL，0.2mol）氯仿。开始搅拌并缓慢加热，待温度升到 55～66℃时，缓慢地滴加 50%氢氧化钠溶液 25mL，控制滴加速度，维持反应温度在 55～66℃间，加毕，在此温度下继续搅拌 1h[2]。

当反应混合物冷至室温后，停止搅拌，倒入 200mL 水中，用乙醚萃取两次，每次用 20mL。除掉未反应的氯仿等有机物。此时水层为亮黄色透明状。水层用 50%硫酸酸化至 pH1～2[3]，再用乙醚萃取四次，每次用 20mL，合并此四次乙醚萃取液，用无水硫酸钠干燥，在常压下将乙醚蒸去，得粗产物。称量并计算产率。粗产品可按 1∶1.5 的甲苯比例进行重结晶，得纯产物，为苦杏仁酸。计算产率，测定熔点。

3. 注释

[1] 苯甲醛若放置过久，使用前应先做纯化处理。

[2] 严格控制氢氧化钠的滴加速度和反应温度。

[3] 酸化时应保证呈强酸性。

七、思考习题

1. 请写出本反应的机理。
2. 反应结束后，为什么要先用水稀释？后用乙醚萃取，目的是什么？
3. 反应液经酸化后为什么再次用乙醚萃取？
4. 本实验中用无水氯化钙替代无水硫酸钠进行干燥，行不行？

药物性质实验　苦杏仁酸的拆分

一、目的要求

1. 了解（±）苦杏仁酸的拆分原理。
2. 熟悉（±）苦杏仁酸的拆分化学方法。
3. 了解光学活性异构体拆分在药物合成中的作用和意义。

二、特性与用途

苦杏仁酸化学名为 α-羟基苯乙酸，又名苯乙醇酸、扁桃酸、苯羟乙酸、DL-扁桃酸。苦杏仁酸可作医药中间体，用于合成环扁桃酸酯、扁桃酸乌洛托品及阿托品类解痛剂；也可用作测定铜和锆的试剂。也是化学试剂，用于有机合成中。

苦杏仁酸分子中含有一个手性碳原子，有一对对映异构体，通过一般化学方法合成的苦杏仁酸是外消旋体，通过手性拆分能获得单一对映异构体。外消旋苦杏仁酸含等量的（R）-苦杏仁酸和（S）-苦杏仁酸，各占50%，化学结构式如下：

COOH
H—┼—OH
C_6H_5
(*R*)-苦杏仁酸

COOH
HO—┼—H
C_6H_5
(*S*)-苦杏仁酸

三、实验原理

外消旋体不能用结晶、蒸馏或色谱等常规物理方法进行分离，因为它们具有相同的物理性质，仅仅旋光方向相反。而非对映异构体在溶解度、沸点以及色谱吸附特性等物理性质方面不同。其经典拆分方法就是通过外消旋酸（碱）中的一个对映体与一个光学活性的碱（酸）反应形成一个不溶性的非对映体盐来实现的。该方法现在普遍使用。首先把对映体转变成非对映体，然后再用常规分离方法将非对映体分开，最后将分开的非对映体再恢复到对映体。此外，还可以利用生物分离法，生物体中的酶和细菌等具有旋光性，当它们与外消旋体作用时，具有较强选择性，从而使外消旋体得到分离。

利用天然光学纯的（—）-麻黄碱作为拆分试剂，它与外消旋苦杏仁酸作用生成非对映体盐，根据非对映体盐在无水乙醇中的溶解度有较大差异的特性，结晶法将非对映体盐分离，然后再用酸处理已分离的非对映体盐，苦杏仁酸重新析出，得到拆分的苦杏仁酸。

COOH: H—┼—OH, C_6H_5 (*R*)；COOH: HO—┼—H, C_6H_5 (*S*)
外消旋苦杏仁酸

CH_3: H—┼—$NHCH_3$, H—┼—OH, C_6H_5
（—）-麻黄碱

↓ 成盐

COO^-: H—┼—OH, C_6H_5 · CH_3: H—┼—$\overset{+}{N}H_2CH_3$, H—┼—OH, C_6H_5 + COO^-: HO—┼—H, C_6H_5 · CH_3: H—┼—$\overset{+}{N}H_2CH_3$, H—┼—OH, C_6H_5

（—）-麻黄碱-(*R*)-苦杏仁酸　　（—）-麻黄碱-(*S*)-苦杏仁酸

↓ 结晶、过滤

COO^-: H—┼—OH, C_6H_5 · CH_3: H—┼—$\overset{+}{N}H_2CH_3$, H—┼—OH, C_6H_5
（—）-麻黄碱-(*R*)-苦杏仁酸
（溶于乙醇）

COO^-: HO—┼—H, C_6H_5 · CH_3: H—┼—$\overset{+}{N}H_2CH_3$, H—┼—OH, C_6H_5
（—）-麻黄碱-(*S*)-苦杏仁酸
（从乙醇中析出）

↓ 酸解、萃取　　↓ 酸解、萃取

COOH: H—┼—OH, C_6H_5
(*R*)-苦杏仁酸

COOH: HO—┼—H, C_6H_5
(*S*)-苦杏仁酸

四、预习内容

1. 药物的立体结构与生物活性的关系。光学异构体的物理化学性质的异同。

2. 光学异构体的拆分方法和拆分原理。

五、主要仪器

恒温水浴锅、超声合成仪、电加热套、搅拌器、滴液漏斗、温度计、球形冷凝管、圆底烧瓶、真空泵、三口烧瓶、布氏漏斗、抽滤瓶、锥形瓶、小烧杯、天平等。

六、实验方法

1. 原料及试剂

名称	规格	用量	名称	规格	用量
外消旋苦杏仁酸	自制	1.52g	盐酸	C.P.	适量
(一)-麻黄碱盐酸盐	C.P.	1.62g	无水硫酸钠	C.P.	适量
无水乙醇	C.P.	适量	乙醚	C.P.	适量
氢氧化钠	C.P.	适量			

2. 操作

(1) 外消旋苦杏仁酸的拆分

方法 A：

在锥形瓶中将麻黄碱盐酸盐用水溶解，加入氢氧化钠（麻黄碱盐酸盐：NaOH：H_2O＝4：1：5），搅拌，用乙醚萃取，无水硫酸钠干燥乙醚溶液。蒸馏除去乙醚后，得到的固体物配成乙醇溶液备用。将外消旋苦杏仁酸用无水乙醇溶解于圆底烧瓶中，缓慢地加入麻黄碱乙醇溶液。水浴加热回流 2h，冷却至室温后冰浴冷却，抽滤，保存滤液，固体物用无水乙醇重结晶，得到白色晶体。

方法 B：

在加料完成后，将反应瓶置超声合成仪中，温度 60℃，频率 40kHz，反应 30min，处理方法同 A。

将白色固体加入烧杯中，加水（约 10mL）溶解，然后搅拌下滴加浓盐酸，使溶液呈酸性。乙醚萃取溶液，用无水硫酸钠干燥乙醚溶液，水浴加热蒸馏，除去大部分乙醚后，将残留物倒在表面皿中，空气干燥得到（*S*)-苦杏仁酸。将保存的滤液蒸馏完全，在残留固体物中加入水使固体物溶解。然后在搅拌下滴加浓盐酸，抽滤，乙醚萃取滤液，用无水硫酸钠干燥乙醚溶液，水浴加热蒸馏，蒸馏大部分乙醚后，将残留物倒在表面皿中，空气干燥得到(*R*)-苦杏仁酸。

(2) 表征

测定外消旋苦杏仁酸、(*S*)-苦杏仁酸和（*R*)-苦杏仁酸的熔点、比旋光度和红外光谱。

七、思考习题

1. 对映异构体之间哪些物理性质是相同的？哪些物理性质是不同的？

2. 如果测定苦杏仁酸的旋光度读数值为 $(-6+360n)^\circ$（n 为整数），如何确定真实读数？

第四章 药物设计性合成实训

综合实训项目一 尼群地平的合成

一、目的要求

1. 掌握硝化剂的种类和不同应用范围，硝化反应和环合反应的种类、反应原理、特点、操作条件和具体操作过程。

2. 查阅文献，由学生自行选择合成路线，选择不同实验方案，设计该药的具体合成工艺过程；运用已经掌握的药物合成技术进行本品的合成并得到最终产物。

3. 掌握化合物结构确证的常用方法，对最终产物进行红外光谱、紫外光谱、核磁共振氢谱、碳谱的测定并对这些图谱进行解析以确证本品的结构。

4. 通过该药工艺过程设计与药物合成，锻炼独立分析问题、解决问题的能力，了解药物化学中药物设计与合成的全过程。

二、特性与用途

尼群地平的化学名为 1,4-二氢-2,6-二甲基-4-(3-硝基苯基)吡啶-3,5-二羧酸二乙酯，习惯名称为硝苯甲乙吡啶。化学结构式如下：

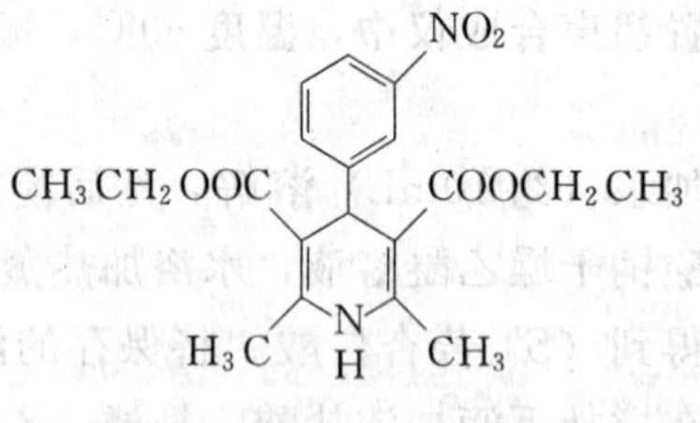

尼群地平为选择性作用于血管平滑肌的钙离子拮抗剂，它对血管的亲和力比对心肌大，对冠状动脉的选择作用更强。能降低心肌耗氧量，对缺血性心肌有保护作用。可降低总外周阻力，使血压下降。具有很强的扩血管作用，临床上适用于冠脉痉挛、冠心病高血压及心肌梗死等症，也可用于充血性心衰。

本品为黄色无臭无味的结晶性粉末，无臭，无味；遇光易变质，熔点为 156～159℃，无吸湿性，极易溶于丙酮、二氯甲烷、氯仿，溶于乙酸乙酯，微溶于甲醇、乙醇，几乎不溶于水。

三、合成原理

尼群地平有多种合成方法。尼群地平合成反应方法有：①克氏缩合，硫酸催化、醋酸哌定催化；②环合反应，溶剂反应、固相缩合；③低温合成巴豆酯。

尼群地平设计合成线路可以有以下三条。

线路一：尼群地平可由苯甲醛与硝酸钾，在浓硫酸催化下在冰盐浴冷至0℃时进行硝化得间硝基苯甲醛，再和乙酰乙酸乙酯及甲醇氨环合制得。

KNO_3 / H_2SO_4；$CH_3COCH_2COOCH_2CH_3$ / NH_4OH

线路二：

$CH_3COCH_2COOCH_3$ / H_2SO_4

$CH_3CNHCH_2COOC_2H_5$

线路三：

$CH_3COCH_2COOC_2H_5$ / H_2SO_4

$CH_3CNHCH_2COOCH_3$

以下以线路一为例作示意性说明。

四、主要仪器（线路一示意性说明）

三口烧瓶、滴液漏斗、电动搅拌器装置一套、球形冷凝管、温度计、冰盐浴、圆底烧瓶、蒸馏烧瓶装置一套、乳钵、布氏漏斗、抽滤瓶、小烧杯等。

五、合成方法

（一）间硝基苯甲醛的制备（硝化）

1. 原料及试剂

名称	规格	用量	名称	规格	用量
硝酸钾	C. P.	11g	苯甲醛	C. P.	10g
浓硫酸	C. P.	40mL	碳酸钠	5%	20mL

2. 操作

在装有搅拌器、温度计和滴液漏斗的 250mL 三口烧瓶中，将 11g 硝酸钾溶于 40mL 浓硫酸中。用冰盐浴冷至 0℃以下，在强烈搅拌下，慢慢滴加苯甲醛 10g（在 60～90min 内滴完），滴加过程中控制反应温度在 0～2℃之间。滴加完毕，控制反应温度在 0～5℃之间继续反应 90min。将反应物慢慢倾入约 200mL 冰水中，边倒边搅拌，析出黄色固体，抽滤。滤渣移至乳钵中，研细，加 5%碳酸钠溶液 20mL（由 1g 碳酸钠加 20mL 水配成），研磨 5min，抽滤，用冰水洗涤 7～8 次，压干，得间硝基苯甲醛，自然干燥，测熔点（熔点为 56～58℃），称重，计算收率。

（二）尼群地平粗品的制备（环合）

1. 原料及试剂

名称	规格	用量	名称	规格	用量
硝基苯甲醛	自制	5g	甲醇胺	饱和溶液	30mL
乙酰乙酸乙酯	C. P.	9mL	乙醇	95%	20mL

2. 操作

在装有球形冷凝管的 100mL 圆底烧瓶中，依次加入将上步制得尼群地平间硝基苯甲醛 5g、乙酰乙酸乙酯 9mL、甲醇胺饱和溶液 30mL[1] 及沸石一粒，油浴加热回流 5h，然后改为蒸馏装置，蒸出甲醇至有结晶析出为止，抽滤，结晶用 95%乙醇 20mL 洗涤，压干，得尼群地平粗品，为黄色结晶性粉末，干燥，称重，计算收率。

3. 注释

[1] 甲醇胺饱和溶液应新鲜配制。

（三）尼群地平的制备（精制）

1. 原料及试剂

名称	规格	用量	名称	规格	用量
尼群地平	自制	上步得量	乙醇	95%	适量

2. 操作

将上步得到的尼群地平粗品置洁净的小烧杯中，加入适量的 95%乙醇（5mL/g），加热至溶解，趁热过滤，滤液自然冷却。当有结晶析出时，外用冰浴冷却，使结晶完全。抽滤，干燥，测熔点（熔点为 156～159℃），称重，计算收率。

（四）结构确证

1. 红外吸收光谱法、标准物 TLC 对照法。

2. 核磁共振光谱法。

综合实训项目二 阿昔洛韦的合成

一、目的要求

1. 掌握酰化、缩合、氨解和硅烷化的反应原理和操作过程。

2. 查阅文献，由学生自行选择合成路线，选择不同实验方案，设计该药的具体合成工艺过程；运用已经掌握的药物合成技术进行本品的合成并得到最终产物。

3. 掌握化合物结构确证的常用方法，对最终产物进行红外光谱、紫外光谱、核磁共振氢谱、碳谱的测定，并对这些图谱进行解析以确证本品的结构。

4. 通过该药工艺过程设计与药物合成，锻炼独立分析问题、解决问题的能力，了解药物化学中药物设计与合成的全过程。

二、特性与用途

阿昔洛韦（ACV）的化学名：9-(2-羟乙氧甲基）鸟嘌呤，习惯名称为开链鸟嘌呤核苷、开糖环鸟苷、羟乙氧甲鸟嘌呤、适患疗、输维疗静、无环鸟嘌呤核苷、无环鸟嘌呤、无环鸟苷。化学结构式如下：

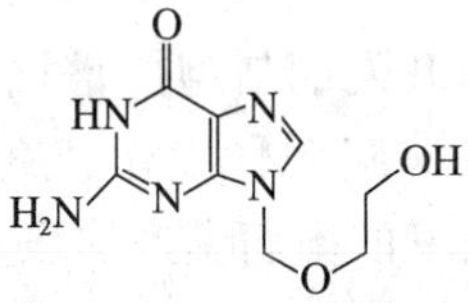

O
HN N
OH
H_2N N N
O

阿昔洛韦是一种高效广谱的抗病毒药，主要用于单纯疱疹病毒所致的各种感染，可用于初发或复发性皮肤、黏膜，外生殖器感染及免疫缺陷者发生的 HSV 感染。为治疗 HSV 脑炎的首选药物，减少发病率及降低死亡率均优于阿糖腺苷。还可用于带状疱疹、EB 病毒，及免疫缺陷者并发水痘、带状疱疹等感染。局部仅用于皮肤，阿昔洛韦的皮肤吸收较少。

三、相关资料

（一）主要合成方法

阿昔洛韦合成方法报道甚多，其中从鸟嘌呤出发的路线为好，这是由于鸟嘌呤可利用相应药物生产中分解得到的副产物或经发酵所得的 5′-GMP 的水解或化学合成而方便地获得。以鸟嘌呤为原料制备阿昔洛韦可经酰化、缩合和氨解制备或一步制备，也可经硅烷化、缩合和氨解制备。

（二）可能使用到的主要原料和仪器

鸟嘌呤、$(NH_4)_2SO_4$、六甲基二硅氮烷、苯、$Hg(CN)_2$、$AcOCH_2CH_2OCH_2Br$、CH_3NH_2、二氯甲烷、甲醇等；

回流装置、减压蒸馏装置。

（三）主要中间体及产物的性质

9-（2-乙酰氧乙氧基）甲基鸟嘌呤为白色结晶性粉末，熔点为 240～241℃（分解）。

阿昔洛韦为白色粉末，熔点为265～266℃。

综合实训项目三 唑尼沙胺的合成

一、目的要求

1. 掌握溴代、脱羧、取代、磺酰化和环合的反应原理和操作过程。

2. 查阅文献，由学生自行选择合成路线，选择不同实验方案，设计该药的具体合成工艺过程；运用已经掌握的药物合成技术进行本品的合成并得到最终产物。

3. 掌握化合物结构确证的常用方法，对最终产物进行红外光谱、紫外光谱、核磁共振氢谱、碳谱的测定，并对这些图谱进行解析以确证本品的结构。

4. 通过该药工艺过程设计与药物合成，锻炼独立分析问题、解决问题的能力，了解药物化学中药物设计与合成的全过程。

二、特性与用途

唑尼沙胺的化学名：1,2-苯并异噁唑-3-甲烷磺酰胺。化学结构式如下：

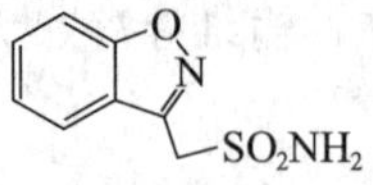

O N SO_2NH_2

唑尼沙胺是大日本制药公司研制开发的新型广谱抗癫痫药物，1989年在日本首次获准上市，临床用于癫痫大发作、小发作、局限性发作、癫痫持续状态及精神运动性发作的治疗，副作用小。对电休克或戊四唑诱发的癫痫模型的强直性惊厥有抑制作用，其作用相似于苯妥英及卡马西平，且持续时间长，对癫痫病灶的异常放电有抑制作用。由于结构中有磺酰氨基，故对碳酸酐酶有抑制作用。

三、相关资料

（一）主要合成方法

唑尼沙胺合成方法主要有三种：

① 4-羟基香豆素与盐酸羟胺反应制得1,2-苯并异噁唑-3-乙酸；经溴代、脱羧、与亚硫酸钠取代合成1,2-苯并异噁唑-3-甲烷磺酸钠；再与三氯氧磷反应生成1,2-苯并异噁唑-3-甲烷磺酰氯；然后与氨水进行磺酰化反应合成唑尼沙胺；

② 1,2-苯并异噁唑-3-乙酸直接与氯磺酸进行磺化反应合成1,2-苯并异噁唑-3-甲烷磺酸钠，再用与①相似的方法合成唑尼沙胺；

③ 以邻羟基苯乙酮为起始原料，经溴化亚铜溴代、环合得3-溴甲基-1,2-苯并异噁唑，再用与①相似的方法合成唑尼沙胺。

比较而言，方法①尽管合成路线较长，但操作简便，收率较高；方法②合成路线短，但需使用1,2-二氯乙烷等有机溶剂；方法③需用较贵的溴化亚铜。

（二）可能使用到的主要原料和仪器

亚硫酸钠、4-羟基香豆素、三氯氧磷、邻羟基苯乙酮、盐酸羟胺、氨水、氯磺酸；

回流装置、减压蒸馏、水蒸气蒸馏装置。

（三）主要中间体及产物的性质

1,2-苯并异噁唑-3-乙酸为白色固体，熔点为120～125℃，1,2-苯并异噁唑-3-甲烷磺酸钠为白色固体，1,2-苯并异噁唑-3-甲烷磺酰氯为黄白色固体，3-溴甲基-1,2-苯并异噁唑为白色结晶，熔点为64～66℃，唑尼沙胺为白色结晶，熔点为160～163℃。

综合实训项目四　盐酸丁咯地尔的合成

一、目的要求

1. 掌握甲基化反应、傅克反应、缩合反应的反应原理和操作过程。

2. 查阅文献，由学生自行选择合成路线，选择不同实验方案，设计该药的具体合成工艺过程；运用已经掌握的药物合成技术进行本品的合成并得到最终产物。

3. 掌握化合物结构确证的常用方法，对最终产物进行红外光谱、紫外光谱、核磁共振氢谱、碳谱的测定，并对这些图谱进行解析以确证本品的结构。

4. 通过该药工艺过程设计与药物合成，锻炼独立分析问题、解决问题的能力，了解药物化学中药物设计与合成的全过程。

二、特性与用途

盐酸丁咯地尔的化学名为：4-(1-吡咯烷基）-1-(2，4，6-三氧基苯基）-1-丁酮盐酸盐。习惯名称为麦道可兰、赛莱乐、意鲁顿和盐酸丁咯地尔。化学结构式如下：

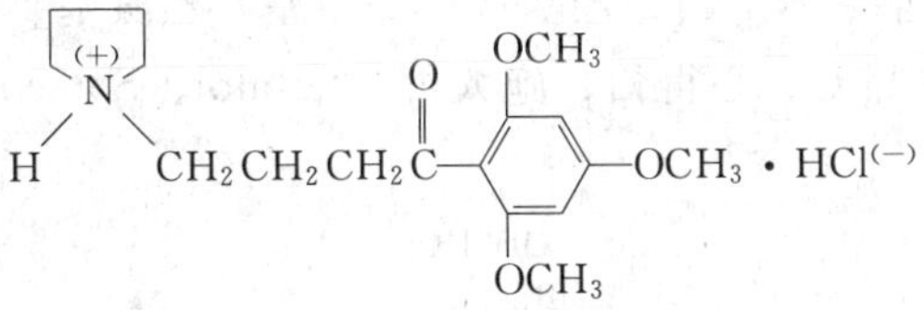

(+)
N
H　$CH_2CH_2CH_2C(=O)$—$C_6H_2(OCH_3)_3$ · $HCl^{(-)}$

盐酸丁咯地尔广泛用于外周血管病，如雷诺氏病及其综合征，血栓性脉管炎，间歇性跛行，脑血管供血不足症状如眩晕、耳鸣、注意力下降、人格障碍、记忆力下降、定向障碍；脑部血管硬化、脑梗死、血管性痴呆、眩晕、中风，脑外科手术后遗症等。

盐酸丁咯地尔为α-肾上腺素能受体抑制剂，并具有较弱的非特异性钙离子拮抗作用。通过抑制毛细血管前括约肌痉挛而改善大脑及四肢微循环血流。该药还具有抑制血小板聚集和改善红细胞变形性的功能。可以改善血管扩张作用，通过抑制毛细血管前括约肌痉挛可改善脑及上、下肢微循环。还可促进毛细血管增生及毛细血管开放，并对抗毛细血管前括约肌痉挛。除此之外，该药尚能对抗血管纤维细胞痉挛，改变红细胞膜的变形性，对抗血小板聚集，改善缺血组织的氧摄取。

三、相关资料

（一）可能使用到的主要原料和仪器

间苯三酚、硫酸二甲酯[1]、γ-氯丁酰氯、吡咯烷等；
电磁搅拌仪、回流装置、氯化氢发生装置[2]。

（二）主要中间体及产物的性质

三甲基间苯三酚为白色结晶性粉末，熔点为50～52℃。

4-氯-1-(2,4,6-三氧基苯基)-1-丁酮为蓝色油状物。

盐酸丁咯地尔为类白色结晶，熔点为195℃。

（三）注释

［1］硫酸二甲酯有剧毒，使用时要小心，避免沾到皮肤上造成伤害。

［2］用氯化氢发生装置时应在通风橱中进行。

综合实训项目五　盐酸索他洛尔的合成

一、目的要求

1. 学习掌握酰化反应、傅克反应、缩合反应、氢化还原反应原理和具体操作过程。

2. 查阅文献，由学生自行选择合成路线，选择不同实验方案，设计该药的具体合成工艺过程；运用已经掌握的药物合成技术进行本品的合成并得到最终产物。

3. 掌握化合物结构确证的常用方法，对最终产物进行红外光谱、紫外光谱、核磁共振氢谱、碳谱的测定，并对这些图谱进行解析以确证本品的结构。

4. 通过该药工艺过程设计与药物合成，锻炼独立分析问题、解决问题的能力，了解药物化学中药物设计与合成的全过程。

二、特性与用途

盐酸索他洛尔的化学名：*N*-［4-［1-羟基-2-［（1-甲基）乙氨基］乙基］苯基］甲磺酰胺盐酸盐。习惯名称为甲磺胺心安、心得怡、施太可、Sotalol、Sotacor、Sotapor。化学结构式如下：

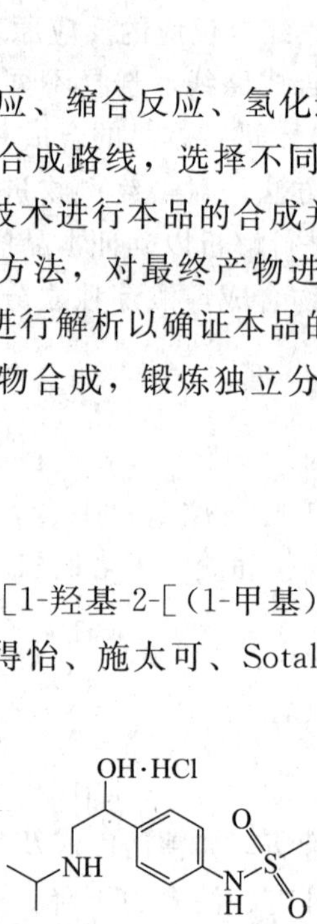

盐酸索他洛尔广泛用于治疗室性和室上性心律失常、高血压、心绞痛和心肌梗死后，尤其适用于各种危及生命的室性快速型心律失常。

盐酸索他洛尔是唯一兼有β-受体阻滞作用和延长动作电位时程的抗心律失常药物，是治疗室性及室上性心律失常的有效药物，对持续性室速、室颤、复杂性室性早搏皆有效，而且耐受性好。该药也可有效治疗各种儿童心律不齐。

本品吸收迅速，与传统的抗心律失常药物相比，能有效地抑制多种室性及室上性心律失常，对心脏的抑制作用很小，长期服用对心脏功能无不利影响。具有生物利用度高，半衰期长的优点。

（1）广谱抗心律失常：防治室上性心律失常，如心房扑动、心房颤动、室上性心动过速和预激综合征等；防治室性心律失常，如室性期前收缩、室性心动过速和心室颤动等。

（2）生物利用度高：注射吸收完全，生物利用度接近100%，尤其适用于危及生命的快速型室性心律失常。

（3）临床治疗效果好：治疗室上性心律失常，疗效可与奎尼丁媲美，而优于普罗帕酮、美托洛尔、丙吡胺、普鲁卡因胺、胺碘酮等；治疗室性心律失常，疗效优于现有的Ⅰ类、Ⅱ

类、Ⅲ类和Ⅳ类所有的抗心律失常药；防止病人心律失常复发，有效率比美西律、奎尼丁、普鲁卡因胺、吡美诺、普罗帕酮及米帕明等6种药的平均有效率高1倍。引起死亡危险的不良反应仅是这些药物的1/2。

(4) 药代学优越：本品不经肝首过消除，不与血浆蛋白结合，心、肝、肾内浓度高，无活性代谢产物，消除半衰期较长。

(5) 安全性相对较好：本品较Ⅱ类药物具有更好的依从性，比Ⅲ类药胺碘酮毒副作用低。致心律失常发生率为4%，低于Ⅱ类抗心律失常药，只要合理应用，本品是目前抗心律失常药物中相对较为安全的药物。

三、相关资料

(一) 可能使用到的主要原料和仪器

苯胺、甲磺酰氯、溴乙酰溴、异丙胺、钯碳等；

电磁搅拌仪、电动搅拌器、回流装置、氢化装置[1]。

(二) 主要中间体及产物的性质

甲磺酰苯胺为白色粉末状结晶，熔点为99～101℃；4-溴乙酰甲磺酰苯胺为浅黄色结晶，熔点为190～192℃；4-(1-异丙氨基乙酰基) 甲磺酰苯胺盐酸盐为白色结晶，熔点为222～226℃ (分解)；盐酸索他洛尔为白色结晶，熔点为206～208℃ (分解)。

(三) 注释

[1] 使用氢气进行氢化还原时要注意避免实验室中使用明火，以免发生爆炸。

附　录

一、药品中英文名、异名对照

阿司匹林　解热镇痛药　化学名：2-(乙酰氧基) 苯甲酸

英文名：Aspirin　异名：乙酰水杨酸，醋柳酸

阿昔洛韦　抗病毒类　化学名：9-(2-羟乙氧甲基) 鸟嘌呤

英文名：Aciclovir　异名：开链鸟嘌呤核苷，开糖环鸟苷，羟乙氧甲鸟嘌呤

艾司唑仑　镇静催眠药　化学名：6-苯基-8-氯-4*H*-[1,2,4]-三氮唑[4,3-*a*]-(1,4)苯并二氮杂䓬　英文名：Estazolam

奥沙普秦　苯噁丙酸，苯噁丙嗪　化学名：4,5-二苯基卟噁唑-2-丙酸

英文名：Oxaprozin

巴比妥　解热镇痛药　化学名：5,5-二乙基巴比妥酸

英文名：Barbital　异名：巴比通，巴比特鲁，佛罗那

贝诺酯　解热镇痛药　化学名：2-(乙酰氧基)苯甲酸-4-(乙酰氨基) 苯酯

英文名：Benorilate　异名：扑炎痛，扑热痛

苯巴比妥　镇静催眠药　化学名：5-乙基-5-苯基-2,4,6(1*H*，3*H*，5*H*)-嘧啶三酮

英文名：Phenobarbitalum　异名：鲁米那

苯巴比妥钠　抗惊厥药　化学名：5-乙基-5-苯基-2,4,6(1*H*,3*H*,5*H*)-嘧啶三酮一钠盐

英文名：Phenobarbital Sodium

苯妥英钠　抗癫痫药　化学名：5,5-二苯基乙内酰脲钠

英文名：Phenytoin Sodium　异名：大仑丁，二苯乙内酰脲

苯妥英锌　抗癫痫药　化学名：5,5-二苯基乙内酰脲锌

英文名：Phenytoin-Zn

苯佐卡因　局部麻醉药　化学名：对氨基苯甲酸乙酯

英文名：Benzocaine　异名：阿奈司台辛，苯唑卡因，麻因

丙戊酸钠　抗癫痫药　化学名：2-丙基戊酸钠

英文名：Sodium Volproate　异名：二丙二乙酸钠

醋酸氟轻松　肾上腺皮质激素类药　化学名：11β-羟基-16α,17-[(1-甲基亚乙基)-双（氧)]-21-(乙酰氧基)-6α,9-二氟孕甾-1,4-二烯-3,20-二酮

英文名：Fluocinolone Acetonide　异名：醋酸肤轻松

醋酸氢化可的松　肾上腺皮质激素类药　化学名：11β，17α，21-三羟基孕甾-4-烯-3,20-二酮 21-醋酸酯

英文名：Hydrocortisone Acetate　异名：乙酸氢化可的松

地巴唑　降压药　化学名：2-苄基苯并咪唑盐酸盐

英文名：Dibazol 异名：体白舒

地红霉素 大环内酯类抗生素 化学名：具有 14 元内酯环的大环内酯类抗生素

英文名：Dirithromycin (DRM)

地塞米松磷酸钠 肾上腺皮质激素类药 化学名：16α-甲基-11β，17α，21-三羟基-9α-氟孕甾-1,4-二烯-3，20-二酮-21-磷酸酯二钠盐

英文名：Dexamethasone Sodium Phosphate

地西泮 镇静催眠药 化学名：1-甲基-5-苯基-7-氯-1，3-二氢-2*H*-1,4-苯并二氮杂䓬-2-酮

英文名：DiaZepatn 异名：安定，苯甲二氮䓬

对氨基水杨酸钠 抗结核药 化学名：4-氨基-2-羟基苯甲酸钠盐二水合物

英文名：Sodium Aminosalicylate 异名：对氨柳酸钠，PAS-Na

对乙酰氨基酚 解热镇痛药 化学名：*N*-(4-羟基苯基) 乙酰胺

英文名：Paracetamol 异名：扑热息痛，退热净，醋氨酚，对醋氨酚

氟哌酸 喹诺酮类抗菌药 化学名：1-乙基-6-氟-1,4-二氢-4-氧-7-(1-哌嗪基)-3-喹啉羧酸

英文名：Norfloxacin 异名：诺氟沙星

红霉素 抗生素 化学名：3-[(2,6-二脱氢-3-甲基-3-*O*-甲基-α-L-核-吡喃糖基) 氧]-13-乙基-6，11，12-三羟基-2,4,6，8，10，12-六甲基-5-[[3，4,6-三脱氧-3-(二甲氨基)-β-D-木吡喃糖基] 氧]-氧杂环十四烷-1，9-二酮

英文名：Erythromycin 异名：威霉素

磺胺醋酰钠 磺胺类抗菌药 化学名：*N*-[(4-氨基苯基)磺酰基]乙酰胺钠一水合物

英文名：Sulfacetamide sodium 异名：磺胺乙酰钠，SA-Na

磺胺甲噁唑 磺胺类抗菌药 化学名：*N*-(5-甲基-3-异噁唑基)-4-氨基苯磺酰胺

英文名：Sulfamethoxazolum，SMZ 异名：磺胺甲唑，新明磺，新诺明

磺胺嘧啶 磺胺类抗菌药 化学名：*N*-2-嘧啶基-4-氨基苯磺酰胺

英文名：Sulfadiazine，SD 异名：磺胺哒嗪

磺胺嘧啶锌 磺胺类抗菌药 化学名：2-(对氨基苯磺酰氨基) 嘧啶锌

英文名：Sulfadiazine Zinc 异名：SD-Zn

磺胺嘧啶银 磺胺类抗菌药 化学名：2-(对氨基苯磺酰氨基) 嘧啶银

英文名：Sulfadiazine Argenticum 异名：SD-Ag

磺胺异噁唑 磺胺类抗菌药 化学名：5-(对氨基苯磺酰氨基)-3，4-二甲基异噁唑

英文名：Sulfafurazole，SIZ 异名：磺胺二甲异噁唑，磺胺异氧唑

琥珀酸喘通 肾上腺素受体激动药 化学名：1-邻氯苯基-2-异丙氨基乙醇丁二酸盐

英文名：Clorprenaline Succinate 异名：琥珀酸氯喘，琥珀酸氯喘通

己烯雌酚 雌激素类药物 化学名：(*E*)-4,4′-(1,2-二乙基-1,2-亚乙烯基) 双苯酚

英文名：Diethylstilbestrol 异名：乙底酚

甲苯磺丁脲 降血糖药 化学名：4-甲基-*N*-[(丁氨基) 羰基] 苯磺酰胺

英文名：Tolbutamide

甲硝唑 非甾体抗炎药 化学名：2-甲基-5-硝基咪唑-1-乙醇

英文名：Metronidazole 异名：灭滴灵，甲硝哒唑，甲硝基羟乙唑，灭滴唑

咖啡因 中枢兴奋药 化学名：1,3,7-三甲基-3,7-二氢-1*H*-嘌呤-2,6-二酮一水合物

英文名：Caffeine

卡马西平 中枢神经系统药 化学名：5*H*-二苯并［*b*,*f*］氮杂䓬-5-甲酰胺
英文名：Carbamazepine 异名：酰胺咪嗪，痛惊宁，痛痉宁，叉颠宁

卡托普利 抗高血压药 化学名：1-(3-巯基-2-D-甲基-1-氧丙基)-L-脯氨酸
英文名：Captopril 异名：巯甲丙脯酸

硫酸链霉素 氨基糖苷类抗生素 化学名：*O*-2-甲氨基-2-脱氧-α-L-葡吡喃糖基-(1→2)-*O*-5-脱氧-3-*C*-甲酰基-α-L-来苏呋喃糖基-(1→4)-*N*″,*N*′-二脒基-D-链霉胺硫酸盐
英文名：Streptomycin Sulfate

氯贝丁酯 降血脂药 化学名：2-甲基-2-(4-氯苯氧基）丙酸乙酯
英文名：Clofibrate 异名：安妥明，冠心平

氯霉素 抗生素 化学名：D-苏式-(－)-*N*-[α-(羟基甲基)-β-羟基对硝基苯乙基]-2,2-二氯乙酰胺
英文名：Chloramphenicol 异名：左霉素

美沙拉秦 抗溃疡药 化学名：5-氨基-2-羟基苯甲酸
英文名：Mesalazine 异名：马沙拉嗪，5-氨基水杨酸

尼可刹米 中枢兴奋药 化学名：*N*,*N*-二乙基-3-吡啶甲酰胺
英文名：Nikethamide 异名：可拉明，二乙烟酰胺，尼可拉明

尼群地平 抗高血压药 化学名：1,4-二氢-2,6-二甲基-4-(3-硝基苯基)吡啶-3,5-二甲酸二乙酯
英文名：Nitrendipine 异名：硝苯甲乙吡啶

葡甲胺 助溶剂 化学名：*N*-甲基-D-葡糖胺
英文名：Meglumine

葡萄糖酸钙 补钙药 化学名：D-葡萄糖酸钙盐一水合物
英文名：Calcium Gluconate

扑炎痛 解热镇痛药 化学名：对乙酰氨基酚乙酰水杨酸酯
英文名：Benorilate 异名：贝诺酯，百乐来，苯乐来

羟丁酸钠 全身麻醉药 化学名：4-羟基丁酸钠盐
英文名：Sodium Hydroxybutyrate

氢化可的松 糖皮质激素类药 化学名：11β，17α，21-三羟基孕甾-4-烯-3,20-二酮
英文名：Hydrocortisone 异名：可的索，皮质醇，氢化皮质酮

青霉素钠 抗生素类 化学名：(2*S*，5*R*，6*R*)-3,3-二甲基-6-(2-苯乙酰氨基)-7-氧代-4-硫杂-1-氮杂双环［3.2.0］庚烷-2-甲酸钠
英文名：Benzylpenicillin Sodium 异名：青霉素G

炔诺酮 孕激素类药 化学名：17β-羟基-19-去甲-17α-孕甾-4-烯-20-炔-3-酮
英文名：Norethisterone

司可巴比妥钠 催眠药 化学名：5-(1-甲基丁基)-5-(2-丙烯基)-2,4,6-(1*H*，3*H*，5*H*)-嘧啶三酮钠盐
英文名：Secobarbital Sodium 异名：速可巴比妥，西可巴比妥

水杨酰苯胺 解热镇痛药 化学名：邻羟基苯甲酰苯胺
英文名：Salicylanilide 异名：*N*-水杨酰苯胺，*N*-苯基水杨酰胺

维生素 B_1 维生素 化学名：氯化-4-甲基-3-[(2-甲基-4-氨基-5-嘧啶基）甲基]-5-(2-羟乙

基)-噻唑鎓盐酸盐

英文名：Vitamin B_1　异名：盐酸硫胺

维生素 B_2　维生素　化学名：7，8-二甲基-10-[(2*S*，3*S*，4*R*)-2，3，4，5-四羟基戊基]-3，10-二氢苯并蝶啶-2,4-二酮

英文名：Vitamin B_2　异名：核黄素

维生素 B_6　维生素　化学名：5-羟基-6-甲基-3，4-吡啶二甲醇盐酸盐

英文名：Vitamin B_6　异名：盐酸吡多辛

维生素 C　维生素　化学名：L-（+)-苏糖型-2，3，4，5，6-五羟基-2-己烯酸-4-内酯

英文名：Vitamin C　异名：抗坏血酸

维生素 K_1　凝血剂　化学名：2-甲基-3-(3,7，11，15-四甲基-2-十六碳烯基)-1,4-萘二酮

英文名：Vitamin K_1　异名：叶绿醌，植物甲萘醌

维生素 K_3　维生素　化学名：1,2，3，4-四氢-2-甲基-1,4-二氧-2-萘磺酸钠盐

英文名：Vitamin K_3　异名：亚硫酸氢钠甲萘醌

硝酸异山梨酯　抗心绞痛药　化学名：1,4，3，6-二脱水-D-山梨醇-2，5-二硝酸酯

英文名：Isosorbide Dinitrate　异名：硝异梨醇，硝酸脱水山梨醇酯，消心痛

亚硝酸异戊酯　降压药　化学名：亚硝酸-2（3)-甲基丁酯

英文名：Isoamyl Nitrite　异名：亚硝戊酯

亚胺-154　抗肿瘤药　化学名：1,2-双（3,5-二氧哌-1-嗪）乙烷

英文名：Ethylenediamine Tetraacetylimide

异名：乙二胺四乙酰亚胺，乙二胺亚胺，乙亚胺

烟酸　维生素　化学名：吡啶-3-甲酸　英文名：Nicotinic Acid　异名：维生素 B_3

盐酸胺碘酮　抗心律失常药　化学名：(2-丁基-3-苯并呋喃基)-[4-[2-(二乙氨基）乙氧基]-3,5-二碘苯基］甲酮盐酸盐　英文名：Amiodarone Hydrochloride

盐酸苯海索　抗震颤麻痹药　化学名：α 环己基-α-苯基-1-哌啶内醇盐酸盐

英文名：Benzhexol Hydrochloride

盐酸丁咯地尔　周围血管扩张药，循环系统药物　化学名：4-(1-吡咯烷基)-1-(2,4,6-三氧基苯基)-1-丁酮盐酸盐

英文名：Buflomedil Hydrochloride　异名：麦道可兰，赛莱乐，意鲁顿

盐酸利多卡因　局部麻醉药　化学名：*N*-(2,6-二甲苯基)-2-(二乙氨基）乙酰胺盐酸盐水合物

英文名：Lidocaine Hydrochloride

盐酸氯丙嗪　抗精神病药　化学名：*N*,*N*-二甲基-2-氯-10*H*-吩噻嗪-10-丙胺盐酸盐

英文名：Chlorpromazine Hydrochloride　异名：冬眠灵，氯普吗嗪

盐酸普鲁卡因　局部麻醉药　化学名：对氨基苯甲酸-2-二乙氨基乙酯盐酸盐

英文名：Procaine Hydrochloride　异名：奴佛卡因

盐酸索他洛尔　抗心律失常药　化学名：*N*-[4-[1-羟基-2-[（1-甲基）乙氨基］乙基］苯基］甲磺酰胺盐酸盐

英文名：Sotalol Hydrochloride　异名：甲磺胺心安，心得怡，施太可

盐酸异丙肾上腺素　肾上腺素受体激动药　化学名：4-[（2-异丙氨基-1-羟基）乙基]-1,2-苯

二酚盐酸盐

英文名：Isoprenaline Hydrochloride 异名：异丙去甲肾上腺素，喘息定

烟酰胺 维生素 化学名：3-吡啶甲酰胺

英文名：Nicotinamide 异名：维生素 PP

乙酰水杨酸铝 解热镇痛药 化学名：羟基双（乙酰水杨酸）铝

英文名：Aluminum Acetylicylate 异名：阿司匹林铝

吲哚美辛 非甾体抗炎药 化学名：2-甲基-1-(4-氯苯甲酰基)-5-甲氧基-1*H*-吲哚-3-乙酸

英文名：Indomethacin 异名：消炎痛

唑尼沙胺 广谱抗癫痫药 化学名：1,2-苯并异噁唑-3-甲烷磺酰胺

英文名：Zonisamide

二、药品、试剂分级规格

化学试剂的种类很多，世界各国对化学试剂的分类和分级的标准不尽相同。

国际纯粹与应用化学联合会（IUPAC）对化学标准物质的分类为：A 级，原子量标准；B 级，和 A 级最接近的基准物质；C 级，含量为 100%±0.02%的标准试剂；D 级，含量为 100%±0.05%的标准试剂，E 级，以 C 级或 D 级为标准对比测定得到纯度的试剂。

根据 GB 15346—94《化学试剂包装及标志》，化学试剂分为三类：通用试剂、基准试剂、生物染色剂。通用试剂的质量规格按照纯度分为四级，如下表：

通用试剂的规格和适用范围

级别	试剂规格	纯度	符号及全称	适用范围	标签颜色
一级	优级纯	≥99.8%主成分含量很高，纯度很高	G. R. Guaranteed reagent	精确分析和研究工作，有的作基准物质	绿
二级	分析纯	≥99.7%主成分含量很高，纯度较高，干扰杂质很低	A. R. Analytical reagent	工业分析及化学实验	红
三级	化学纯	99.5%主成分含量高，纯度较高，存在干扰杂质	C. P. Chemical pure	化学实验和合成制备	蓝
四级	实验纯	主成分含量高，纯度较差，杂质含量不做选择	L. R. Laboratory reagent	一般化学实验和合成制备	棕、黄或其他

基准试剂用浅绿色标签标注，生物染色剂用玫红色标注。我国基准试剂分为 C、D 两个级别。C 级，即基准试剂（国家标准称为第一基准试剂），国内目前有 13 种，其中 pH 基准试剂 7 种，容量基准试剂 6 种。D 级，即工作基准试剂，国内目前有 16 种，均属容量基准。

其他规格的化学试剂包括：高纯试剂（EP），用于配制标准溶液；pH 基准缓冲物质，用于配制 pH 标准缓冲溶液；指示剂（Ind），用于配制 pH 指示液等；光谱纯试剂（SP），用于光谱分析；色谱纯试剂（GC）气相色谱专用、（LC）液相色谱专用。基准试剂可用来直接配制标准溶液，通用试剂纯度相当于优级纯或高于优级纯的某种试剂，组成成分一定，性质稳定，经干燥后可直接配制标准溶液，不需要标定。也有用基准试剂来标定其他试剂的精确浓度。

三、普通有机溶剂中英文对照及物理常数

溶　　剂	m. p.	b. p.	d_4^{20}	n_D^{20}	ε	R_D	μ
Acetic acid 乙酸	17	118	1.049	1.3716	6.15	12.9	1.68
Acetone 丙酮	−95	56	0.788	1.3587	20.7	16.2	2.85
Acetonitrile 乙腈	−44	82	0.782	1.3441	37.5	11.1	3.45
Anisole 苯甲醚	−3	154	0.994	1.5170	4.33	33	1.38
Benzene 苯	5	80	0.879	1.5011	2.27	26.2	0.00
Bromobenzene 溴苯	−31	156	1.495	1.5580	5.17	33.7	1.55
Carbon disulfide 二硫化碳	−112	46	1.274	1.6295	2.6	21.3	0.00
Carbon tetrachloride 四氯化碳	−23	77	1.594	1.4601	2.24	25.8	0.00
Chlorobenzene 氯苯	−46	132	1.106	1.5248	5.62	31.2	1.54
Chloroform 氯仿	−64	61	1.489	1.4458	4.81	21	1.15
Cyclohexane 环已烷	6	81	0.778	1.4262	2.02	27.7	0.00
Dibutyl ether 丁醚	−98	142	0.769	1.3992	3.1	40.8	1.18
o-Dichlorobenzene 邻二氯苯	−17	181	1.306	1.5514	9.93	35.9	2.27
1,2-Dichloroethane 1,2-二氯乙烷	−36	84	1.253	1.4448	10.36	21	1.86
Dichloromethane 二氯乙烷	−95	40	1.326	1.4241	8.93	16	1.55
Diethylamine 二乙胺	−50	56	0.707	1.3864	3.6	24.3	0.92
Diethyl ether 乙醚	−117	35	0.713	1.3524	4.33	22.1	1.30
1,2-Dimethoxyethane 1,2-二甲氧基乙烷	−68	85	0.863	1.3796	7.2	24.1	1.71
N,*N*-Dimethylacetamide *N*,*N*-二甲基乙酰胺	−20	166	0.937	1.4384	37.8	24.2	3.72
N,*N*-Dimethylformamide *N*,*N*-二甲基甲酰胺	−60	152	0.945	1.4305	36.7	19.9	3.86
Dimethyl sulfoxide 二甲基亚砜	19	189	1.096	1.4783	46.7	20.1	3.90
1,4-Dioxane 1,4-二氧六环	12	101	1.034	1.4224	2.25	21.6	0.45
Ethanol 乙醇	−114	78	0.789	1.3614	24.5	12.8	1.69
Ethyl acetate 乙酸乙酯	−84	77	0.901	1.3724	6.02	22.3	1.88
Ethyl benzoate 苯甲酸乙酯	−35	213	1.050	1.5052	6.02	42.5	2.00
Formamide 甲酰胺	3	211	1.133	1.4475	111.0	10.6	3.37
Hexamethylphosphoramide HMPA(六甲基磷酰三胺)	7	235	1.027	1.4588	30.0	47.7	5.54
Isopropyl alcohol 异丙醇	−90	82	0.786	1.3772	17.9	17.5	1.66
Isopropyl ether 异丙醚	−60	68		1.36			
Methanol　甲醇	−98	65	0.791	1.3284	32.7	8.2	1.70
2-Methyl-2-propanol 2-甲基-2-丙醇	26	82	0.786	1.3877	10.9	22.2	1.66
Nitrobenzene 硝基苯	6	211	1.204	1.5562	34.82	32.7	4.02
Nitromethane 硝基甲烷	−28	101	1.137	1.3817	35.87	12.5	3.54
Pyridine 吡啶	−42	115	0.983	1.5102	12.4	24.1	2.37
Tert-butyl alcohol 叔丁醇	25.5	82.5		1.3878			
Tetrahydrofuran 四氢呋喃	−109	66	0.888	1.4072	7.58	19.9	1.75
Toluene 甲苯	−95	111	0.867	1.4969	2.38	31.1	0.43
Trichloroethylene 三氯乙烯	−86	87	1.465	1.4767	3.4	25.5	0.81
Triethylamine 三乙胺	−115	90	0.726	1.4010	2.42	33.1	0.87
Trifluoroacetic acid 三氟乙酸	−15	72	1.489	1.2850	8.55	13.7	2.26
2,2,2-Trifluoroethanol 2,2,2-三氟乙醇	−44	77	1.384	1.2910	8.55	12.4	2.52
Water 水	0	100	0.998	1.3330	80.1	3.7	1.82
o-Xylene 邻二甲苯	−25	144	0.880	1.5054	2.57	35.8	0.62

注：m. p.—熔点（℃）；b. p.—沸点（℃）；d_4^{20}—相对密度；n_D^{20}—折射率；ε—介电常数；R_D—摩尔折射率；μ—偶极矩。

四、常用酸碱指示剂和试纸

1. 酸碱指示剂

溶液的组成	变色 pH 范围	颜色变化	溶液配制方法
甲基紫(第一变色范围)	0.13～0.5	黄～绿	1g/L 或 0.5g/L 的水溶液
苦味酸	0.0～1.3	无色～黄色	1g/L 水溶液
甲基绿	0.1～2.0	黄～绿～浅蓝	0.5g/L 水溶液
孔雀绿(第一变色范围)	0.13～2.0	黄～浅蓝～绿	1g/L 水溶液
甲酚红(第一变色范围)	0.2～1.8	红～黄	0.04g 指示剂溶于 50%乙醇 100mL 中
甲基紫(第二变色范围)	1.0～1.5	绿～蓝	1g/L 水溶液
百里酚蓝(麝香草酚蓝)(第一变色范围)	1.2～2.8	红～黄	0.1g 指示剂溶于 20%乙醇 100mL 中
甲基紫(第三变色范围)	2.0～3.0	蓝～紫	1g/L 水溶液
茜素黄 R(第一变色范围)	1.9～3.3	红～黄	1g/L 水溶液
二甲基黄	2.9～4.0	红～黄	0.1g 或 0.01g 指示剂溶于 90%乙醇 100mL 中
甲基橙	3.1～4.4	红～橙黄	1g/L 水溶液
溴酚蓝	3.0～4.6	黄～蓝	0.1g 指示剂溶于 20%乙醇 100mL 中
刚果红	3.0～5.2	蓝紫～红	1g/L 水溶液
茜素红 S(第一变色范围)	3.7～5.2	黄～紫	1g/L 水溶液
溴甲酚绿	3.8～5.4	黄～蓝	0.1g 指示剂溶于 20%乙醇 100mL 中
甲基红	4.4～6.2	红～黄	0.1g 或 0.2g 指示剂溶于 60%乙醇 100mL 中
溴酚红	5.0～6.8	黄～红	0.1g 或 0.04g 指示剂溶于 20%乙醇 100mL 中
溴甲酚紫	5.2～6.8	黄～紫红	0.1g 指示剂溶于 20%乙醇 100mL 中
溴百里酚蓝	6.0～7.6	黄～蓝	0.05g 指示剂溶于 20%乙醇 100mL 中
中性红	6.8～8.0	红～亮黄	0.1g 指示剂溶于 60%乙醇 100mL 中
酚红	6.8～8.0	黄～红	0.1g 指示剂溶于 20%乙醇 100mL 中
甲酚红	7.2～8.8	亮黄～紫红	0.1g 指示剂溶于 100mL50%乙醇中
百里酚蓝(麝香草酚蓝)(第二变色范围)	8.0～9.0	黄～蓝	参看第一变色范围
酚酞	8.2～10.0	无色～紫红	(1)0.1g 指示剂溶于 60%乙醇 100mL 中 (2)1g 酚酞溶于 90%乙醇 100mL 中
百里酚酞	9.4～10.6	无色～蓝	0.1g 指示剂溶于 90%乙醇 100mL 中
茜素红 S(第二变色范围)	10.0～12.0	紫～淡黄	参看第一变色范围
茜素黄 R(第二变色范围)	10.1～12.1	黄～淡紫	1g/L 水溶液
孔雀绿(第二变色范围)	11.5～13.2	蓝绿～无色	参看第一变色范围
达旦黄	12.0～13.0	黄～红	1g/L 水溶液

2. 常用试纸

试纸名称	颜色	制备方法	用　途
淀粉碘化钾试纸	白色	3g 淀粉和 25mL 水搅匀，倾入 225mL 沸水中，加 1g KI 及 1g 结晶碳酸钠，用水稀释至 500mL，将滤纸条浸入，取出晾干	用于检查氧化剂(特别是游离卤素)，作用时变蓝色
刚果红试纸	红色	溶解 0.5g 刚果红染料于 1L 水中，加 5 滴醋酸，将滤纸条在湿热溶液中浸渍后，取出晾干	与无机酸作用变蓝，甲酸、一氯乙酸及草酸等有机酸也使它变蓝
石蕊试纸	红和蓝	用热的酒精处理市售石蕊，以除去夹杂的红色素。残渣一份与六份水浸煮并不断摇荡，滤出不溶物，将滤液分成两份，一份加稀 H_3PO_4 或 H_2SO_4 至变红，另一份加稀 NaOH 至变蓝，然后以这种溶液分别浸渍滤纸条，并在避光的没有酸碱蒸汽的房间中晾干	红-在碱性溶液中变蓝 蓝-在酸性溶液中变红
酚酞试纸	白色	溶解 1g 酚酞于 100mL95%酒精中，摇荡溶液，同时加入 100mL 水，将滤纸条放入浸湿，取出置于无氨蒸气处晾干	在碱性溶液中变成深红色
姜黄试纸	黄色	取 5g 姜黄，在暗处与 40mL 乙醇浸煮，不断摇荡，倾出溶液，用 120mL 乙醇与 100mL 水稀释，保存于黑暗处的密闭器皿中，将滤纸条放入浸渍，取出置黑暗处晾干	与碱作用变成棕色(硼酸对它有同样的作用)
铅盐试纸	白色	将滤纸条浸于 3%醋酸铅溶液中，取出后在无 H_2S 的房间中晾干	用以检查痕量的 H_2S，作用时变黑

五、普通酸碱溶液的配制

名 称(分子式)	相对密度(d)	含量/%	近似浓度/(mol/L)	欲配溶液的摩尔浓度/(mol/L)			
				6	3	2	1
				配制 1L 溶液所用的 mL 数(或 g)			
盐酸(HCl)	1.18～1.19	36～38	12	500	250	167	83
硝酸(HNO_3)	1.30～1.40	65～68	15	381	191	128	64
硫酸(H_2SO_4)	1.83～1.84	95～98	18	84	42	28	14
冰醋酸(HAc)	1.05	99.9	17	253	177	118	59
磷酸(H_3PO_4)	1.69	85	15	39	19	12	6
氨水($NH_3 \cdot H_2O$)	0.90～0.91	28	15	400	200	134	77
氢氧化钠(NaOH)				(240)	(120)	(80)	(40)
氢氧化钾(KOH)				(339)	(170)	(113)	(56.5)

参 考 文 献

[1] 金学平．药物化学．北京：化学工业出版社，2007.
[2] 刘芳妹．药物化学实验．北京：中国医药科技出版社，2004.
[3] 曹观坤．药物化学实验技术．北京：化学工业出版社，2008.
[4] 尤启冬．药物化学实验与指导．北京：中国医药科技出版社，2000.
[5] 孙铁民．药物化学实验．北京：中国医药科技出版社，2008.
[6] 惠春．药物化学实验．北京：中国医药科技出版社，2006.
[7] 关海鹰，梁克瑞，初玉霞．有机化学实验．北京：化学工业出版社，2008.
[8] 卓超，沈永嘉．制药工程专业实验．北京：高等教育出版社，2007.
[9] 郭春．药物合成反应实验．北京：中国医药科技出版社，2007.
[10] 马祥志．有机化学实验．第二版．北京：中国医药科技出版社，2007.
[11] 高职高专化学教材编写组．有机化学实验．第2版．北京：高等教育出版社，2002.
[12] 李瑞芳．药物化学教程．北京：化学工业出版社，2006.
[13] 孙常晟．药物化学．北京：中国医药科技出版社，2001.
[14] 尤启冬．药物化学．北京：化学工业出版社，2004.
[15] 郑虎．药物化学．北京：人民卫生出版社，2007.
[16] 王润玲．药物化学．北京：中国医药科技出版社，2006.
[17] 罗晓燕．抗病毒药阿昔洛韦的合成改进．化学试剂，2001，23：184-185.
[18] 赵圣印，邵志宇，张灯青，刘海雄．唑尼沙胺的合成．合成化学，2008，(3)：362-363.
[19] 安明，常珍，高雷，李眉．地红霉素的合成．中国抗生素杂志，2004，(9)：526-528.
[20] 梁毅恒．地红霉素的合成．中国医药工业杂志，2002，(33)：269-270.